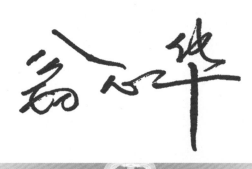

疑难感染病和发热病例

精选与临床思维

2021

主审

翁心华

主编

张文宏　张继明

上海科学技术出版社

图书在版编目（CIP）数据

翁心华疑难感染病和发热病例精选与临床思维. 2021/
张文宏，张继明主编. -- 上海 : 上海科学技术出版社，
2022.1
　ISBN 978-7-5478-5487-7

Ⅰ. ①翁… Ⅱ. ①张… ②张… Ⅲ. ①感染－疑难病
－病案－汇编②发热－疑难病－病案－汇编③感染－疑难
病－诊疗④发热－疑难病－诊疗 Ⅳ. ①R441.3

中国版本图书馆CIP数据核字(2021)第190498号

翁心华疑难感染病和发热病例精选与临床思维（2021）

主审　翁心华　主编　张文宏　张继明

上海世纪出版（集团）有限公司
上 海 科 学 技 术 出 版 社 出版、发行
（上海市闵行区号景路159弄A座10F-9F）
邮政编码201101　www.sstp.cn
上海中华商务联合印刷有限公司印刷
开本　787×1092　1/16　印张 13.75
字数 300千字
2022年1月第1版　2022年1月第1次印刷
ISBN 978-7-5478-5487-7 / R·2384
定价：138.00元

内容提要

　　2012年复旦大学附属华山医院终身教授翁心华被授予中国医生白求恩奖章,以表彰他作为一名临床医生在感染病领域与内科学领域做出的贡献。翁心华教授是国内德高望重的感染病学家、内科学家,是至今仍活跃在临床一线的临床名医。翁心华教授带领的华山医院感染科,是我国最早的国家级重点学科之一,又是我国最重要的集感染病预防、诊断、治疗为一体的临床医疗中心之一,也是国家首批博士点和国家教育部211重点一、二期建设学科。

　　数十年来,复旦大学附属华山医院感染科在诊治传染病及感染病方面具有学科特色和优势,收治了大量疑难和发热待查病例,其中不少是较为经典和疑难的病例。本书精选了复旦大学附属华山医院感染科在过去一年中所遇到的26例疑难感染病和发热病例,其中有些疾病如感染性心内膜炎,在既往丛书中多次出现,但随着新的诊断方法的出现,现在可以更容易地作出病原学诊断;有些常见致病菌,如金黄色葡萄球菌、链球菌、隐球菌等引起了少见部位或特殊患者的感染,也值得临床借鉴。另外,由于宿主免疫功能缺陷导致的机会性病原体感染也越来越多,我们除了明确病原学信息外,还寻找到患者发生感染的背景因素,如体液免疫缺陷、造血干细胞移植等。同时,很多病例需要多学科的协作,复旦大学附属华山医院感染科开设的MDT门诊为很多疑难和危重患者提供了就诊平台,联合多个内科和外科科室为病人提供快速解决通道,大大提高了患者的救治成功率。本书展示了这些精选确诊案例的诊治过程、主治医师经验体会、诊疗思路,并由翁心华教授等具有丰富临床经验的医师结合国内外文献对病例进行点评,有助于提高临床医师的诊治思维水平,对感染科医师很有参考价值。

　　如果读者对病例有疑问和建议,欢迎扫下方二维码关注“华山感染”微信公众号,并后台留言告诉我们,留言请带上字段#翁心华疑难感染病。

编者名单

主　审

翁心华

主　编

张文宏　张继明

副主编

邵凌云　陈　澍

秘　书

胡越凯　周　眒　张冰琰

编　者

（按姓氏汉语拼音排序）

陈　晨	陈明泉	陈　澍	程　琦	高　岩	胡越凯
黄　翀	黄玉仙	蒋卫民	金嘉琳	李　宁	李　谦
刘袁媛	卢　清	毛日成	秦艳丽	阮巧玲	邵凌云
施光峰	苏　然	孙　峰	汪　婷	王新宇	王　璇
徐　斌	杨飞飞	杨景楠	于　洁	虞胜镭	喻一奇
张冰琰	张继明	张巨波	张　舒	张文宏	张馨赟
张咏梅	赵华真	郑建铭	周　眒	朱浩翔	朱利平

前　言

　　转眼到了2021年,以我名字冠名的"疑难感染病和发热病例精选与临床思维"系列丛书出版到第10本了。新型冠状病毒肺炎疫情已进入常态化防控阶段,虽然仍然会对大家的临床工作和生活有所影响,但日常工作已经基本恢复正常,因此,今年的书也如期跟大家见面。

　　今年这本书收录了26例疑难感染和发热病例。随着感染病学科的不断发展、检测技术的不断进步以及多学科门诊的开设,我们接诊的疑难重症病例越来越多,而且更为复杂疑难,很具挑战性。即使从医多年,我们仍然会碰到很多没见过或者无法确诊的病例,往往需要耗费大量精力和时间来进行诊断和处理。本书中的病例有不少免疫力低下人群的少见感染,得益于目前不断进展的分子生物学检测技术,可以对病原学和宿主遗传代谢方面进行深入了解,很多疑难病例得以明确诊断。另外,本书中还收录了几例寄生虫感染,临床表现都有不寻常之处,我们通过多学科的合作为病人解决了困扰。很多病例的临床表现比较常见,但最终诊断却出乎意料,我们也是在逐渐认识和积累经验的过程中,所以大家在遇到疑难重症病例的时候不要气馁,有时需要一些时间和经验,需要查找文献了解最新进展,并寻求其他学科的协助,同时我们要对病人保持密切的随访和追踪,直到真相大白的那一时刻。

　　现在大家热衷于组织或参加病例讨论活动,在谜底揭晓前,大家在发表意见的时候是对我们临床思维的考验,我每次都会跟大家强调,不管最终结果是否猜对,只要临床思维正确就算赢了。因此,大家在日常临床工作中,要不断锻炼自己的临床思维能力,也希望该系列图书能给大家带来一些启迪。另外,我还要继续强调重视对患者病史的采集和体格检查,还有对患者资料综合分析判断的能力,要抓住主线,去除干扰因素,不能根据某个单一检查结果确定或排除某种疾病的诊断。另外,感染性疾病往往涉及多个系统或学科,很多疑难或重症病例需要多学科的协作,因此建议大家积极联合相关科室开展疑难感染病的多学科门诊，为病人提供优质高效的医疗服务，同时也能提升我们自身的业务能力，这对学科发展也是非常有利的。

　　伴随着本系列图书的编写，很多医生成长起来了，越来越多的年轻医生加入编写队伍，撰写病例也是很好的学习过程。但由于时间原因，部分病例资料有所欠缺，文字的疏漏错误之处更是在所难免，衷心希望广大读者批评指正。

2021 年 10 月

目 录

1

纳米测序协助确诊的猕猴奈瑟菌感染性心内膜炎

猕猴奈瑟菌感染性心内膜炎非常罕见。2017年法国报道了世界上第一例猕猴奈瑟菌感染性心内膜炎,不幸的是患者术后4天死亡。根据我们所查询的文献,本病例是世界上第一例成功治愈的猕猴奈瑟菌感染性心内膜炎病例,也是第一例心脏赘生物行纳米测序的病例。

病史摘要

入院病史
患者,男,61岁,江苏省扬州市人,2019年12月16日入院。

主诉
反复发热4周。

现病史
患者于2019年10月30日下午无明显诱因出现发热,当时测腋温38.5℃,伴掌指关节、双侧髋关节疼痛,当时无畏寒、寒战、头晕、头痛,无咳嗽、咳痰、胸闷、气喘,无恶心、呕吐、腹痛、腹泻,无尿频、尿急、尿痛。在单位诊所给予青霉素以及"白加黑"等药物治疗,次日体温正常,关节疼痛减轻,2天后改口服阿莫西林每日2次,每次1粒,治疗3天。停药3天再次出现发热,体温高峰同前,予青霉素每日1次静脉滴注3天,仍反复发热,青霉素治疗第四天体温恢复正常,共治疗7天。停药5天后再次发热,遂入当地医院,血常规白细胞总数不高,中性粒细胞74.3%,C反应蛋白39.83 mg/L,降钙素原0.72 ng/mL。尿常规:潜血+。粪常规未见明显异常。肝肾功能、血脂、电解质、心肌酶谱、乳酸、甲状腺激素、肿瘤标志物均在正常范围。免疫球蛋白A 4.22 g/L,抗核抗体阴性。餐后2小时血糖13.79 mmol/L,糖化血红蛋白7.0%。头颅CT提示腔隙性脑梗死。胸部平扫及全腹部增强CT:右肺陈旧性病灶，两肺多发肺大疱，右侧局部胸膜增厚，右侧后肋第6、7陈旧性骨折，左肾切除术后改变，脂肪肝，肝脏及右肾多发囊肿，前列腺轻度增生，升结肠多发憩室。超声检查：双侧甲状腺结节，建议随访。右侧胫前动脉中下段硬化性闭塞，双下肢动脉硬化、局部斑块形成，颈动脉硬化伴左侧颈动脉硬化斑块形成。心超检查：左心舒张功能减退1级，主动脉瓣狭窄伴中度关闭不全。予静脉滴注青霉素7天，青霉素治疗第二天体温正常，降钙素原正常，C反应蛋白较前降低出院。出院3天后再次发热，每日体温在38.5～39℃，再次入住当地医院。血常规：白细胞总数不高，中性粒细胞75.5%；C反应蛋白112 mg/L；降钙素原0.84 ng/mL；抗核抗体谱阴性；呼吸道病毒九联阴性；痰涂片及培养阴性。予头孢哌酮/舒巴坦治疗后仍有反复发热，3天前出现左眼一过性视力障碍，持续约3分钟，自行缓解，遂来我院进一步诊疗。追问病史，2019年9月份在九华山游玩、进餐，山中路边可见猴群出入。

患病以来患者精神好，胃纳、睡眠好，大小便正常，体重下降约8 kg。

既往史

1998年曾受"右侧肺大疱、气胸手术治疗"，术后未再出现气胸。2009年左肾占位手术治疗，肾脏占位病理提示"平滑肌瘤"。有糖尿病史10余年，未正规监测血糖，服用阿卡波糖片（拜糖苹）等药物治疗。

个人史

吸烟史：吸烟40年，平均2～3支/日，已戒烟1个月。饮酒史：饮酒20余年，平均500克/日，常饮白酒，已戒酒1个月余。

入院查体

体温38℃，脉搏88次/分，右侧眼睑睑结膜针尖大小出血点（图1-1），双下肢可见散在直径约0.5 mm红色皮疹，压之不退色。心率88次/分，律齐，主动脉瓣听诊区可闻及Ⅲ级收缩期吹风样杂音。双肺呼吸音清。腹软，无压痛，肝脾肋下未扪及。右侧示指掌指关节有红肿压痛明显（图1-2），右侧足趾关节有压痛，无明显红肿。无杵状指（趾），双下肢轻度凹陷性水肿。

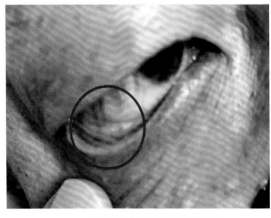

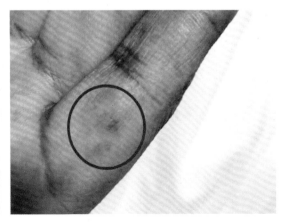

图1-1　右侧眼睑睑结膜针尖大小出血点　　　图1-2　右侧示指掌指关节有红肿及痛性结节

入院后辅助检查

· 血常规：白细胞计数 8.53×10^9/L，血红蛋白 122 g/L，红细胞 4.01×10^{12}/L（↓），中性粒细胞 7.67×10^9/L，中性粒细胞 89.9%（↑），淋巴细胞 4.8%（↓），单核细胞 4.3%（↑），嗜酸性粒细胞 0.9%，血小板 135×10^9/L。

· 尿常规：棕色，亚硝酸盐阴性，红细胞计数 8.8/μL，白细胞脂酶阴性，白细胞计数 2.6/μL，潜血 2+，pH 6.0，葡萄糖 2+，蛋白质微量，尿比重 1.023，病理性管型阴性。

· 生化检查：丙氨酸转氨酶 58 U/L，天冬氨酸转氨酶 44 U/L，总胆红素 8.4 μmol/L，非结合胆红素 5.7 μmol/L，碱性磷酸酶 54 U/L，γ-谷氨酰转移酶 48 U/L，总蛋白 65 g/L，白蛋白 34 g/L（↓），肌酐 74 μmol/L，尿素氮 5.1 mmol/L，尿酸 0.256 mmol/L，血清钾 4.3 mmol/L，血清钠 136 mmol/L，血清氯 103 mmol/L，乳酸脱氢酶 190 U/L，肌酸激酶 41 U/L（↓），肌红蛋白 < 21.00 ng/mL（↓），肌钙蛋白 T 0.027 ng/mL（↑），CK-MB mass 0.31 ng/mL，pro BNP 2 812.00 pg/mL（↑）。

· 血糖 10.9 mmol/L（↑），糖化血红蛋白 7.1%（↑）。

· 凝血功能：国际标准化比值 1.06，凝血酶原时间 12.6 秒，部分凝血活酶时间 24.6 秒，纤维蛋白原定量 6.2 g/L（↑），凝血酶时间 18.0 秒，D-二聚体 1.26 mg/L（FEU）（↑），纤维蛋白原降解产物 3 μg/mL。

· 血沉 66 mm/h（↑），C 反应蛋白 71.56 mg/L（↑），降钙素原 0.44 ng/mL（↑），白介素 6 54.58 pg/mL（↑）。

· 血免疫球蛋白 M 0.95 g/L，血免疫球蛋白 E 81.36 ng/mL，血免疫球蛋白 G 12.80 g/L，血免疫球蛋白 A 3.73 g/L，补体 C4 0.321 g/L，补体 C3 片段 1.640 g/L。

· 自身抗体：ANA 胞浆颗粒型（+）（1 ∶ 100），ENA（−），dsDNA（−），ANCA（−），ACA（−）。

· 人免疫缺陷病毒抗体（anti-HIV）阴性，梅毒快速血浆反应素试验（RPR）（−），梅毒螺旋体特异性抗体（−）。

· 曲霉半乳甘露聚糖（GM）检测 0.337，G 试验（真菌 D-葡聚糖检测）31.25 pg/mL，隐球菌荚膜多糖抗原检测（−）。

· EB 病毒衣壳抗体 IgA（−），EB 病毒衣壳抗体 IgG 阳性（+），EB 病毒衣壳抗体 IgM（−），EB 病毒 DNA 定量检测（血浆）低于检测下限。

· 巨细胞病毒 DNA 定性检测（−）。

· 结核感染 T 细胞检测（+）。

入院后诊疗经过

根据患者外院治疗经过，考虑为感染性发热且青霉素治疗有效，因此入院后予青霉素 640 万 U q8h ivgtt，次日患者体温恢复正常。门诊血培养和住院第一天的血培养回报奈瑟菌（23 小时报阳），经飞行质谱鉴定（MALDITOF MS）和 16s RNA 检测均为猕猴奈瑟菌（图 1-3，图 1-4）。经胸心超检查见主动脉瓣赘生物，三个瓣叶均有赘生物，较大的为左叶 8 mm × 5 mm 和右叶 7 mm × 4 mm，主动脉瓣狭窄伴中重度主动脉瓣反流，符合改良 Duke 诊断标准

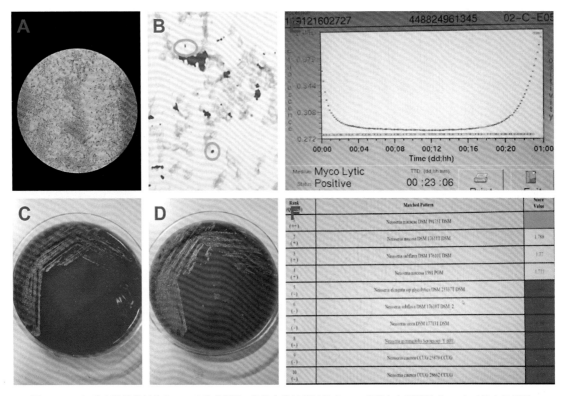

图1-3　A.细菌克隆的革兰染色；B.血培养阳性,菌落直接行革兰染色；C.菌落在血平板培养72小时的生长情况；
D.菌落在巧克力平板培养72小时的生长情况；E.血培养报阳的时间曲线；F.飞行质谱的鉴定结果

Neisseria macacae strain M-740 16S ribosomal RNA, partial sequence	2591	2591	100%	0.0	99.93%
Neisseria sicca ATCC 29256 16S ribosomal RNA, partial sequence	2586	2586	100%	0.0	99.86%
Neisseria mucosa strain N16 16S ribosomal RNA, partial sequence	2580	2580	100%	0.0	99.79%
Neisseria mucosa strain DSM 17611 16S ribosomal RNA, partial sequence	2573	2573	100%	0.0	99.72%
Morococcus cerebrosus strain CIP 81.93 16S ribosomal RNA, partial sequence	2573	2573	99%	0.0	99.72%
Neisseria perflava strain Branham 7078 16S ribosomal RNA, partial sequence	2414	2414	99%	0.0	97.72%
Neisseria cinerea strain ATCC 14685 16S ribosomal RNA, partial sequence	2372	2372	99%	0.0	97.22%
Neisseria subflava strain U37 16S ribosomal RNA, partial sequence	2364	2364	96%	0.0	98.15%
Neisseria weaveri strain 8142 16S ribosomal RNA, partial sequence	2359	2359	100%	0.0	96.94%
Neisseria meningitidis strain M1027 16S ribosomal RNA, partial sequence	2355	2355	99%	0.0	97.13%
Neisseria macacae ATCC 33926 16S ribosomal RNA, partial sequence	2351	2351	99%	0.0	95.37%
Neisseria weaveri strain CDC 8142 16S ribosomal RNA, partial sequence	2342	2342	100%	0.0	96.73%
Neisseria flavescens strain N 155 16S ribosomal RNA, partial sequence	2333	2333	99%	0.0	96.37%
Neisseria oralis strain 6332 16S ribosomal RNA, partial sequence	2327	2327	99%	0.0	96.65%
Neisseria iguanae strain NVSL 85737 16S ribosomal RNA, partial sequence	2320	2320	100%	0.0	96.44%
Neisseria zoodegmatis strain LMG 23012 16S ribosomal RNA, partial sequence	2309	2309	99%	0.0	96.31%
Neisseria dumasiana strain 93087 16S ribosomal RNA, partial sequence	2303	2303	100%	0.0	96.24%

图1-4　16s RNA检测结果为猕猴奈瑟菌

（表1-1）,感染性心内膜炎诊断成立。请心胸外科会诊,有手术指征,拟择期手术。患者入院后第二天血培养（即我院第三次血培养）阴性,1周后行主动脉瓣膜置换手术,术后赘生物培养阴性,赘生物组织送纳米测序示奈瑟菌属（图1-5）,后进一步行16s RNA检测鉴定为猕猴

表1-1 感染性心内膜炎的改良Duke诊断标准

感染性心内膜炎的改良Duke诊断标准

感染性心内膜炎的定义

病理标准

通过对赘生物、栓塞的赘生物或心脏脓肿标本的培养或组织学检查证实微生物;或病理性病变;通过组织学检查确认的赘生物或心脏脓肿提示活动性心内膜炎

临床标准

符合2项主要标准、1项主要标准+3项次要标准或5项次要标准

可能为感染性心内膜炎标准

1项主要标准+1项次要标准或3项次要标准

排除

可靠的替代诊断解释感染性心内膜炎的证据;或抗感染治疗4天或更短的时间感染性心内膜炎症状缓解;或抗感染治疗4天或更短的时间,手术或尸检没有感染性心内膜炎的病理证据;或者不满足上述可能感染性心内膜炎标准

主要标准

血培养阳性

两次不同时间的血培养检出导致感染性心内膜炎的同一典型微生物:

草绿色链球菌、牛链球菌、HACEK组(嗜血杆菌,放线杆菌,人心杆菌,啮蚀艾肯氏菌,金氏杆菌属)、金黄色葡萄球菌,无其他优势菌存在时社区获得性肠球菌

多次血培养持续检出同一微生物

两次至少间隔>12小时的血培养阳性;或所有3次或4次以上血培养阳性(第一次和最后一次抽取应间隔1小时以上);贝纳柯克斯体一次血培养阳性或第一相免疫球蛋白G(IgG)抗体滴度>1∶800

心脏内受累依据

超声心动图异常:

在瓣膜或支撑结构上,在反流喷射的路径中,或在没有其他解剖学解释的植入材料上的心内振荡赘生物;或脓肿;或人工瓣膜新的部分裂开;或新发瓣膜反流

次要标准

存在易患感染性心内膜炎因素:曾感染心内膜炎、静脉药物成瘾者、人工瓣膜、二尖瓣脱垂

发热:体温≥38℃

血管征象:主要动脉栓塞、化脓性肺栓塞、真菌性动脉瘤、颅内出血、结膜出血、Janeway损害

免疫性征象:肾小球肾炎、Osler结节、Roth斑、类风湿因子阳性等

微生物证据:血培养阳性但不满足以上的主要标准或感染性心内膜炎一致的急性细菌感染的血清学证据

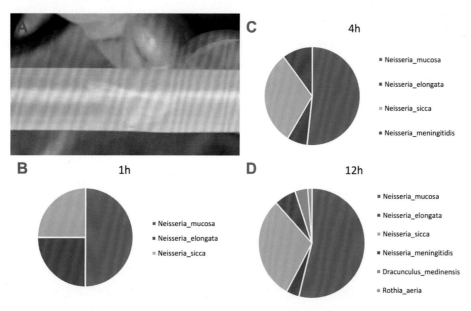

图1-5　A.术后放在无菌管中的赘生物;B.纳米测序1小时结果;C.纳米测序4小时结果;D.纳米测序12小时结果

奈瑟菌,术后继续抗感染治疗6周。

临床关键问题及处理

· **关键问题1** 血培养为猕猴奈瑟菌,该罕见的病原体是否有临床意义?

血培养结果是否有临床意义,报阳时间是个重要的信息。该患者24小时内血培养报阳,往往有较大的临床意义,而且多次培养到同一个病原体也提示该病原体有临床意义。

· **关键问题2** 如果血培养阴性,可以行赘生物培养协助寻找病原体,但是使用抗生素后,培养阳性率不高,是否还有方法鉴定病原?

使用抗生素后,培养阳性率下降,但是即使病原体被杀死,核酸片段可能还存在,取赘生物组织行宏基因组测序,有助于找到病原体。该患者赘生物组织抽提核酸,行纳米测序,结果提示为奈瑟菌属感染。由于猕猴奈瑟菌罕见,其序列并不在数据库中,因此纳米测序结果报黏液奈瑟球菌。但是黏液奈瑟球菌和猕猴奈瑟菌基因组十分接近,根据飞行质谱和16s RNA结果,还是应该为猕猴奈瑟菌感染。

· **关键问题3** 该患者是否需要手术治疗? 手术的时机如何把握?

该患者的感染累及主动脉瓣,病变严重,需要手术治疗。该患者血流动力学稳定,可以择期手术,体温恢复正常,血培养转阴性是较好的手术时机。

背景知识介绍

奈瑟菌属(*Neisseria sp.*)为革兰阴性双球菌,是机会感染病原体,但是脑膜炎奈瑟菌(*N. meningitidis*)和淋病奈瑟菌(*N. gonorrhoeae*)是人类重要的致病病原。导致感染性心内膜炎的奈瑟菌主要为淋病奈瑟菌和长奈瑟菌(*N. elongate*)。猕猴奈瑟菌最早是从健康恒河猴的口咽部分离出来的。根据文献检索结果,2017年法国报道了世界上首例猕猴奈瑟菌感染性心内膜炎,而且是目前已知的唯一报道。根据我们所查到的文献,本病例是世界上第一例成功治愈的猕猴奈瑟菌感染性心内膜炎,也是第一例心脏赘生物行纳米测序的病例。

宏基因二代测序(简称"二代测序",mNGS)提供了一种诊断罕见病原体的临床上可行的诊断方法,而现在有更新的纳米孔测序技术。牛津纳米孔测序技术是一种新兴的单分子实时测序技术,较二代测序有几个重要的优势:一是对单个分子进行测序的能力,从而避免了在文库准备过程,即PCR扩增步骤中一个主要的偏倚来源;二是显著增加读取的长度;三是可以快速制备文库;四是实时的数据采集和分析。但是需要注意的是,虽然有上述优势,纳米孔测序的准确度目前仍然低于传统第二代测序技术。因此,在临床和科研中的应用仍有时依赖于和第二代测序技术的联合进行分析。此外,纳米孔测序的成本相对较高,需通过改良病原微生物富集技术、宿主核酸去除技术进一步降低成本。未来,相信随着纳米孔测序技术的不断发展优化及成本降低,该项技术将逐渐深入应用于各个临床病原体诊断场景。

多数非HACEK（即嗜血杆菌、放线杆菌、人心杆菌、啮蚀艾肯菌和金氏杆菌属）革兰阴性细菌引起的感染性心内膜炎，需要较长的抗感染治疗疗程和早期评估是否需要手术治疗。奈瑟菌引起的感染性心内膜炎理想的抗感染疗程尚未明确，延长至6周可能是合理的方案。早期手术能减少栓塞和增加生存率。奈瑟菌心内膜炎往往累及主动脉瓣，合并瓣周脓肿，因此多数需要行瓣膜置换手术治疗。

感染性心内膜炎在本系列既往的书中已经出现过多例，因此各种诊治原则不在此赘述。但在临床上仍然会遇到种种因素导致诊治困难的病例，这里再介绍一些我们的经验。如果临床上遇到患者使用抗生素治疗后体温好转，停药后再次发热，又找不到感染病灶时，要高度注意是否为感染性心内膜炎。使用抗生素前行血培养或者停用抗生素24～48小时行血培养有助于增加血培养检查的阳性率。对于血培养报罕见病原体感染，可根据报阳时间及是否多次培养到同一个病原体来判断其临床意义。血培养阴性，但是符合感染性心内膜炎诊断标准者，如行瓣膜置换手术，赘生物培养及病理有助于找到病原体。对于特殊病原体或者苛养菌引起的感染性心内膜炎，赘生物培养阴性，新的测序技术（二代测序、纳米测序等）为病原学鉴定提供了新的方法。感染性心内膜炎手术的时机十分重要，有条件应在体温正常，血培养转阴性后手术，避免术后再次发生人工瓣膜感染导致二次手术。

（李慧霞　艾静文　凌青霞　艾艳琴　孙思佳　王　璇　张冰琰　郑建铭　刘　红　金嘉琳）

参·考·文·献

[1] Baddour LM, Wilson WR, Bayer AS, et al. Infective endocarditis in adults: diagnosis, antimicrobial therapy, and management of complications: a scientific statement for healthcare professionals from the American Heart Association [J]. Circulation, 2015, 132(15): 1435-1486.

[2] Chela HK, Vasudevan A, Rojas-Moreno C, et al. Approach to positive blood cultures in the hospitalized patient: a review [J]. Mo Med, 2019, 116(4): 313-317.

[3] Vecten M, Martel H, Casalta JP, et al. Fatal Neisseria macacae infective endocarditis: first report [J]. Infection, 2017, 45(3): 369-371.

[4] Wilson MR, Naccache SN, Samayoa E, et al. Actionable diagnosis of neuroleptospirosis by next-generation sequencing [J]. N Engl J Med, 2014, 370(25): 2408-2417.

[5] Lavezzo E, Barzon L, Toppo S, et al. Third generation sequencing technologies applied to diagnostic microbiology: benefits and challenges in applications and data analysis [J]. Expert Rev Mol Diagn, 2016, 16(9): 1011-1023.

[6] Haddow LJ, Mulgrew C, Ansari A, et al. Neisseria elongata endocarditis: case report and literature review [J]. Clin Microbiol Infect, 2003, 9(5): 426-430.

[7] Ai JW, Liu H, Li HX, et al. Precise diagnosis of Neisseria macacae infective endocarditis assisted by nanopore sequencing [J]. Emerg Microbes Infect, 2020, 9(1): 1864-1868.

2

棒状杆菌脑膜炎：一种容易被忽视的致病菌

棒状杆菌作为严格需氧的革兰阳性球杆菌，是皮肤常见的定植菌，广泛存在于皮肤和医院环境中，体液培养出棒状杆菌属通常会被认为污染。但随着医疗发展，各种医疗相关植入物越来越多，棒状杆菌感染近年来逐渐受到重视。本文报道了一例颅脑外伤后多次手术，先后进行了脑脊液腰大池引流、腰大池腹腔（LP）分流等置管，入院后多次脑脊液培养杰氏棒状杆菌阳性，最终抗感染治疗有效的病例，希望能给临床医生一些启示。

病史摘要

入院病史

患者，男性，54岁，建筑工人，于2016年4月20日入院。

主诉

脑外伤术后间歇性神志不清5个月。

现病史

患者2015年11月15日不慎从2米高的脚手架上跌落，枕部着地，随后出现昏迷，至当地医院行头颅CT示：双额叶挫裂伤并出血，右额颞部硬膜下血肿、左侧小脑挫裂伤并出血、蛛网膜下腔出血、左枕骨骨折。11月16日急诊行"冠状切口开颅双额叶血肿清除加脑脊液漏修补加颅骨骨瓣修补术"，术后复查颅脑CT示小脑肿胀明显，11月17日再次急诊行"枕下正中入路开颅血肿清除加脑脊液漏修补加去骨瓣减压术"，并予腰椎穿刺（简称"腰穿"）释放血性脑脊液。患者术后一度恢复良好，但随之逐渐出现反应迟钝、行走不稳，头颅MRI检查提示脑积水，予腰大池持续引流，待一般情况改善后拔除引流管，12月22日转入外院神经外科，入院后腰穿脑脊液提示蛋白高，葡萄糖低（具体不详），继续予以腰大池持续引流，同时加用头孢唑肟抗感染治疗。2016年1月8日调整抗感染方案为美罗培南1 g q8h+磷霉素8 g q12h，1月25日复查脑脊液：白细胞$28×10^6$/L，单核细胞28/28，葡萄糖2.8 mmol/L，脑脊液蛋白1 900 mg/L，再次调整治疗方案为美罗培南2 g q8h+磷霉素8 g q12h，1月29日复查脑脊液：白细胞$16×10^6$/L，单核细胞15/16，多核细胞1/16，葡萄糖2.0 mmol/L，蛋白1 790 mg/L，2月25日停用磷霉素，美罗培南减量为1 g q6h。多次复查脑脊液常规、生化接近正常，于3月23日全麻下行脑脊液腰大池-腹腔分流术（LP分流术），术后患者迅速出现剧烈腹痛、腹胀、发热等症状（体温最高可达39℃），复查头颅CT，提示脑室扩大，脑积水，故再次行腰大池引流，流出黄色浑浊脑脊液，3月30日开始予阿米卡星0.6 g qd+甲硝唑0.5 g bid ivgtt，4月6日调整为美罗培南2.0 g q8h，并于4月13日拔除LP分流管，患者体温逐渐降至正常，腹胀缓解，为求进一步诊治转入我科。

既往史

患者出生于原籍，否认疫区接触史。否认化学性物质、放射性物质、有毒物质接触史。手术外伤史：2015年11月16日急诊行"冠状切口开颅双额叶血肿清除加脑脊液漏修补加颅骨骨瓣修补术"。11月17日再次急诊行"枕下正中入路开颅血肿清除加脑脊液漏修补加去骨瓣减压术"（详见现病史）。

体格检查

患者入院时体温36.2℃，脉搏86次/分，呼吸20次/分，血压115/84 mmHg，神志清楚，稍嗜睡。全身皮肤黏膜未见异常，未见肝掌、蜘蛛痣、瘀点、瘀斑，全身浅表淋巴结未扪及肿大。巩膜无黄染，角膜对光反射灵敏，双侧瞳孔等大等圆，对光反应灵敏，双侧眼球运动无异常。双肺呼吸音清晰，未闻及干、湿性啰音。律齐，各瓣膜听诊区未闻及病理性杂音。腹部平软，全腹无压痛，无肌紧张及反跳痛，肝脾肋下未触及，肝、肾区无叩击痛，移动性浊音阴性。颈稍抵抗，背部可见腰大池引流管，克氏征（+），病理征（-），双下肢无水肿。

辅助检查

· 血常规：白细胞$4.54×10^9$/L，中性粒细胞$3.03×10^9$/L，血红蛋白131 g/L，血小板$312×10^9$/L。

· 炎症指标：C反应蛋白10.3 mg/L（↑）；降钙素原0.07 ng/mL（↑）；血沉26 mm/h（↑）。

· 肝肾功能电解质心肌酶谱、凝血功能：丙氨酸转氨酶73 U/L（↑），天冬氨酸转氨酶56 U/L（↑），总胆红素29.60 μmol/L（↑），白蛋白50 g/L，总蛋白81 g/L，碱性磷酸酶174 U/L（↑），γ-谷氨酰转移酶270 U/L（↑），余正常。

· G试验：104.6 pg/mL（↑）。

· T-SPOT.*TB*（+）：A > 30；B > 30。

· 血培养（-）。

· 血、脑脊液隐球菌荚膜多糖抗原检测（-）。

· 脑脊液常规：白细胞$560×10^6$/L，多核细胞78%，单核细胞22%；脑脊液生化检查：糖/同步血糖2.7/5.3 mmol/L，蛋白1216 mg/L，氯113 mmol/L。

· 脑脊液脱落细胞（-）。

治疗经过

根据患者病史及临床表现，考虑中枢神经系统感染，继续腰大池引流，暂予美罗培南2 g q8h抗感染治疗，同时等待脑脊液培养结果调整抗感染治疗方案。患者神清，无发热，仍稍有头痛，伴反复呃逆、呕吐。入院后分别在04-21、04-25、04-27三次留取腰大池处脑脊液培养，数天后3次脑脊液培养均提示杰氏棒状杆菌阳性（见图2-1）。

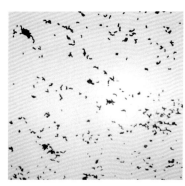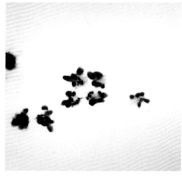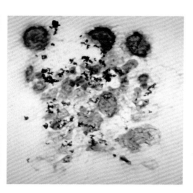

图2-1　脑脊液涂片及培养均提示革兰阳性杆菌

临床相关问题及处理

·**关键问题**1　该患者入院后多次培养提示杰氏棒状杆菌是否有临床意义？

杰氏棒状杆菌是一种严格需氧的革兰阳性杆菌，是皮肤常见的定植菌，具亲脂性，多位于腋下、直肠、腹股沟区域，在皮肤和医院环境中广泛存在。体液中培养到棒状杆菌属多被认为污染。既往棒状杆菌感染病例报道较少，近年来逐渐受到大家的重视。该感染可发生于免疫功能正常或者免疫抑制人群，免疫抑制高危因素包括血液系统肿瘤、AIDS、粒细胞减少、前期抗生素应用等。医源性感染通常和植入物相关，包括人工心脏瓣膜、Ommaya储液囊、脑室分流导管、中心静脉导管、透析导管、骨科固定钢针等。1976年第一次报道杰氏棒状杆菌引起的脑脊液分流器感染，杰氏棒状杆菌脑膜炎通常与颅内分流管植入密切相关，可引发经典的中枢神经系统表现。大部分病例中脑脊液改变较少，因此即使脑脊液常规是少量细胞也不能排除感染可能。尽管病例罕见，但当有颅内分流管合并感染患者，仍需警惕该病。若重复培养获得阳性，高度考虑为杰氏棒状杆菌脑膜炎，需要尽快治疗。本例患者有脑外伤病史，曾有多次手术，术后有引流、置管等，脑膜炎常规治疗效果欠佳，入院后连续三次脑脊液培养均提示杰氏棒状杆菌阳性，考虑是有临床意义的。

·**关键问题**2　如何制订下一步的治疗方案？

杰氏棒状杆菌（*C. jeikeium*）一般表现为多重耐药，包括大环内酯类药物、四环素、利福平和喹诺酮，对于万古霉素和利奈唑胺敏感。根据《热病：桑福德抗微生物治疗指南（第48版）》，该菌首选万古霉素，备选为达托霉素。多对青霉素耐药，在应用青霉素前需行体外药敏试验。导管相关的脑膜炎建议静脉应用抗生素治疗效果欠佳时可联合脑室内给药。本例患者的菌株请细菌室老师加做药敏,结果提示利奈唑胺、万古霉素、米诺环素、利福平和替加环素敏感(图2-2)。根据药敏试验结果,2016年4月28日调整抗感染治疗方案为万古霉素1.0 g q12h联合利福平0.45 g qd ivgtt。5月4日复查腰穿,压力300 mmH$_2$O,脑脊液常规:白细胞157×10^6/L,多核细胞68%,单核细胞32%;生化:糖/同步血糖2.2/4.5 mmol/L,蛋白2 302 mg/L。因脑脊液改善不明显,5月5日予拔除腰大池引流管,加用利奈唑胺0.6 g q12h抗感染治疗。2周后复查脑脊液白细胞降至(0~1)×10^6/L,糖/同步血糖2.1/5.4 mmol/L,蛋白1 438 mg/L,无明显发热、头痛、腹痛等症状。后病情一直稳定,于2016年8月29日起抗感染药物改为口服,方案为利福平0.6 g qd、利奈唑胺0.6 g q12h及多西环素0.1 g q12h,1个月后利奈唑胺减量至0.6 g qd,2016年11月1日复查脑脊液:白细胞3×10^6/L,蛋白537 mg/L,糖/同步血糖3.5/6 mmol/L,整个抗感染疗程达半年,病情一直稳定,予停药。2017年5月末次随访腰穿脑脊液:压力105 mmH$_2$O,白细胞2×10^6/L,蛋白754 mg/L,糖/同步血糖3.3/5.9 mmol/L,氯121 mmol/L。

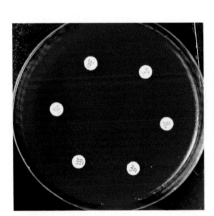
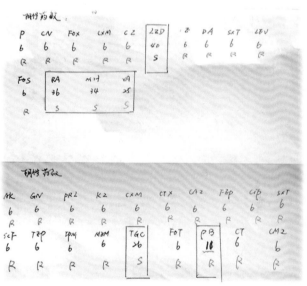

图2-2 该患者杰氏棒状杆菌药敏试验结果

背景知识介绍

脑脊液分流装置相关脑膜炎/脑室炎通常与脑室腹腔(VP)分流、腰大池引流管、脑室外引流或其他脑脊液引流装置相关。体内脑脊液分流管发生感染的概率在5%~15%,通常发生在置管后1个月内。

脑脊液分流管感染最常见的原因是皮肤菌群在分流管上定植,可能在术中发生,或者术后通过创面或上覆皮肤破损发生。感染通常发生在分流管放置后的前几周内,主要由葡萄球菌引起。皮肤菌群所致早期感染是最常见的脑脊液分流管感染,其中约一半是由凝固酶阴性葡萄球菌所致，另有1/3是金黄色葡萄球菌感染。此外，类白喉杆菌也可能致病，包括痤疮丙酸杆菌和杰氏棒状杆菌。脑脊液分流管感染也可通过直接污染脑脊液分流管远端或血行播散发生。VP分流管远端污染的原因包括肠穿孔或腹膜炎，而体外装置的污染可通过导管冲洗或微生物沿导管穿出部位上行而发生。此类感染常在脑脊液分流管放置数月后发生，占分流管感染的10%～15%。致病微生物很多，包括链球菌、革兰阴性菌（包括铜绿假单胞菌）、厌氧菌、分枝杆菌和真菌。

脑脊液分流管感染患者临床症状不典型，甚至部分患者没有症状。某些病例只在感染导致脑脊液分流管堵塞并最终引起分流失败时才会出现症状，包括颅内压升高的临床征象，如头痛、恶心、呕吐、嗜睡或神志改变。多数情况下不会出现脑膜刺激症状，因为受感染的脑室和脑膜并不相通。有时会出现发热。临床症状不典型的可能原因是常见病原体的毒力不高（如凝固酶阴性葡萄球菌和痤疮丙酸杆菌），仅引起轻微炎症。引流管置管患者若出现新发神志改变或精神状态恶化、新发发热和脑脊液白细胞计数增加，分流管远端肿胀、发红、压痛或流脓等均提示可能存在感染。

若临床提示感染，建议行脑脊液检查、血培养及影像学检查进行评估，如果可能的话建议直接从分流管中抽取脑脊液，优于脑室穿刺或腰椎穿刺。脑脊液常规、生化对分流管感染诊断作用有限（因部分患者脑脊液改变不明显），脑脊液培养阳性是诊断感染的金标准，建议在抗生素治疗前完成脑脊液培养。脑脊液革兰染色或培养阴性并不能排除感染，尤其是接受抗感染治疗后。如果初始培养结果为阴性，则应继续培养至少10日，以提高培养出生长缓慢微生物（如痤疮丙酸杆菌）的概率。如果初始脑脊液培养结果阴性但依然怀疑感染，则应重复脑脊液培养。若患者的脑脊液分流失败但无提示感染的症状或体征，且脑脊液培养结果为阳性，则可能是污染。此时应重复脑脊液培养。如果重复培养发现同样的微生物，则通常提示真正的感染。分流管患者脑脊液的乳酸和降钙素原有助于鉴别手术或颅内出血所致脑脊液异常与细菌性感染所致脑脊液异常。脑脊液二代测序有助于缩短诊断时间，但二代测序通常考虑为背景菌的凝固酶阴性葡萄球菌、棒状杆菌等在分流管患者中可能仍是有意义的，需要临床医生进行甄别。

一旦临床怀疑脑脊液分流管相关感染，在留取培养后可经验性抗感染治疗，一般选择万古霉素15～20 mg/kg q8h～q12h和一种能覆盖革兰阴性菌（包括铜绿假单胞菌）的药物如头孢他啶2 g q8h、头孢吡肟2 g q8h或美罗培南2 g q8h，严重β-内酰胺类药物过敏可选万古霉素+环丙沙星400 mg q8h或氨曲南2 g q8h。一旦明确病原体，建议根据药敏及脑脊液通透性调整药物。

若经积极抗感染治疗后感染仍难以控制，建议拔除感染的分流管，放置脑室外引流控制颅压。重复行脑室外引流液的脑脊液培养以确保病原体转阴。建议最后一次培养阴性后继续治疗10～14天（痤疮丙酸杆菌、凝固酶阴性葡萄球菌、类白喉杆菌感染患者可适当缩短疗程）。凝固酶阴性葡萄球菌，类白喉杆菌和痤疮丙酸杆菌感染患者，若无脑脊液异常：如果48小时内培养转阴，可在第三天重置分流管，若存在脑脊液异常，建议连续3次脑脊液培养阴性后重置。金黄色葡萄球菌或革兰阴性杆菌感染患者,需在连续3次脑脊液培养阴性后延长系统性抗感染治疗1周后置管。

如果无法移除脑脊液分流管或系统应用抗生素效果不佳可考虑脑室内给药治疗。脑室内给药剂量(脑室缩小,低剂量;正常脑室,中等剂量;脑室扩大,高剂量)。常用脑室内给药的药物剂量如下:万古霉素5～20 mg,阿米卡星30 mg,妥布霉素5～20 mg,庆大霉素4～8 mg,多黏菌素E 10 mg,多黏菌素B 5 mg,达托霉素5 mg。

点 评

随着医疗技术的发展,越来越多的患者会在颅脑手术后植入分流器、引流管,随之而来的就是脑脊液分流管继发感染。与普通的中枢神经系统感染不同的是,该类患者脑脊液分流管感染常见的病原菌通常是皮肤定植菌如凝固酶阴性的葡萄球菌、棒状杆菌等,临床医生通常会把这类细菌作为常见污染菌而置之不理,且由于这些细菌毒力不强,临床症状及脑脊液改变不明显,很容易被忽视。本例颅脑外伤多次手术后植入腰大池腹腔引流管后出现明显腹痛症状,脑脊液改变不明显,入院后多次脑脊液培养提示杰氏棒状杆菌,最终诊断为杰氏棒状杆菌脑膜炎,经有效抗感染治疗后恢复,希望能够给临床医生一些启示。

(朱浩翔　虞胜镭　朱利平)

参·考·文·献

[1] Tunkel AR, Hasbun R, Bhimraj A, et al. 2017 Infectious Diseases Society of America's Clinical Practice Guidelines for Healthcare-Associated Ventriculitis and Meningitis[J]. Clin Infect Dis, 2017, 64(6): e34–e65.

[2] Hande KR, Witebsky FG, Brown MS, et al. Sepsis with a new species of Corynebacterium[J]. Ann Intern Med, 1976, 85(4): 423–426.

[3] Miura F K, Andrade A F, Randi B A, et al. Cerebrospinal fluid shunt infection caused by Corynebacterium sp: case report and review[J]. Brain Inj, 2014, 28(9): 1223–1225.

[4] Baddour LM, Flynn PM, Fekete T. Infections of cerebrospinal fluid shunts and other devices. UpToDate.(2021–08–04)[2021–09–16].https://www.uptodate.com/contents/infections-of-cerebrospinal-fluid-shunts-and-other-devices.

3

合并结缔组织病的成人无乳链球菌
复杂性皮肤软组织感染

这是一例危重感染病例,患者起病急,病情进展迅速,入院时臀部及双下肢疼痛明显,不能自主翻身,下肢不能屈曲,被动体位,伴有发热,影像学提示大面积广泛的皮肤软组织病变,血培养为无乳链球菌。国内无乳链球菌感染多见于婴幼儿及孕妇,非妊娠成人感染报道少见,值得我们重视和学习。

病史摘要

入院病史
患者,女性,54岁,2020年10月26日收入我科。

主诉
臀部疼痛3周,右下肢红肿热痛15天,发热10天。

现病史
患者3周前晨起出现左侧臀部疼痛,伴有左侧臀部及下肢活动障碍,皮肤无红肿及皮温升高,到当地诊所予止痛药物肌注1次(具体药物不详),效果不佳。3天后疼痛蔓延至右侧臀部,17天前(2020-10-9)至当地医院腰椎MRI示:腰椎退变;L2～L5椎间盘变性伴轻度突出;L2～S1棘间韧带水肿;下腰椎左侧椎旁间隙水肿。16天前(2020-10-10)至当地诊所行右侧臀部针灸治疗,针灸后第2天患者臀部疼痛明显加重,伴有皮肤红肿及皮温升高,触痛明显,同时出现左上肢及右下肢明显红肿热痛,左下肢轻度红肿热痛。2周前(2020-10-12)在当地医院住院,血常规示:白细胞15.23×10⁹/L,中性粒细胞83.5%,淋巴细胞8.9%,血红蛋白110 g/L,血小板31×10⁹/L;血沉80 mm/h;C反应蛋白271.8 mg/L;降钙素原3.5 ng/mL;生化检查:白蛋白20.5 g/L,丙氨酸转氨酶23 U/L,天冬氨酸转氨酶18 U/L,尿素20.16 mmol/L,血糖17.15 mmol/L。胸部CT示:左下肺纤维灶,两肺微量胸腔积液。予抗感染（具体不详）、消肿、止痛、营养神经等治疗，效果不佳。10月14日查全腹部CT：胆囊炎；双肾细小结石；双侧髋关节周围软组织肿胀，左侧髋关节周围积气；骶骨右侧见斑片状稍低密度影伴点状积气。10月14日血常规示：白细胞 10.87×10^9/L，中性粒细胞81.9%，血红蛋白118 g/L，血小板 39×10^9/L；C反应蛋白226.4 mg/L；降钙素原2.17 ng/mL；生化检查：白蛋白16 g/L，丙氨酸转氨酶18 U/L，天冬氨酸转氨酶17 U/L，尿素18.84 mmol/L，血糖17.15 mmol/L，D-二聚体2.19 mg/L（FEU）；血培养：无乳链球菌；药敏结果：青霉素、左氧氟沙星、莫西沙星、克林霉素、万古霉素、利奈唑胺、替加环素敏感，四环素耐药。ENA系列：抗核抗体（+），抗SSA特异性抗体（+），RO52弱阳性；抗结核抗体阴性；G试验90.7 pg/mL。10月15日当地医院予亚胺培南联合利奈唑胺抗感染，白蛋白、人免疫球蛋白、甲钴胺、血小板生成素、肝素等对症支持治疗，患者皮肤红肿稍好转。10月16日患者开始出现发热，最高体温39.7℃，有畏寒，无寒战，使用退热药物体温可恢复正常。10月21日调整抗感染方案为：亚胺培南、奥硝唑、青霉素联合抗感染治疗，患者皮肤肿胀明显消退，但仍有发热。10月24日复查血常规示：白细胞 12.47×10^9/L，中性粒细胞74.7%，血小板 500×10^9/L；生化检查：白蛋白26.7 g/L，丙氨酸转氨酶21 U/L，尿素5.38 mmol/L。为进一步治疗至我科门诊，收入院。患病以来患者精神萎，胃纳差，睡眠好，大小便正常，无体重明显下降。

既往史

患者高血压病史3年，血压最高达150/92 mmHg，口服替米沙坦片控制血压；糖尿病病史5年，血糖控制在7 mmol/L左右，最高17 mmol/L，口服格列齐特控制血糖。2016年因"子宫癌"行子宫切除术。否认家族遗传病史。否认食物、药物过敏史。已婚，已育。

入院查体

体温38.3℃，脉搏91次/分，呼吸21次/分，血压138/82 mmHg，神清，精神萎，被动体位。颈软，无抵抗，颈静脉无怒张，气管居中，甲状腺无肿大。双肺呼吸音粗，未闻及干、湿性啰音，心率91次/分，律齐；腹平坦，腹壁软，全腹无压痛反跳痛，肝脾肋下未触及，肠鸣音4次/分。脊柱、四肢无畸形，双下肢及左上肢皮肤颜色正常，皮温高，质韧，双下肢无水肿。双下肢肌力1级，肌张力正常，生理反射正常，病理反射未引出。

入院实验室检查

·血常规：白细胞 13.10×10^9/L，中性粒细胞74.1%，淋巴细胞17.3%，血红蛋白93 g/L，血小板 619×10^9/L。

·血沉69 mm/h（↑），C反应蛋白97.25 mg/L（↑），降钙素原0.29 ng/mL（↑），IL-6 50.33 pg/mL（↑）。

·D-二聚体：4.81 mg/L（FEU）（↑）。

·生化检查：丙氨酸转氨酶16 U/L，天冬氨酸转氨酶18 U/L，白蛋白33 g/L，尿素5.5 mmol/L，肌酐31 μmol/L（↓），葡萄糖11.6 mmol/L（↑），糖化血红蛋白7.3%。

·ENA系列：抗核抗体（+），ANA 1 ∶ 1 000，抗SSA（+），AMA2（+），类风湿因子 < 10.10 IU/mL，CCP 41.3 RU/mL（↑）。

- G试验 < 10 pg/mL；半乳甘露聚糖（GM）试验0.256；血隐球菌荚膜多糖抗原检测阴性。
- 肿瘤标志物：CA125 68.00 U/mL（↑），余肿瘤标志物均正常范围内。

辅助检查

- 心脏超声（2020-10-28）：极少量心包积液；左心收缩功能正常，左心舒张功能欠佳。
- 胸部CT（2020-10-29）：双下肺炎症改变，双侧少量胸腔积液，治疗后随诊；右肺上叶尖段磨玻璃结节，建议定期随诊；心包膜增厚。
- 超声（2020-11-02）：左上臂局部皮下水肿。
- 盆腔MRI增强（2020-11-04）：右侧臀部、双侧髋周、盆底肌肉及双侧骶骨、髂骨及周围软组织肿胀伴强化，结合病史考虑感染性病变可能。
- 超声（2020-11-09）：右侧臀部至大腿中上2/3处肌层内炎性病灶伴部分脓肿形成。

入院后诊疗经过

患者入院时体温38.3℃，入院查血常规白细胞13.10×10^9/L，中性粒细胞比例74.1%，血红蛋白93 g/L，血小板619×10^9/L；血沉69 mm/h；C反应蛋白97.25 mg/L；降钙素原0.29 ng/mL；空腹血糖11.6 mmol/L，糖化血红蛋白7.3%，完善血培养及影像学检查，暂维持青霉素、亚胺培南、甲硝唑联合抗感染治疗方案。肺CT（2020-10-29）（图3-1）：双下肺炎症改变，双侧少量胸腔积液，治疗后随诊；右肺上叶尖段磨玻璃结节，建议定期随诊；心包膜增厚。患者仍有发热，臀部及髋关节处疼痛明显，双下肢不能屈曲，不能自主翻身，查体被动体位。10月29日结合外院血培养为无乳链球菌及其药敏结果，入院后仍有发热且疼痛明显，方案调整为组织浓度较高的左氧氟沙星0.5 g ivgtt qd抗感染治疗，因不能完全排除革兰阴性菌感染，保留了亚胺培南治疗，并加用双氯芬酸钠对症治疗。

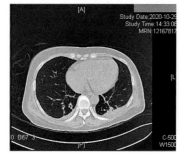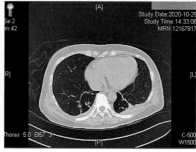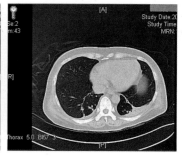

图3-1　肺CT（2020-10-29）：双下肺炎症改变，双侧少量胸腔积液

临床关键问题及处理

- **关键问题1** 患者入院时已抗感染治疗2周，双下肢皮肤红肿已消退，但出现发热，外院血培养无乳链球菌是否是唯一的致病菌？后期抗感染方案如何调整？是否需要外科干预进行清创？

10月29日调整抗感染方案后3天，患者体温恢复正常。11月4日患者盆腔MRI增强（图

3-2）提示右侧臀部、双侧髋周、盆底肌肉及双侧骶骨、髂骨及周围软组织肿胀伴强化，结合病史考虑感染性病变可能。先后请骨科及皮肤科会诊，暂无手术治疗指征，建议制动并继续抗感染治疗。11月5日停用双氯芬酸钠，患者无发热，疼痛较前缓解。患者有糖尿病病史，入院后予胰岛素控制血糖。入院治疗2周后患者无发热，臀部区域及髋关节处肌肉仍有疼痛及活动受限，但较前明显减轻。患者多次血培养均为阴性，复查血常规：白细胞 12.39×10^9/L，中性粒细胞66.2%，血红蛋白94 g/L，血小板 374×10^9/L；血沉70 mm/h，C反应蛋白68.13 mg/L，11月9日超声检查提示右侧臀部至大腿中上2/3处肌层内炎性病灶伴部分脓肿形成。至此，患者无新发现的病原学依据，抗无乳链球菌治疗有效，患者体温正常，症状好转，炎症指标下降，考虑为无乳链球菌血流播散导致的严重皮肤软组织感染。

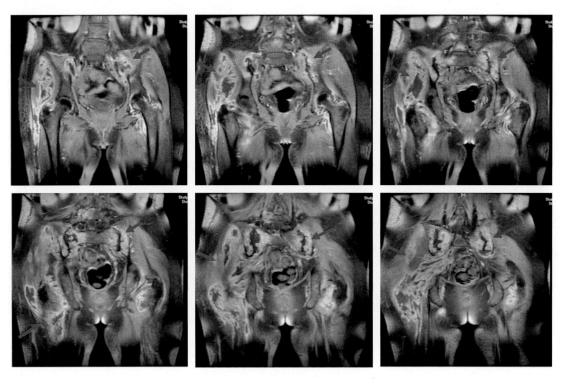

图3-2　盆腔MRI增强（2020-11-04）

11月12日，抗感染方案降阶梯为头孢曲松2.0 g ivgtt q12h联合左氧氟沙星0.5 g ivgtt qd继续抗感染治疗。11月17日超声检查：右侧臀部至大腿皮下软组织水肿表现，臀部至大腿肌层患处肌层回声改变，考虑炎性病灶吸收后表现。12月3日髋关节MRI增强（图3-3）：盆腔肌肉广泛性异常信号、强化；左侧腰大肌脓肿形成；左股骨头及关节囊异常信号、强化；考虑广泛感染可能大。患者疼痛较前明显好转，但髋部仍有活动受限，左上肢、右下肢肿胀较前明显好转。腰大肌脓肿较深暂无法穿刺引流。12月7日血常规：白细胞 7.77×10^9/L，中性粒细胞57.2%，血红蛋白92 g/L，血小板 412×10^9/L；血沉105 mm/h，C反应蛋白43.05 mg/L，CA125正常，D-二聚体2.04 mg/L（FEU）。患者于2020年12月9日出院，继续口服利

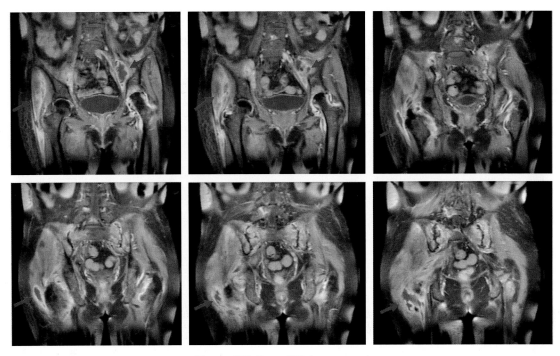

图 3-3 髋关节 MRI 增强（2020-12-03）

奈唑胺及法罗培南抗感染。

2021年1月13日患者来院复查，出院期间未出现发热及皮肤红肿。复查血常规：白细胞 7.49×10^9/L，中性粒细胞66.2%，血红蛋白105 g/L，血小板 296×10^9/L；血沉105 mm/h，C反应蛋白15.59 mg/L，降钙素原0.06 ng/mL，空腹血糖10.4 mmol/L。1月14日髋关节 MRI 增强（图3-4）：左侧腰大肌、右侧臀肌脓肿形成；左股骨头及关节囊异常信号、强化；盆腔肌肉广泛性异常信号、强化；考虑广泛感染，较2020-12-01片病灶范围略有减小。抗感染方案调整为阿莫西林/克拉维酸钾联合左氧氟沙星口服。2021年3月14日患者复诊，可站立缓慢行走，复查髋关节 MRI 与2021-01-14片大致相仿。

· 关键问题2 患者外院自身抗体部分阳性，是否合并结缔组织病或者肿瘤？

患者2020年12月7日复查自身抗体 ANA、AMA2、CCP 阳性，后多次复查多项自身抗体阳性，请风湿科会诊考虑未分化结缔组织病（UCTD），加用沙利度胺治疗。2021年1月13日复诊，类风湿因子18.40 IU/mL，类风湿因子分型均正常，ANA 1：1 000，SSA 阳性，AMA2 阳性，CCP 44.4 RU/mL。患者影像学明显好转，但仍有关节疼痛、晨僵明显，掌指关节及左肩关节疼痛明显，风湿科会诊考虑患者类风湿关节炎可能，加用甲氨蝶呤及来氟米特治疗。

至此，患者抗感染治疗半年，病情逐渐好转。回顾病史，在病原方面仅有无乳链球菌感染依据，且治疗有效，考虑为无乳链球菌感染引起的广泛复杂皮肤软组织感染。患者有糖尿病，针灸可能为入侵途径。而在诊疗过程中发现的类风湿关节炎暂不考虑是无乳链球菌感

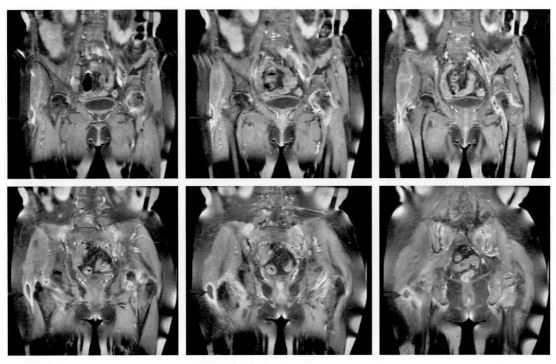

图3-4　髋关节MRI增强（2021-01-14）

染后的免疫反应。链球菌感染后的免疫反应多表现为风湿热、急性肾小球肾炎等，且该患者抗链球菌溶血素"O"水平正常。

背景知识介绍

　　无乳链球菌（*Streptococcus agalactiae*）也称为B群链球菌（group B *Streptococcus*，GBS），是一种革兰阳性链球菌，最初从牛奶和奶牛乳腺炎中分离出来而得名。无乳链球菌为人畜共患病病原菌，被发现于各种畜牧及水产鱼类流行病中，是乳业新兴国家牛亚临床和临床乳腺炎的常见原因，虽然在一些乳业高度发达的国家已被根除。

　　无乳链球菌在人类则经常定植在生殖器官和胃肠道，是引起新生儿和孕妇侵袭性感染的主要原因。无乳链球菌感染可引发孕产妇尿路感染、宫内感染、产后子宫内膜炎和围产期菌血症，在发展中国家，10%～60%的病例会导致流产或死产，在发达国家这一比例为7%～11%。新生儿可通过吸入感染的羊水或通过产道感染无乳链球菌，新生儿无乳链球菌病可分为出生7天以内发生的早发性疾病（EOD）和出生7～90天发生的晚发性疾病（LOD）。无乳链球菌EOD感染大多发生在伴有呼吸窘迫、呼吸暂停的新生儿患者中，导致脓毒症和（或）肺炎，而无乳链球菌LOD感染则大多数为脑膜炎病例。侵袭性GBS疾病的发病率在婴儿中最高，目前国内报道的GBS感染多为婴幼儿感染。近年来，GBS引发非妊娠成人败血症、软组织感染和其他局部感染呈逐年上升趋势，主要发生在老年患者和患有糖尿病、肥胖、恶性肿瘤等慢性疾病的成人中。

荚膜多糖是无乳链球菌最关键的毒力因子之一，共有10种荚膜血清型（Ⅰa、Ⅰb-Ⅸ），其中Ⅰa、Ⅰb、Ⅱ、Ⅲ和Ⅴ型与人类的定植和感染相关。无乳链球菌ST17菌株在新生儿感染患者和死产病例中的高流行已经在世界范围内得到了证实。在过去的十年中，无乳链球菌高毒力的克隆复合体CC17在新生儿侵袭性感染中越来越稳定和占优势，表明它对这一人群具有高度的适应性。

本例患者外院血培养为无乳链球菌，抗感染治疗后我院多次血培养均为阴性。患者发病前有针灸治疗史，治疗出现臀部及双下肢的红、肿、热、痛并且左上肢也有类似表现，存在流行病学史并符合皮肤软组织感染表现及经血流播散的特点。患者既往曾因子宫癌切除子宫，且有糖尿病，是GBS感染的高危人群。

GBS感染的治疗首选青霉素和头孢菌素，如患者对青霉素或头孢菌素过敏或其他情况不适用，替代可选择克林霉素、万古霉素、达托霉素和利奈唑胺。目前，GBS对克林霉素、红霉素、氟喹诺酮类及四环素的耐药水平上升，对万古霉素耐药菌株及对青霉素敏感性降低菌株也有发现，但青霉素和头孢菌素依然为治疗侵袭性GBS感染的一线药物。碳青霉烯类抗菌药物对GBS也有作用，该患者外院使用亚胺培南联合利奈唑胺抗感染治疗效果不佳，后调整为亚胺培南联合青霉素治疗，肿胀症状好转，但仍有发热；转入我院后结合药敏结果，考虑患者皮肤软组织广泛感染，选择了组织浓度高的喹诺酮类药物联合碳青霉烯类抗菌药物。对免疫力正常的患者菌血症（无心内膜炎）的推荐疗程一般为10～14天，皮肤蜂窝织炎推荐疗程一般为急性炎症消退后3天，多数情况下，疗程需个体化。该患者静脉治疗总疗程约8周，症状好转，炎症指标好转后改为口服治疗，后续随访影像学逐渐好转，但患者病变累及范围广，需结合影像学变化制定个体化疗程。

近30年来，全球血流感染的病原菌逐渐由革兰阴性杆菌为主转变为以革兰阳性球菌为主。GBS引起的非妊娠成人血流感染近年来逐渐引起人们的关注，有研究发现2008—2016年美国非妊娠成人侵袭性GBS感染的发病率逐年增加，超过其他链球菌引起的感染，其中2016年侵袭性GBS感染的病死率为5.6%。因此，不仅是妇产科医生，其他专业医生也应该加强对GBS的认识，尤其是在糖尿病和肥胖等人群中，更要提高警惕侵袭性GBS感染的发生。另外对于侵入性操作，需要做到严格无菌，避免可能带来的医源性感染。

点　评

本例患者为无乳链球菌经血流播散的广泛皮肤软组织感染，尽管本系列书中链球菌的感染已不少见，但无乳链球菌的感染报道尚属首次。无乳链球菌感染的报道多见于新生儿及孕妇，成人非妊娠感染的报道少见。该患者除了有糖尿病病史和子宫切除史等基础疾病外，本次住院还发现合并有未分化结缔组织病，可能是发生该感染的危险因素。我们通过该病例的发病和诊治经过，可以认识到无乳链球菌感染发病急、毒力强、播散范围广、治疗疗程长的特点。因此，对于免疫功能受损的患者，或者有过侵入性操作的患者，要警惕无乳链球菌感染可能，及时送检培养，尽早明确病原。

（刘袁媛　程　琦　李发红　张　轩　陈　澍）

参·考·文·献

[1] Edwards JM, Watson N, Focht C, WynnC, et al. Group B Streptococcus (GBS) colonization and disease among pregnant women: a historical cohort study[J]. Infect Dis Obstet Gynecol, 2019, https://doi.org/10.1155/2019/5430493.

[2] Berardi A, Rossi C, Lugli L, et al. Group B streptococcus late-onset disease: 2003−2010[J]. Pediatrics, 2013, 131: e361−e368.

[3] Wu B, Su J, Li L I, et al. Phenotypic and genetic differences among group B Streptococcus recovered from neonates and pregnant women in Shenzhen China: 8-year study[J]. BMC Microbiol, 2019, 19: 185.

[4] Gori A, Harrison O B, Mlia E, et al. Pan- GWAS of Streptococcus agalactiae highlights lineage-specific genes associated with virulence and niche adaptation[J]. MBIO, 2020. 11: e00728−e00820.

[5] Raabe VN, Shane AL. Group B Streptococcus (Streptococcus agalactiae)[J]Microbiology Spectrum, 2019, 7(2): 10.

[6] Baron BM. Group B Streptococcus: an a-list pathogen in nonpregnant adults[J]. JAMA Internal Medicine, 2019, 179(4): 488−489.

4

阑尾炎慢性化后厌氧菌感染
所致的腰大肌脓肿

题记

　　腰大肌脓肿分为原发性和继发性，常见的病原菌为金黄色葡萄球菌、大肠埃希菌、结核分枝杆菌等。本篇介绍一例脓液二代测序和培养均明确的厌氧菌所致继发性腰大肌脓肿的病例，其感染途径是未经规范治疗的阑尾炎慢性化发展后蔓延所致。对于腰大肌脓肿患者，经验性覆盖革兰阴性（G^-）杆菌、革兰阳性（G^+）球菌和结核分枝杆菌感染治疗无效时，需警惕厌氧菌或其他少见病原菌感染的可能。

病史摘要

入院病史

患者，男性，22岁，学生，2020年9月9日收入我科。

主诉

右侧腰背肿痛26天，伴发热19天。

现病史

患者于入院26天前（2020年8月13日左右）无明显诱因出现右侧腰背肿痛伴局部发热，无畏冷、盗汗，无恶心、呕吐，无腹痛、腹泻，无盗汗，当时未予重视。2020年8月20日再次出现发热，伴畏冷，最高体温达39℃，持续时间长，无咳嗽、咳痰，无腹痛、腹泻。2020年9月3日至外院就诊，血常规：白细胞17.92×10^9/L（↑），血红蛋白95 g/L（↓），淋巴细胞2.17×10^9/L；凝血功能无异常；乙肝两对半示：乙肝表面抗原阴性，乙肝表面抗体452 mIU/mL，甲、戊肝抗体阴性，HIV抗体阴性；心电图示：窦性心动过速；右侧腰背彩超示：右侧腰部实性肿块，考虑脓肿可能。予利奈唑胺联合莫西沙星抗感染，同时联合HREZ（异烟肼、利福平、吡嗪酰胺、乙胺丁醇）抗结核，患者仍有发热。2020年9月4日行右腰部包块穿刺+置管引流术，脓液病理：见部分炎性坏死组织；脓液荧光真菌快速染色：阴性；脓液送检Xpert

MTB/RIF 未检出结核；脓液病原学二代测序结果示（表4-1）：梭杆菌属18 458序列，嗜胆菌属11 224序列，弯曲菌属1 059序列，微单胞菌属957序列，链球菌属30序列，未检出真菌及结核菌。2020年9月8日做PET-CT，结果示：① 右中下腹感染性病变（脓肿形成）累及同侧的腰大肌、髂肌、腰背部。结核待排，建议进一步检查。② 腹腔及右侧髂血管走行区、双侧腹股沟淋巴结炎。骶髂关节MRI扫描示右侧腰背部皮下结核，建议进一步检查，肠结核可能，盆腔积液，建议进一步检查，双侧腹股沟肿大淋巴结。

2020年9月9日为进一步诊治，收入我科。

表4-1 脓液mNGS报告

类型	属			种		
	中文名	拉丁文名	检出序列数	中文名	拉丁文名	检出序列数
G⁻	梭杆菌属	*Fusobacterium*	18 458	具核梭杆菌	*Fusobacterium nucleatum*	9 930
				梭杆菌	*Fusobacterium hwasookii*	399
G⁻	嗜胆菌属	*Bilophila*	11 224	沃兹沃嗜胆菌	*Bilophila wadsworthia*	11 224
G⁻	弯曲菌属	*Campylobacter*	1 059	直肠弯曲菌	*Campylobacter rectus*	667
				昭和弯曲菌	*Campylobacter showae*	54
G⁺	微单胞菌属	*Parvimonas*	957	微小微单胞菌	*Parvimonas micra*	957
G⁺	—	*Schaalia*	415	—	*Schaalia georglae*	406
G⁺	链球菌属	*Streptococcus*	30	星座链球菌	*Streptococcus constellatus*	29

既往史

否认肝炎、结核病史。否认手术、外伤、输血史。否认食物、药物过敏史。各系统回顾无特殊。出生于原籍。否认化学性药物、放射性药物、有毒物质接触史。否认吸毒、吸烟、饮酒史。

入院查体

体温36.5℃，脉搏100次/分，呼吸24次/分，血压133/79 mmHg，身高170 cm，体重86 kg。腹平坦，腹壁软，全腹无压痛，无肌紧张及反跳痛，肝脾肋下未触及，肝、肾区无叩击痛，肠鸣音3次/分。肛门及外生殖器未见异常，四肢无畸形，关节无红肿，无杵状指（趾），双下肢无水肿。肌力正常，肌张力正常，生理反射正常，病理反射未引出。右侧腰背部可见大小约15 cm×10 cm凸起肿块，质地硬，无明显波动感，引流管通畅在位，引流白色浑浊脓液。

实验室检查、影像学检查、病理及病原学检查

· 血常规：白细胞 19.93×10^9/L（↑），中性粒细胞 16.41×10^9/L（↑），中性粒细胞82.2%（↑），血红蛋白109 g/L（↓），血小板 567×10^9/L（↑）。

· 炎症指标：C反应蛋白69.76 mg/L（↑）；血沉57 mm/h（↑）；铁蛋白1 236.00 ng/mL

（↑）；降钙素原0.13 ng/mL（↑）。

· 血、QuantiFERON-TB（QTF）检测、血隐球菌荚膜多糖抗原检测、血清半乳甘露聚糖（GM）检测、血G试验（1,3-β-D葡聚糖检测）均阴性。

· 引流液淀粉酶：阴性。

临床关键问题及处理

· **关键问题1** 腰大肌脓肿脓液的二代测序检测出梭杆菌（厌氧菌），是否有参考价值，最终诊断和治疗方案是什么？

患者因"入院前26天起右侧腰背部疼痛伴发热"起病，B超提示为"腰大肌脓肿"。

自从1881年Mynter在文献中首次报道了腰大肌的急性炎症以来，腰大肌脓肿的报道逐渐增多，并一直被认为是一种不常见的、极具隐匿性的但具有严重潜在生命危险的感染性疾病。

腰大肌脓肿可由细菌、真菌、寄生虫或病毒等一种或多种病原菌感染所致。2011年学者通过文献回顾分析，总结了自1986年起报道的682例腰大肌脓肿病例，发现其中金黄色葡萄球菌（*S. aureus*）是最常见的病原菌，占30.6%（209/682）；大肠埃希菌（*E. coli*）是第二位常见病原菌，占10.3%（70/682）。此外，结核分枝杆菌（*M.tuberculosis*）是腰骶部脓肿的重要病原菌，目前在发达国家并不常见，但在发展中国家尤为常见。

对于本例患者，外院采用利奈唑胺联合莫西沙星经验性抗G⁻杆菌、G⁺球菌感染，同时联合HREZ抗结核后，患者仍持续发热，脓肿无缩小趋势。脓肿穿刺引流后病理和普通病原学检查无果，脓液mNGS检测出序列数最多的病原菌为厌氧菌，其中梭杆菌属共18 458序列，嗜胆菌属11 224序列。依据mNGS报告的基因片段序列数及丰度，基本可以排除污染背景菌可能。果不其然，2020年9月9日入院后，我院脓液厌氧菌培养+鉴定示梭杆菌属（厌氧菌）++，自此，厌氧菌感染所致腰大肌脓肿的诊断成立。这是一例脓液mNGS和培养均明确的厌氧菌感染所致腰大肌脓肿，在以往的腰大肌脓肿临床病例中极容易被忽视。

根据结果调整抗感染方案，于2020年9月14日起予亚胺培南0.5 g q8h联合甲硝唑0.5 g q12h ivgtt抗感染治疗。2020年9月17日予拔除引流管。2020年11月30日降阶梯为法罗培南片0.2 g tid po，2021年1月22日降阶梯为奈诺沙星0.5 g qd联合甲硝唑0.2 g tid po，2021年3月22日停药观察。

如表4-2、图4-1所示，2020年9月17日、2020年10月15日、2020年11月12日、2020年11月30日、2021年1月25日和2021年3月22日复查B超，2020年10月16日、2020年11月30日、2021年1月25日和2021年3月22日复查下腹部CT增强，均提示脓肿逐步缩小、逐渐吸收。

表4-2　患者B超下腰大肌脓肿大小

日　　期	B超下脓肿大小（mm）
2020-09-11	71×41
2020-09-17	35×15
2020-10-15	34×8
2020-11-12	厚度10
2020-11-30	未见明显异常低回声区
2021-01-25	未见明显异常低回声区
2021-03-22	未见明显异常低回声区

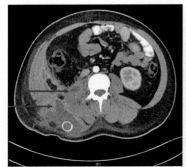 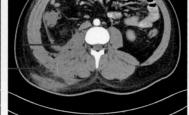 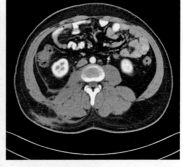

2020-09-11下腹部CT增强动脉期　　2020-10-16下腹部CT增强动脉期　　2020-11-30下腹部CT增强动脉期

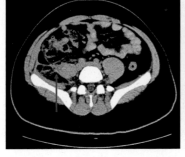 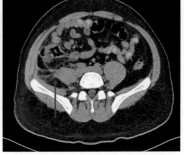

2021-01-25下腹部CT增强非增强期　　2021-03-22下腹部CT增强非增强期

图4-1　下腹部CT增强示病灶变化

· **关键问题2**　该患者腰大肌脓肿的入侵途径如何认定？

根据发病机制，可将腰大肌脓肿分为原发性和继发性两种。

（1）原发性腰大肌脓肿：指的是远处感染灶通过血液循环或淋巴回流传播的结果，其中呼吸道是主要来源（远处感染灶可能是隐匿性的）。危险因素包括糖尿病、静脉注射药物、AIDS、肾功能衰竭和其他形式的免疫抑制。外伤和血肿的形成非常容易导致腰大肌脓肿的发生。有报道称，腰肌脓肿是硬膜外麻醉的一种并发症。

原发性腰大肌脓肿往往发病年龄较轻，多发生于儿童和青少年中。该疾病在热带国家和发展中国家更为常见。在亚洲和非洲，99%的腰大肌脓肿是原发性的；而在欧洲和北美，17%～61%是原发性的。原发性腰大肌脓肿通常为单一病原菌，其最常见的病原菌为金黄色葡萄球菌（S. aureus），其次是链球菌（Streptococcus）和大肠埃希菌（E. coli）。

（2）继发性腰大肌脓肿：由周围邻近组织器官的感染直接蔓延至腰大肌引起的。周围邻近组织器官包括肝、肾、椎体、胃肠道、泌尿生殖道、置换术后的髋关节等。其危险因素包括腹股沟区、腰椎或臀部的外伤和有创性操作，全髋关节置换术等。

链球菌和大肠埃希菌是其最常见的致病菌。在中国台湾，肺炎克雷伯菌是引起腰部脓肿的重要原因，尤其是在糖尿病患者中。有报道称，肺炎链球菌（Streptococcus pneumoniae）、念珠状链杆菌（S. moniliformis）、路邓葡萄球菌（S. lugdunensis）、衣氏放线菌（A. israelii）和诺卡菌（Nocardia）是引起腰椎脓肿的常见病原菌。沙门菌（Salmonella）、白念珠菌（C. albicans）引起的腰部脓肿也有描述。布鲁菌感染应被视为流行地区腰大肌脓肿的一个可能原因。腰大肌脓肿也被报道为慢性Q热感染的一种表现，同时也是因治疗膀胱癌而灌注卡介苗后的并发症之一。非结核分枝杆菌感染所致的腰大肌脓肿也曾被报道发生在免疫力低下的宿主身上。厌氧菌感染则较为少见，但仍有文献报道在15%的腰大肌脓肿中分离出厌氧菌。

本例患者为23岁男性，无腰背部手术或外伤史，无免疫抑制相关疾病或因素。追问病史，患者半年前曾有右下腹部反复闷痛伴发热，最高体温低于38℃，就诊于当地医院，查肺部CT未见明显异常，后无再发热，疫情期间未再随访。患者CT阅片见阑尾区明显炎症。本次入院26天前无明显诱因出现右侧腰背肿痛伴局部发热，当时未予重视；6天后再次出现发热，且为持续高热，B超见腰背部脓肿形成；考虑其为半年前不典型阑尾炎发作，当时未经规范处理，随后局部感染慢性化，造成了脓肿蔓延，发展为继发性腰大肌脓肿。

背景知识介绍

一、继发性腰大肌脓肿

继发性腰大肌脓肿通常由周围邻近组织器官的感染直接蔓延至腰大肌引起。常见的邻近感染部位（表4-3）如下：

（一）椎体

骨性部位是最常见的继发性腰大肌脓肿邻近感染部位。椎体骨髓炎或椎间盘炎的病原菌从骨质扩散并穿透腰大肌筋膜时可引起腰大肌脓肿。腰大肌脓肿可伴有硬膜外受累，造成硬膜外脓肿。有报道称椎体骨髓炎和腰大肌脓肿是硬膜外导管使用的并发症。

（二）全髋关节置换术后的髋关节

在一个包含106例髋关节置换术后感染患者的队列研究中，12%的病例出现腰大肌脓肿。若尽早发现和干预髋关节置换术后感染，相关的腰大肌感染的概率将显著降低。

表4-3　继发性腰大肌脓肿的常见感染来源 (41例)

邻　近　感　染　灶	例数,%
化脓性脊柱炎	28,68%
化脓性骶髂关节炎	4,9.8%
尿路感染	6,14.6%
血管周围感染	2,4.8%
胃肠道感染	1,2.4%

(三) 胃肠道

据估计,克罗恩病中腰大肌脓肿的发生率约为0.4% ～ 4.3%。在阑尾炎、结肠癌、溃疡性结肠炎和腹部术后的患者中,也有关于腰大肌脓肿的报道。

(四) 主动脉

在一个包含40例受感染的主动脉瘤患者的回顾性研究中,20%的患者并发腰大肌脓肿。腰大肌脓肿也可由来自主动脉-十二指肠瘘和感染的支架移植材料的病原菌蔓延所致。

(五) 泌尿生殖道

腰大肌脓肿是肾脏手术、体外冲击波碎石术和肾切除术的并发症之一。肾脏脓肿破裂也可引起腰大肌感染。在中国台湾报道的肺炎克雷伯菌相关腰大肌脓肿中,43%同时有泌尿系统感染。黄色肉芽肿性肾盂肾炎是一种不常见的肾盂肾炎形式,也与腰大肌脓肿有关。

对于腰大肌脓肿来说,尽早有效的外科引流和有针对性且足疗程的抗感染治疗,是治疗成功的关键因素。腰大肌脓肿预后不佳。在一个队列研究中,原发性和继发性腰大肌脓肿的病死率分别为2.4%和19%;在未经治疗的病例中,病死率可能接近100%。其中增加死亡风险的因素包括延误治疗或治疗不充分、高龄、存在菌血症、心血管基础疾病和大肠埃希菌 (*E. coli*) 引起的感染。有报道称15% ～ 36%的病例可在1年后复发,可能与引流不充分或抗菌治疗不充分有关。此外,由于髂腰椎鞘内慢性纤维化的发生,部分患者在治愈后将遗留下不可逆的髋关节屈曲畸形。

二、梭杆菌属

梭杆菌属是专性厌氧的 G^- 杆菌,为寄居在人的口腔、胃肠道、上呼吸道和阴道黏膜的正常菌群的组成成员之一。菌体呈梭状,两端尖细,大小为 (5 ～ 10) μm × 1 μm,常见到游离者为椭圆体,有时菌体中可见革兰阳性颗粒,无芽孢,无鞭毛,营养要求较高;分离培养选用非选择性厌氧血平板和选择性的FS培养基,在血平板上生长良好,经48小时培养后菌落直径约1 ～ 2 mm,菌落通常为不规则圆形,略凸起,灰色,发光,透明;生化反应不活泼,多数菌株不发酵任何糖类,少数菌株对葡萄糖、果糖可出现弱发酵反应。

梭杆菌属与多种感染密切相关,包括牙周感染、耳道感染、肺部感染、脑脓肿、肝脓肿、消化道感染等。目前研究较为深入的是颈静脉Lemierre综合征,最开始为耳源性或牙源性的咽喉部感染,进而可扩散至颈部深层组织器官,累及颈内静脉,导致化脓性血栓性静脉炎,严重者出现全身播散感染。

目前致病的梭杆菌属菌株有 13 种,其中具核梭杆菌(*F. nucleatum*)是其代表菌株,同时也是其最常见的致病菌种之一。FadA 黏附素/侵袭素是具核梭杆菌的关键毒力因子,可介导菌体与正常或癌变宿主细胞的结合,并实现细胞内入侵。新近研究发现,具核梭杆菌的定植在结直肠癌、炎症性肠病等的发病中扮演一定角色。2011 年一篇纳入了 70 例急性阑尾炎患者的回顾性研究发现,梭杆菌属是最常见的病原体,占 62%;并且具核梭杆菌为最主要的菌株,占 79%。本例患者早期有急性阑尾炎发作史,其脓液二代测序结果示以梭杆菌属中的具核梭杆菌为主,结合脓液培养结果,考虑为阑尾局部定植的梭杆菌感染,慢性化后侵袭周围组织,造成腰大肌脓肿的发生。

梭菌属对青霉素、利福平、多黏菌素 E、卡那霉素与新霉素敏感,但对万古霉素耐药。临床上,由于厌氧菌的分离培养和体外检测过程耗时长、不易操作且实施条件通常有限,大多数临床实验室不开展厌氧菌的药敏试验,多采用经验性治疗。优选药物为甲硝唑、碳青霉烯类或 β-内酰胺类/β-内酰胺酶抑制剂合剂。例如对于颈静脉 Lemierre 综合征,治疗方案首选哌拉西林/他唑巴坦,次选甲硝唑联合头孢曲松或亚胺培南单药治疗。

(阚春杏 张 舒 朱利平)

参 · 考 · 文 · 献

[1] Sato T, Kudo D, Kushimoto S. Epidemiological features and outcomes of patients with psoas abscess: A retrospective cohort study[J]. Ann Med Surg (Lond), 2021, 62: 114–118.

[2] Mallick I H, Thoufeeq M H, Rajendran T P. Iliopsoas abscesses[J]. Postgrad Med J, 2004, 80(946): 459–462.

[3] Lai Y, Lin P, Wang W, et al. An update on psoas muscle abscess: an 8-year experience and review of literature[J]. International Journal of Gerontology, 2011, 5(2): 75–79.

[4] Ricci M A, Rose F B, Meyer K K. Pyogenic psoas abscess: worldwide variations in etiology[J]. World J Surg, 1986, 10(5): 834–843.

[5] Lopez V N, Ramos J M, Meseguer V, et al. Microbiology and outcome of iliopsoas abscess in 124 patients[J]. Medicine (Baltimore), 2009, 88(2): 120–130.

[6] Lee Y T, Lee C M, Su S C, et al. Psoas abscess: a 10 year review[J]. J Microbiol Immunol Infect, 1999, 32(1): 40–46.

[7] Dauchy F A, Dupon M, Dutronc H, et al. Association between psoas abscess and prosthetic hip infection: a case-control study[J]. Acta Orthop, 2009, 80(2): 198–200.

[8] Sherman S J, Stern J, Neufeld P. Recurrent psoas abscess[J]. Postgrad Med, 1987, 81(4): 96, 99–100.

[9] Dritan P, Siddharth S, Ahmed A, et al. Rare, post-periodontitis spondylodiscitis caused by in a patient with multiple sclerosis: challenge of diagnosis and treatment.[J]. BMJ Case Rep, 2021, 14(3): e239664.

[10] Han Y W. Fusobacterium nucleatum: a commensal-turned pathogen.[J]. Curr Opin Microbiol, 2015, 23: 141–147.

[11] Alexander S, Yvonne D, Vera L-B, et al. Acute appendicitis is characterised by local invasion with Fusobacterium nucleatum/necrophorum[J]. Gut, 2011, 60: 34–40.

5

海绵窦感染性病变

本例患者因左眼睑下垂、左眼外展障碍、左侧额面部麻木收入院，病变定位于海绵窦，同时又因为伴有发热、脑脊液的异常，结合影像学的表现，考虑定性为感染性病变。尽管在寻找病原体的过程中经历了波折，但是传统的病原学检查方法还是为我们指明了方向。通过对该例患者的诊治，让我们对海绵窦这个部位的结构以及发生于此处的病变有了更深的认识。

病史摘要

入院病史
患者，女性，50岁。浙江人，2017年12月4日收住入院。

主诉
发热头痛1个月，伴左眼睑下垂半月余。

现病史
患者于2017年11月1日起无明显诱因下开始发热，最高体温达39℃，11月3日出现头痛、恶心及视物重影症状，无呕吐，于11月8日就诊于当地医院，考虑"感染性发热"予阿奇霉素抗感染及其他药物抗病毒治疗（具体不详），治疗5日后体温下降出院。出院后体温再次升高伴头痛、恶心，并于11月中旬出现左侧额面部麻木、左眼睑下垂，伴视物模糊，无呕吐、耳鸣、行走不稳等症状，再次就诊于当地医院后疗效欠佳，为进一步诊治收住我院。

既往史及个人史
既往体健，有青霉素过敏史。

入院查体
体温36.6℃，神志清，皮肤黏膜无瘀点、瘀斑及皮疹，左侧眼睑下垂，双侧瞳孔等大等圆，左侧瞳孔对光反射减弱，角膜反射差，左眼视力减弱，左眼外展不能，上视、下视及内收障碍，左侧额面部痛觉减退，抬头肌肌力减退。颈软无抵抗，心肺听诊无殊，腹软，无压痛、反跳痛，肝脾肋下未及，肝区、肾区无叩痛。双下肢无凹陷性水肿，四肢肌力正常，膝反射（++），病理征未引出。

入院后实验室检查和辅助检查

· 血常规：白细胞 8.53×10^9/L，中性粒细胞 81.1%（↑），中性粒细胞绝对值 6.91×10^9/L（↑），血红蛋白 129 g/L，血小板 397×10^9/L（↑）。

· 生化检查：丙氨酸转氨酶、天冬氨酸转氨酶、碱性磷酸酶、γ-谷氨酰转移酶及胆红素均在正常范围内，白蛋白 36.9 g/L（↓），球蛋白 37 g/L，血肌酐 50 μmol/L。

· C 反应蛋白 16.2 mg/L（↑），降钙素原 0.27 ng/mL（↑）。

· 凝血功能：凝血酶原时间 10.8 秒，活化部分凝血活酶时间 22.7 秒，凝血酶时间 17.4 秒，纤维蛋白原 5.9 g/L（↑），D-二聚体 1.120 mg/L（FEU）（↑），纤维蛋白降解产物 3.9 μg/mL，国际标准化比率 0.90。

· 血培养、血 G 试验（1,3-β-D 葡聚糖）、GM 试验（半乳甘露聚糖）、隐球菌荚膜多糖抗原乳胶凝集试验、T-SPOT.*TB* 均为阴性。

· 乙肝表面抗原、丙型肝炎病毒抗体、HIV 抗体、快速血浆反应素环状卡片试验（RPR）、梅毒螺旋体明胶凝集试验（TPPA）均为阴性。

· 血、尿免疫固定电泳均阴性。

· 甲状腺功能：促甲状腺激素（TSH）0.46 mIU/L，甲状腺素（T4）119.9 nmol/L，三碘甲状腺原氨酸（T3）1.13 nmol/L，游离甲状腺素（FT4）15.26 pmol/L，游离三碘甲状腺原氨酸（FT3）4.86 pmol/L，甲状腺相关自身抗体均为阴性。

· 激素：皮质醇 0.95 μg/dL，雌二醇 53.7 pmol/L，黄体酮 < 0.159 nmol/L，促黄体生成素 1.18 IU/L，卵泡刺激素 7.07 IU/L，睾酮 < 0.087 nmol/L，泌乳素 36.79 ng/mL（↑），脱氢异雄酮 0.78 μmol/L（↓）。

· 肿瘤标志物：CY211 5.53 ng/mL（↑），余正常。

诊疗经过

患者入院后完善相关检查，12 月 5 日行腰椎穿刺，脑脊液白细胞 3×10^6/L，脑脊液糖 3.82 mmol/L（同步血糖 7.11 mmol/L），脑脊液氯 126 mmol/L，脑脊液蛋白 550 mg/L（↑），脑脊液细菌、真菌、抗酸涂片阴性，细菌、真菌、分枝杆菌培养均为阴性，脑脊液细胞学检查提示"淋巴细胞增生性反应，可见较多转化型淋巴细胞，偶见浆细胞"。12 月 6 日头颈部 CTA 提示"左侧颈内动脉海绵窦段变窄，左侧鞍旁异常密度影"，鼻咽部 CT 提示"鞍区密度可疑增高，鞍底骨质形态略欠规整，双侧筛窦及蝶窦炎症"，颅底增强 MRI（图 5-1）示"左侧海绵窦异常信号，海绵窦炎性病变可能大"。眼科会诊考虑左眼外展神经麻痹，眼底检查未见明显异常。结合患者临床表现和以上检查结果，病变定位于左侧海绵窦，定性考虑炎性病变可能大，故静脉予阿米卡星 0.6 g qd、头孢曲松 2.0 g q12h 联合多西环素 0.1 g q12h 抗感染治疗，并予地塞米松 10 mg qd 抗炎治疗，激素逐渐减量使用。经治疗后，患者 12 月 24 日—12 月 25 日曾有一过性发热38.4℃，头痛及眼睑下垂无明显好转。12月27日复查腰穿，脑脊液出现明显异常：白细胞240×10⁶/L（↑），多核细胞85%，脑脊液糖3.6 mmol/L（同步血糖5.71 mmol/L），脑脊液氯122 mmol/L，脑脊液蛋白640 mg/L（↑），脑脊液细菌、真菌、抗酸涂片阴性，细菌、真菌、分枝杆菌培养均为阴性，脑脊液细胞学见"炎性细胞混合性增殖性反应，活化单核巨噬细胞可见，可见嗜中性粒细胞及脂质现象"。考虑患者疗效不佳，故2018年1月10日于全麻下行左侧蝶窦探查术，术中可见蝶窦数个小脓肿，黏膜增厚。取蝶窦黏膜活检，病理回报"（左侧蝶窦）黏膜慢性炎"。术后更改抗生素为利奈唑胺0.6 g q12h ivgtt针对革兰阳性球菌继续抗感染治疗，激素继续逐渐减量。其间患者体温正常，眼睑下垂症状改善不明显。2018年1月16日复查腰穿（脑脊液随访结果见表5-1），脑脊液白细胞降至50×10⁶/L（↑），脑脊液涂片及培养仍为阴性，同时将脑脊液送检二代测序，结果回报测得戈登分枝杆菌（序列数560）。

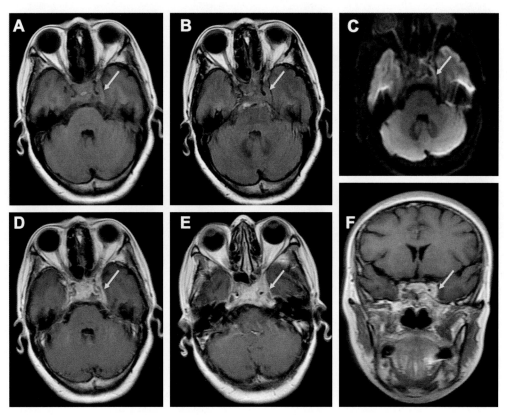

图5-1 颅底增强MRI（2017年12月11日）。A. T1序列；B. T2 flair序列；C. DWI序列；
D～F. T1+C序列。箭头所指为病变部位

临床关键问题及处理

· **关键问题1** 该患者的诊断是什么，如何进一步治疗？

戈登分枝杆菌是一种慢生长的非结核分枝杆菌（NTM），一般不致病或致病性弱，临床

表5-1 脑脊液随访表

日期	压力 mmH₂O	白细胞 (×10⁶/L)	多核细胞(%)	糖 (mmol/L)	同步血糖 (mmol/L)	氯化物 (mmol/L)	蛋白 (mg/L)	脑脊液细胞学检查	脑脊液病原学
2017-12-05	/	3	/	3.82	7.11	126	550	淋巴细胞增生性反应	涂片培养均阴性
2017-12-27	/	240	85	3.6	5.71	122	640	炎性细胞混合型增殖性反应	涂片培养均阴性
2018-01-16	125	50	0	3.65	13.2	123	670	淋巴细胞增殖明显，可见一些中性粒细胞及少量单核组织巨噬细胞	涂片培养均阴性，二代测序：戈登分枝杆菌
2018-03-06	105	450	85	2.48	8.36	120	1 190	大量中性粒细胞增殖，革兰染色查见胞内革兰阴性杆菌	涂片培养均阴性，二代测序阴性
2018-03-15	130	540	65	2.67	5.53	122	1 130	见大量中性粒细胞增殖，可见中性粒细胞存噬革兰阴性杆菌	涂片见革兰阴性杆菌，培养阴性
2018-03-28	128	162	0	2.64	6.3	125	1 360	淋巴细胞增殖性反应，可见多中性粒细胞，查见少量革兰阴性杆菌	涂片见革兰阴性杆菌，培养阴性，二代测序阴性
2018-04-11	140	104	15	2.31	6.5	124	1 170	淋巴细胞增生性反应，可见较多中性粒细胞	涂片培养均阴性
2018-05-08	150	27	0	2.72	5.28	131	790	淋巴细胞增殖性反应，可见多活化巨噬细胞	涂片见革兰阴性杆菌，培养阴性
2018-05-14	155	25	0	2.65	5.49	127	800	/	涂片培养均阴性
2018-05-21	140	49	65	2.78	5.5	126	1 010	/	涂片培养均阴性
2018-05-28	150	95	0	2.58	5.02	127	890	/	涂片培养均阴性
2018-07-04	165	56	30	2.66	5.29	127	800	淋巴细胞增殖性反应，可见少量活化巨噬细胞及浆细胞	涂片培养均阴性
2018-08-06	140	11	/	1.8	4.93	129	530	/	涂片培养均阴性

上分离到该菌株为污染或短暂定植的可能性更大，在免疫低下如HIV患者中，可导致肺部感染甚至播散性感染。该患者早期抗细菌治疗效果欠佳，使用利奈唑胺后脑脊液有好转，而利奈唑胺在体外药敏中对戈登分枝杆菌是有抗菌活性的，故而考虑此次脑脊液测得的戈登分枝杆菌有临床意义，患者可能为海绵窦NTM感染，根据《热病：桑福德抗微生物治疗指南（第48版）》的推荐，1月23日开始给予利奈唑胺0.6 g q12h、环丙沙星0.4 g q12h ivgtt，乙胺丁醇0.75 g qd、利福布汀0.3 g qd po联合抗分枝杆菌治疗，其间激素逐渐减停。

经以上治疗后，患者体温平，无头痛，但仍有视物模糊，左眼球运动受限及眼睑下垂症状无明显改善，体检发现左侧瞳孔较右侧偏大，对光反射减弱，并逐渐出现右眼外展功能减退。2018年3月9日复查头颅增强MRI（图5-2）发现"双侧海绵窦及左颞叶病灶，周围水肿明显，增强后病灶明显均匀强化"，病灶较前有进展。3月6日及3月15日先后两次复查腰穿（表5-1），脑脊液也较前进一步恶化，白细胞最高升高至$540 \times 10^6/L$（↑），以多核细胞为主，且两次脑脊液细胞学检查均可见大量中性粒细胞增殖及中性粒细胞吞噬革兰阴性杆菌现象（图5-3）。其中3月15日脑脊液涂片也见革兰阴性杆菌，但同时脑脊液常规培养和床旁接种培养均为阴

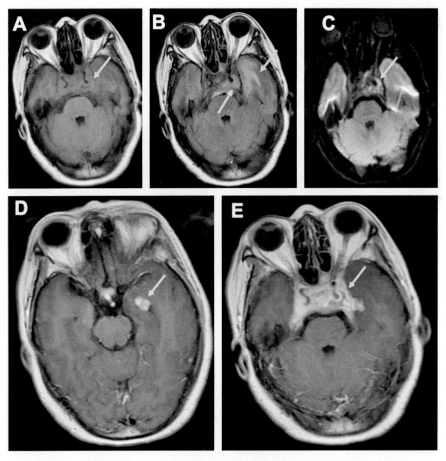

图5-2　头颅增强MRI（2018年3月9日）。A. T1序列；B. T2 flair序列；C. DWI序列；
　　　　D ~ E. T1+C序列。箭头所指为病变部位

性,复查脑脊液二代测序为阴性。

· **关键问题2** 经过正规的抗NTM治疗后患者颅内病灶进一步扩大,脑脊液白细胞进行性升高,此时是否修正诊断和治疗方案?

患者已使用联合抗NTM方案治疗1个月余,颅内病灶从左侧海绵窦蔓延至对侧海绵窦以及左侧颞叶,脑脊液白细胞进行性上升、糖较前下降,这都提示抗NTM治疗无效,根据脑脊液细菌涂片及细胞学检查结果,考虑患者为颅内革兰阴性杆菌感染,已累及双侧海绵窦及左侧颞叶。故3月16日开始停用抗NTM药物,改为美罗培南2.0 g q8h联合阿米卡星0.6 g qd ivgtt抗感染治疗。换药治疗1周后,患者左侧眼睑下垂及眼球活动障碍较前有所改善。3月28日复查腰穿,脑脊液白细胞下降至162×10^6/L（↑）,脑脊液涂片及细胞学检查仍可见革兰阴性杆菌。此后随访脑

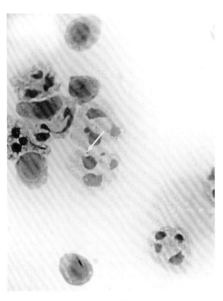

图5-3 脑脊液细胞学。箭头所指为中性粒细胞中的革兰阴性杆菌

脊液检查（表5-1）进行性好转,4月12日停用阿米卡星,继续予美罗培南抗感染治疗,5月8日脑脊液涂片仍可见革兰阴性杆菌,此后脑脊液涂片培养均为阴性。5月28日停用静脉抗感染药物,改为法罗培南口服继续抗感染治疗,7月6日复查头颅MRI增强扫描（图5-4）见

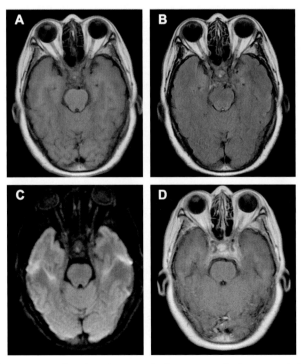

图5-4 头颅增强MRI（2018年7月6日）。A. T1序列; B. T2 flair序列; C. DWI序列; D. T1+C序列

双侧海绵窦异常强化灶较前明显吸收,左侧颞叶病灶已吸收。患者左侧眼睑下垂及眼球活动障碍等症状完全消退,8月8日停用所有抗感染药物。

背景知识介绍

一、海绵窦的解剖和该区域病变的类型

海绵窦位于颅底蝶鞍、垂体和蝶窦的两侧,是一个不规则的小静脉网络,颈内动脉海绵窦段、颈内动脉周围交感神经丛和展神经(第Ⅵ对颅神经)从海绵窦内部穿过,动眼神经(第Ⅲ对颅神经)、滑车神经(第Ⅳ对颅神经)、三叉神经(第Ⅴ对颅神经)的眼神经分支(V1)和上颌神经分支(V2)则从海绵窦外侧壁穿过。海绵窦与大脑、小脑、脑干、面部、眼、眶、鼻咽、乳突和中耳之间都存在静脉联系。

海绵窦区的病变可来自海绵窦本身,也可由邻近病变侵犯而来,大致可分为肿瘤性病变(神经源性肿瘤、垂体瘤、脑膜瘤、鼻咽癌、海绵状血管瘤、淋巴瘤、转移瘤、表皮样囊肿等)、血管性病变(颈内动脉动脉瘤、颈动脉-海绵窦瘘、海绵窦血栓形成等)、炎性/感染性病变(Tolosa-Hunt综合征、结节病、肉芽肿性多血管炎、IgG4相关疾病、侵袭性感染等)。其中以肿瘤性疾病和血管性疾病最为多见,感染及炎性病变较少见。

二、海绵窦感染性病变

海绵窦通过眼上和眼下静脉接收来自面静脉和翼丛的血液,面部、眼眶、鼻、鼻窦、鼻咽等部位的感染可通过广泛的静脉交通扩散至此处从而导致海绵窦感染。而海绵窦内有许多小梁结构起到捕获细菌的过滤作用,这使得海绵窦相比于其他的硬脑膜窦发生感染的风险更大。可引起海绵窦感染最常见的原发感染包括:① 蝶窦、筛窦的感染,其中蝶窦炎是海绵窦感染最常见的诱发因素,感染可经由导静脉播散也可在蝶窦侧壁遭到侵袭性破坏的情况下直接蔓延至海绵窦,而蝶窦的感染往往难以及时诊断,也给感染扩散提供了时间;筛窦的感染一般是先扩散至眼眶,然后经眼上静脉播散至海绵窦。② 面部感染,最常见是在"危险三角"(自眼睑内角斜向下至两侧嘴角的鼻周围区域)内挤压疖肿导致细菌入血引流至海绵窦。③ 牙源感染可经翼丛引流至海绵窦。④ 中耳炎和乳突炎引起海绵窦感染的情况比较少见,乳突感染最先扩散至侧窦和乙状窦,再经岩上窦、岩下窦扩散至海绵窦。

引起海绵窦感染最常见的病原体为金黄色葡萄球菌,可占所有分离病原体的70%,尤其在面部感染或蝶窦炎相关的海绵窦感染病例中。其次是链球菌,革兰阴性杆菌引起的海绵窦感染仅见于个案报道,有时可培养出厌氧菌,且在伴有鼻窦炎、牙源感染、扁桃体感染的患者中较为多见。真菌引起的海绵窦感染比细菌感染少见,病原体以曲霉、毛霉为主,通常是由侵袭性真菌性鼻-鼻窦炎进一步侵袭蔓延至海绵窦所致。此外,结核性脑膜炎也可累及海绵窦出现相应颅神经受累的症状,有文献报道结核感染可在海绵窦形成结核瘤,需要与脑膜瘤等占位性病变相鉴别。本例患者的脑脊液涂片多次见到革兰阴性杆菌,但同期的脑脊液普通培养和床旁接种培养均无阳性发现,推测可能和此前已使用较长时间包括喹诺酮类在

内的抗菌药物或病原为厌氧菌有关。

海绵窦感染除了具有颅神经损伤的相应表现以外，往往伴有发热、疼痛、外周血白细胞及炎症指标不同程度升高等感染的全身表现，除了血培养以外，建议尽早行增强MRI或CT检查，可发现海绵窦异常增宽和边界不清、不均匀的强化，占位效应不明显，伴有蝶窦炎者可同时发现病变鼻窦的黏膜增厚和强化，静脉造影可发现化脓性海绵窦血栓形成。可疑海绵窦感染合并脑膜炎的患者建议行腰穿，并完善脑脊液的细胞学和病原学检查。

海绵窦虽然是颅内一方小天地，但由于其位置特殊、结构复杂，在解剖学上具有重要的地位，曾有学者称其为"解剖学上的宝石盒"。而发生于此处的感染常因为进展隐匿、病原学难以获取导致诊断延迟。通过对本例患者的诊治，我们对海绵窦的解剖、海绵窦感染的临床表现和影像学特征有了进一步的认识。

病原学检查尤其是mNGS的结果给该病例的诊治带来了很大的困惑，最后借助最原始的革兰染色涂片和对临床治疗的疗效仔细评估方明确了病因，提示临床医生必须结合具体患者的临床表现方能正确评价辅助检查的意义，获得准确的诊断。

（王　璇　毛日成　李　翔）

参·考·文·献

［1］Razek AA, Castillo M. Imaging lesions of the cavernous sinus［J］. AJNR Am J Neuroradiol, 2009, 30(3): 444-452.

［2］Mahalingam HV, Mani SE, Patel B, et al. Imaging Spectrum of Cavernous Sinus Lesions with Histopathologic Correlation［J］. Radiographics, 2019, 39(3): 795-819.

［3］全冠民,袁涛,高丽娟,等.海绵窦断面影像解剖与常见病诊断［J］.放射学实践,2010,25(7): 714-718.

［4］Weerasinghe D, Lueck CJ. Septic Cavernous Sinus Thrombosis: Case Report and Review of the Literature［J］. Neuroophthalmology, 2016, 40(6): 263-276.

［5］deShazo RD, Chapin K, Swain RE. Fungal sinusitis［J］. N Engl J Med, 1997, 337(4): 254-259.

［6］Boutarbouch M, Arkha Y, Gana R, et al. Tuberculoma of the cavernous sinus mimicking a meningioma: case report and review of the literature［J］. J Neurol Sci, 2009, 278(1-2): 123-126.

［7］Ebright JR, Pace MT, Niazi AF. Septic thrombosis of the cavernous sinuses［J］. Arch Intern Med, 2001, 161(22): 2671-2676.

［8］《中华传染病杂志》编辑委员会.中国宏基因组学第二代测序技术检测感染病原体的临床应用专家共识［J］.中华传染病杂志,2020,38(11): 681-689.

［9］Southwick FS, Richardson EP Jr, Swartz MN. Septic thrombosis of the dural venous sinuses［J］. Medicine (Baltimore), 1986, 65(2): 82-106.

6

脓毒症合并非心源性肺水肿

题 记

　　脓毒症是常见的重症感染类型,表现为发热、低血压休克,多器官序贯损害等。脓毒症的本质是全身炎症反应综合征(SIRS),其炎症风暴可导致多器官功能衰竭。本例介绍了1例为脓毒症合并非心源性肺水肿的病例,在有效感染治疗的情况下仍高热不退,提示原发病灶的清除和引流是治疗成功的关键。

病史摘要

入院病史
患者,男性,52岁,于2018年5月29日入院。

主诉
间断发热3个月,再发6天。

现病史
　　患者2018年2月下旬受凉后出现畏冷、寒战,体温高达39.5℃,伴左侧腰部酸痛、流涕、鼻塞、咳嗽,未予重视,自服1片复方阿司匹林后体温降至正常,体温下降过程中伴大汗淋漓。4月初,患者畏冷、寒战症状再发,体温再次升至39℃,伴左侧腰部酸痛,左上腹饱胀、灼烧感。就诊当地诊所,考虑"上呼吸道感染",予头孢类抗生素抗感染治疗及退热对症治疗后2天,上述症状好转,体温降至正常。此后每7～10天畏冷、寒战、高热伴腰部酸痛症状反复发作,高热时予复方阿司匹林及维C银翘片治疗1天后,体温均可降至正常。5月23日受凉后再次发热,伴明显畏冷、寒战、腰酸。5月26日出现高热,最高体温41.5℃,高热时伴意识模糊、胡言乱语,至当地医院就诊,血常规:白细胞2.8×10⁹/L,血红蛋白104 g/L(↓),中性粒细胞84.5%(↑),淋巴细胞14%(↓),血小板242×10⁹/L;网织红细胞0.011,C反应蛋白354.2 mg/L,降钙素原100 ng/mL,铁蛋白2 000 ng/ml,尿常规:pH 5,蛋白1+,红细胞少许，白细胞2+。生化检查：丙氨酸转氨酶14 U/L，天冬氨酸转氨酶9 U/L，钾4.86 mmol/L，钠131 mmol/L，氯化物90.4 mmol/L（↓），二氧化碳结合力17.8 mmol/L，尿素13.53 mmol/L（↑），肌酐166 μmol/L，葡萄糖22.10 mmol/L，淀粉酶33 U/L；糖化血红蛋白9.6%。腹部超声检查示胆囊壁欠光滑；左肾囊性包块；左肾积水，左输尿管扩张。经胸心脏超声提示心包积液（少量），未见明确节段性室壁运动异常。胸部CT平扫提示慢性支气管炎伴局限性肺气肿，双肺下叶少许炎症。诊断为"发热待查：感染性发热可能，肺部感染"，相继予哌拉西林/他唑巴坦、头孢哌酮/舒巴坦及莫西沙星抗感染及退热等对症治疗，高热持续2～3小时后体温可降至正常，体温下降过程中伴大汗淋漓，血压一过性下降至75/50 mmHg。体温正常时神志清楚，但嗜睡，感疲乏无力，头痛，无呕吐，数小时后体温再次升高。5月28日复查尿常规：pH 5，蛋白1+，偶见白细胞；复查肝、肾功能：丙氨酸转氨酶65 U/L，天冬氨酸转氨酶90 U/L，碱性磷酸酶140 U/L，总胆红素27.9 μmol/L，直接胆红素24.9 μmol/L，肌酐244 μmol/L。血培养检查结果提示产ESBLs大肠埃希菌，改亚胺培南抗感染（具体剂量不详），每日发热次数由2次减至1次。为进一步诊治，2018年5月29日至我科住院。

既往史及个人史

否认肝炎、结核史等传染病史及家族史。有糖尿病史20年，15年前因血糖控制不佳，予胰岛素治疗，目前空腹血糖控制在6～8 mmol/L。发现尿蛋白3年，监测血肌酐在正常值范围，未予治疗。吸烟20余年，平均20支/日，未戒烟。饮酒20年；平均250克/日，常饮白酒，未戒酒。

入院查体

体温36.9℃，脉搏90次/分，呼吸20次/分，血压97/63 mmHg。

神志清楚，发育正常，营养好，面色苍白，回答切题，自动体位，查体合作，轮椅推入病房，双小腿可见色素沉着，余全身皮肤黏膜未见异常，无肝掌，全身浅表淋巴结未扪及。未见皮下出血点，未见皮疹。头颅无畸形，眼睑正常，睑结膜未见异常，巩膜无黄染。双侧瞳孔等大等圆，对光反射灵敏，颈软，无抵抗，双肺呼吸音粗糙，偶可闻及湿性啰音。心率90次/分，律齐，各瓣膜区未闻及杂音；腹平坦，腹壁软，全腹无压痛，无肌紧张及反跳痛，肝脾肋下未触及，肝、肾区无叩击痛，肠鸣音2次/分。双下肢无水肿。

入院辅助检查

· 血常规（2018-05-29）：白细胞13.64×10⁹/L（↑），中性粒细胞93%（↑），红细胞3.07×10¹²/L（↓），血红蛋白84 g/L（↓），血小板159×10⁹/L。

· 肝功能、肾功能、电解质（2018-05-29）：丙氨酸转氨酶67 U/L（↑），天冬氨酸转氨酶52 U/L（↑），总胆红素30.3 μmol/L（↑），直接胆红素24.9 μmol/L（↑），碱性磷酸酶199 U/L（↑），γ-谷氨酰转移酶224 U/L（↑），总蛋白55 g/L（↓），白蛋白29 g/L（↓），球蛋白26 g/L，钾3.8 mmol/L，钠129 mmol/L（↓），氯化物93 mmol/L（↓），肌酐238 μmol/L（↑），尿酸0.411 mmol/L。

· 降钙素原（2018-05-30）＞100 ng/mL（↑）。

· 凝血功能（2018-05-29）：国际标准化比值1.28（↑），凝血酶原时间14.4秒（↑），部分凝血活酶时间34.6秒（↑），纤维蛋白原定量6.8 g/L（↑），D-二聚体2.11 mg/L（FEU）（↑），纤维蛋白原降解产物 5 μg/mL,凝血酶时间 15.9 秒。

· C反应蛋白(2018-05-30):195 mg/L(↑)。

· B超(2018-05-30):肝脏、脾脏、左肾稍肿大,左肾囊肿,左肾轻度积水,左侧输尿管上段扩张。膀胱留置导尿中。右肾未见明显异常,右侧输尿管未见明显扩张。双侧中等量胸腔积液,盆腔中等量积液。

治疗经过

患者入院后考虑血流感染,予以抽取血培养,按照肌酐清除率调整药物剂量,予以美罗培南 1.0 g q12h,同时予以扩容、对症支持,控制血糖等治疗。但患者仍出现畏冷、寒战,体温升至 39.2℃,伴乏力、嗜睡、腰酸、上腹饱胀、灼热不适。高热时意识模糊、躁动、呼吸急促,末梢氧饱和度 82% ~ 90%。入院第 1 日 24 小时入量 2 500 ml,尿量 800 ml。查体:体温 37.3℃,血压 96/63 mmHg,呼吸 35 次/分,SaO₂ 88%,嗜睡,对答切题,贫血貌。双下肺可闻及散在湿性啰音。心率 102 次/分,律齐,各瓣膜区未闻及杂音。腹软,全腹无压痛反跳痛,肝脾肋下未及,肝区叩击痛阳性,双肾区无明显叩击痛。肠鸣音减弱。双侧小腿可见色素沉着。病理反射未引出,脑膜刺激征阴性。血气分析+血氧分析(2018-05-29):pH 7.505(↑),碳酸氢根浓度 16.5 mmol/L(↓),总二氧化碳 17.1 mmol/L(↓),二氧化碳分压 2.75kPa(↓),氧分压 6.36kPa(↓),氧饱和度 87.5%(↓)。

临床关键问题及处理

· **关键问题 1** 患者血流感染诊断明确,如何处理?

本患者有反复发作的高热伴畏寒、寒战,C反应蛋白、铁蛋白、降钙素原等炎症指标显著升高,考虑感染性疾病。血培养为大肠埃希菌,故血流感染诊断明确。床旁快速 SOFA 评分(quick SOFA,qSOFA)符合(R ≥ 22 次/min,意识改变,收缩压 ≤ 100 mmHg)其中 2 项时,应进一步评估患者是否存在脏器功能障碍,见图 6-1。该患者有呼吸次数增多、意识改变、收缩压低、qSOFA > 2 项,故需评估是否存在器官功能障碍。

对于感染或疑似感染的患者,当脓毒症相关序贯器官衰竭[sequential (sepsis-related) organ failure assessment, SOFA]评分较基线上升 ≥ 2 分可诊断为脓毒症(表 6-1)。该患者根据 SOFA 评分,已有呼吸系统、心血管系统、中枢神经系统、肾脏累及,故考虑脓毒症。病原体为大肠埃希菌。患者有腰酸症状,尿常规见白细胞 2+,泌尿系超声见左肾积水、左输尿管扩张,考虑存在泌尿系梗阻导致复杂性尿路感染。同时患者有 2 型糖尿病,多次血糖 > 11.1 mmol/L,糖化血红蛋白 9.1%,提示平素血糖控制不佳。血糖控制水平也会影响抗感染效果。

按照各国历年脓毒症指南推荐,在予以抗菌药物前常规进行微生物培养(至少包括两组血培养)。推荐抗菌药物在诊断脓毒症以后尽快使用,最佳时间在 1 小时内,延迟不超过 3 小时。推荐经验性使用可能覆盖所有病原体的抗菌药物。初始经验性抗感染治疗方案应采用

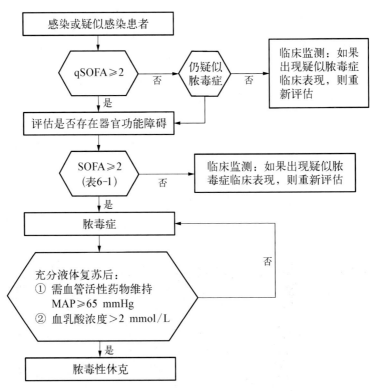

图6-1 脓毒症和脓毒性休克的临床诊断流程

表6-1　SOFA评分标准

系　　统	评分/分				
	0	1	2	3	4
呼吸系统					
PaO₂/FiO₂/ mmHg(kPa)	≥400 (53.3)	<400 (53.3)	<300 (40.0)	<200(26.7)+ 机械通气	<100(13.3)+ 机械通气
凝血系统					
血小板/ (10³/μL)	≥150	<150	<100	<50	<20
肝脏					
胆红素/[mg/dL (μmol/L)]	<1.2 (20)	1.2～1.9 (20～32)	2.0～5.9 (33～101)	<6.0～11.9 (102～204)	≥12.0 (204)
心血管系统	MAP≥ 70 mmHg	MAP< 70 mmHg	多巴胺<5或多巴酚丁胺(任何剂量)[1]	多巴胺5.1～15.0或肾上腺素≤0.1或去甲肾上腺素>0.1[1]	多巴胺>15或肾上腺素>0.1或去甲肾上腺素>0.1[1]
中枢神经系统					
格拉斯哥昏迷量表评分/分	15	13～14	10～12	6～9	<6

（续表）

系　　　统	评分/分				
	0	1	2	3	4
肾脏					
肌酐/[mg/dL（μmol/L）]	< 1.2（110）	1.2～1.9（110～170）	2.0～3.4（171～299）	3.5～4.9（300～440）	> 4.9（440）
尿量/（mL/d）	—	—	—	< 500	< 200

［1］儿茶酚胺类药物给药剂量单位为μg/（kg·min），至少给药1小时。

覆盖所有可能致病菌的单药或联合治疗。多数情况下，可使用一种碳青霉烯类或广谱青霉素/β-内酰胺酶抑制剂组，后根据药敏调整抗生素药物使用。该患者外院血培养已报阳，血培养是大肠埃希菌，产超广谱β-内酰胺酶，可予以美罗培南治疗。

患者予高流量吸氧机给氧后末梢氧饱和度仍波动在80%～90%，呼吸急促，尿量减少。急诊CT检查示双侧额顶叶、基底节腔梗灶；双肺感染可能，双侧胸腔积液，双下肺膨胀不全，少量心包积液（图6-2）；肝内钙化灶，左肾低密度灶，左肾盂及左输尿管上段扩张，左肾上腺可疑增粗；肠管淤积，盆腔积液。床边腹部超声检查口头报告：左肾137 mm×55 mm，左肾多发囊肿，最大直径24.5 mm，左肾盂积水10.4 mm，左输尿管上段内径8.6 mm，右肾

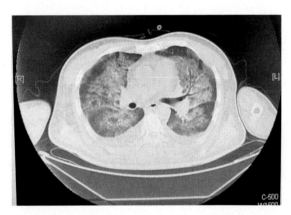

图6-2　肺部CT提示以肺门为中心的间质性改变

116 mm×51 mm；胆道无扩张，肝脾略大；腹腔胀气明显，肠管扩张，少量腹水；双侧中等量胸腔积液。

· 关键问题2　患者双肺弥漫性间质性病变的原因是什么？

患者肺部CT见双肺弥漫性间质性病变，对照患者外院胸部CT检查（05-27）仅见双下肺少许炎症，患者低氧血症病情进展快，其原因考虑：① 肺淤血：患者出入量不平衡，尿量少，肺CT病灶以中央为主力分布区的磨玻璃影，需要考虑心源性肺水肿。② 急性呼吸窘迫综合征（ARDS）：患者存在明确的脓毒症，伴有顽固性低氧血症，需考虑ARDS。③ 病毒感染。请心内科专家会诊，体检：双肺可闻及湿性啰音，左肺多于右肺。床边心脏超声检查未见心脏瓣膜病变，射血分数正常，心脏无扩大，下腔静脉直径2.3 cm，流速减慢。会诊认为肺间质病变，不考虑心源性肺淤血，考虑感染相关肺损伤，即非心源性肺水肿。

因患者存在ARDS，顽固性低氧血症经无创氧疗均无法纠正，有气管插管、机械通气适应证，因此于05-30晚行气管插管，给予呼吸机辅助通气。予对症治疗后，给氧浓度逐渐下降，但治疗5天后患者仍有反复高热，体温38.5～39℃。入院抽取的血培养回报：大肠埃希

菌、头孢噻肟（R），头孢吡肟（R），哌拉西林/三唑巴坦（S），头孢哌酮/舒巴坦（S），阿米卡星（S），环丙沙星（S），亚胺培南（S），美罗培南（S）。虽然体外药敏美罗培南敏感，但患者经过抗感染治疗后仍有高热。复查肾功能较前好转，根据肌酐清除率将美罗培南调整为 1 g q8h，并据药敏试验给予加用左氧氟沙星联合抗感染治疗，发热仍未改善。患者氧合指数持续好转，于2018-06-05成功脱机拔管。复查血培养转阴。

· **关键问题3** 患者反复发热的原因是什么？

患者入院后诊断为大肠埃希菌败血症，虽根据药敏选择抗菌药物进行抗感染治疗，但仍有反复发热。复查血常规：白细胞12.17×10^9/L，中性粒细胞87.2%，血小板298×10^9/L，降钙素原1.65 ng/mL，C反应蛋白64.1 mg/L。炎症反应较前好转。血培养转阴。但复查尿常规：白细胞脂酶3+，红细胞131.4/μL（↑），白细胞满视野/HP。中段尿培养：鲍曼不动杆菌。B超（2018-06-07）：双肾偏大，左肾囊肿，左肾轻度积水，左侧输尿管上段扩张，内见少许低回声，沉积物可能；膀胱留置导尿中，壁毛糙；右侧输尿管未见明显扩张。患者反复发热，尿培养可见鲍曼不动杆菌，复查泌尿系彩超可见输尿管扩张，考虑患者发热与复杂性尿路感染有关。因此请泌尿外科会诊协助诊治。

泌尿外科于2018年6月7日在局麻下行膀胱镜输尿管支架引流手术，术中尿道给予局麻后，顺利置入膀胱镜，膀胱内显示清晰，双侧输尿管开口清晰，未见明显喷血。左侧输尿管开口内置入导丝，并于导丝引导下置入F6 D-J管（输尿管导管推送），置管过程中见大量絮状尿液沿D-J管自左侧输尿管开口流出。术后患者症状缓解，体温平。尿培养鲍曼不动杆菌的联合药敏示：阿米卡星+磷霉素+亚胺培南。结合患者肾功能不全，给予磷霉素联合美罗培南，予停用左氧氟沙星。复查肺部CT（2018-06-11），双肺斑片影明显吸收，给予降阶梯治疗，停用美罗培南换用哌拉西林-他唑巴坦联合磷霉素抗感染治疗。患者于2018年6月20日抗感染满疗程后出院。2018年7月18日局麻下行膀胱镜下D-J管取出术，手术过程顺利。

背景知识介绍

非心源性肺水肿

在心源性肺水肿中，心衰引发的高肺毛细血管压力是导致过多液体进入肺泡所致。而非心源性肺水肿是由多种疾病引起的，除肺毛细血管压升高外，还包括其他因素导致肺泡内的蛋白质和液体积聚。最常见的非心源性肺水肿是急性呼吸窘迫综合征（ARDS），可见于多种疾病，包括败血症、肺部感染、多发伤、弥散性血管内凝血、冠状动脉搭桥术后（尤其是使用胺碘酮的患者）、吸入高浓度氧、急性放射性肺炎等。发病机制为脓毒症诱导的细胞因子释放，增加了肺毛细血管通透性。患者表现为严重呼吸窘迫和低氧血症。肺部CT表现与心源性肺水肿类似，通常为进展性以肺门为中心的双侧肺泡水肿和间质性改变，中上肺野肺周一般不受累及。目前针对ARDS的多种治疗方法包括：吸入性血管扩张剂（一氧化氮、前列环素）、抗炎疗法（糖皮质激素、他汀类、前列腺素E1）、抗氧化剂（膳食油补充）和外源性表面活性剂；一些新的通气策略包括：高频通气、液体通气，以及预防策略（如阿司匹林）的研究均未获得明确益处。因此，ARDS的治疗原则主要是针对基础疾病（例如抗感染治疗）、机械通气、营养支持、血流动力学监测、液体管理等。重症ARDS患者需体外膜肺氧合治疗。

该患者间断发热3个月，高热伴寒战、腰酸，予以对症退热处理后可好转。病程较长，容易产生非感染性疾病的印象。但回顾病史，尿常规异常和泌尿系统症状是一直存在的，因此需要考虑是泌尿系感染反复入血，造成了一过性菌血症。患者最后进展至脓毒症，出现多器官功能障碍，诱发ARDS，及时予以有效抗感染药物以及心血管/呼吸支持治疗是治疗的关键。同时应该根据病原体及现有症状、体征积极寻找感染来源，例如患者为大肠埃希菌败血症，应该筛查肠道、尿路、腹腔等，清除原发病灶，才能改善后续治疗效果。

（虞胜镭　徐　斌　卢　清）

参·考·文·献

[1] 中国医师协会急诊医师分会.中国脓毒症/脓毒性休克急诊治疗指南(2018)[J].临床急诊杂志,2018,19(9): 567-588.

[2] Levy MM, Evans L E, Rhodes A. The Surviving Sepsis Campaign Bundle: 2018 update[J]. CCM, 2018, 46(6): 997-1000.

[3] Ware LB, Matthay MA. The acute respiratory distress syndrome[J]. N Engl J Med, 2000, 342(18): 1334.

7

脑脊液白细胞数明显升高，二代测序两次
带偏诊断的结核性脑脊髓膜炎

本例患者为发热伴头痛1个月的患者，因中枢神经系统感染入住我科，患者脑脊液二代测序先后测到病毒及细菌感染，并且脑脊液中白细胞数高达2 000×10⁶/L，多核细胞比例高达85%。最终通过多重PCR诊断为结核性脑脊髓膜炎。针对性的长期治疗获得了明显的疗效，进一步证实了结核分枝杆菌感染的诊断。

病史摘要

入院病史

患者，男性，64岁，农民，江苏盐城人，2020年8月28日收入我科。

主诉

发热伴头痛1个月。

现病史

患者1个月前无明显诱因下出现发热，伴头痛、畏寒，头痛程度与热峰一致。发病初期体温在39℃以下，后热峰可至39.5℃，多为午后发热，伴有夜间盗汗，至当地医院就诊，2020年8月11日腰椎穿刺（简称"腰穿"）提示脑脊液有核细胞677×10⁶/L（分类不详），脑脊液无色、透明，脑脊液糖2.46 mmol/L，脑脊液氯110.4 mmol/L，脑脊液蛋白0.8 g/L，当地医院先后予哌拉西林/他唑巴坦、左氧氟沙星、更昔洛韦治疗，体温高峰有下降，治疗2周患者自觉头痛无缓解，至我院就诊，8月26日血常规示：白细胞2.42×10⁹/L（↓），血红蛋白127 g/L（↓），中性粒细胞70.3%，淋巴细胞19.8%（↓），血小板124×10⁹/L，肺部CT示两肺散在条索影，局部胸膜增厚，两肺纹理增多，甲状腺左叶混杂密度影。患者发病初期曾予退烧针后热度可退，现一般状况较前有好转，但仍有发热、头痛。为进一步明确诊断，8月28日收入我科。

既往史及个人史

手术史：既往无手术史。

系统回顾：20余年前曾患肝炎，具体不详，自述已治愈。否认结核史。

入院查体

体温37.4℃，脉搏66次/分，呼吸18次/分，血压122/75 mmHg，神志清楚，发育正常，营养好，回答切题，自动体位，查体合作，步入病房，全身皮肤黏膜未见异常，无肝掌，全身浅表淋巴结未扪及肿大。未见皮下出血点，未见皮疹。头颅无畸形，眼睑正常，睑结膜未见异常，巩膜无黄染。双侧瞳孔等大等圆，对光反射灵敏。颈部有抵抗，克氏征（+），布氏征（+）。颈静脉无怒张，气管居中，甲状腺无肿大。胸廓对称无畸形，胸骨无压痛；双肺呼吸音清晰，未闻及干、湿性啰音。心率66次/分，律齐；腹平坦，腹壁软，全腹无压痛，无肌紧张及反跳痛，肝、脾肋下未触及，肝、肾区无叩击痛，肠鸣音4次/分。肛门及外生殖器未见异常，脊柱、四肢无畸形，关节无红肿，无杵状指（趾），双下肢无水肿。肌力正常，肌张力正常，生理反射正常，病理反射未引出。

入院后实验室检查和辅助检查

· 血常规：白细胞2.21×10^9/L（↓），淋巴细胞7/50（↓），红细胞3.44×10^{12}/L（↓），血红蛋白118 g/L（↓），血小板120×10^9/L（↓），中性粒细胞40/50（↑），异型淋巴细胞1/50。

· 肝肾功能：丙氨酸转氨酶17 U/L，天冬氨酸转氨酶27 U/L，碱性磷酸酶61 U/L，总蛋白59 g/L（↓），白蛋白39 g/L，总胆红素9.9 μmol/L，非结合胆红素5.8 μmol/L，γ-谷氨酰转移酶17 U/L，肌酐43 μmol/L（↓），尿素氮4.8 mmol/L，尿酸0.179 mmol/L（↓）。

· 凝血功能：国际标准化比值0.91（↓），D-二聚体5.93 mg/L（FEU）（↑），纤维蛋白原定量2.1 g/L。

· 电解质：血清钾3.5 mmol/L，血清钠129 mmol/L（↓），血清磷1.22 mmol/L，二氧化碳结合力27.7 mmol/L，血清氯94 mmol/L（↓），血清钙2.18 mmol/L。

· 肌红蛋白 < 21.00 ng/mL（↓），肌钙蛋白T 0.006 ng/mL（↓），pro BNP 41.37 pg/mL。

· T-SPOT.*TB*阴性；自身抗体阴性，ANCA阴性，肿瘤指标阴性，血培养阴性。

· G试验、隐球菌荚膜多糖抗原检测、GM试验阴性。

· 8月28日第一次腰穿，压力210 mmH$_2$O，脑脊液常规检查：白细胞150×10^6/L（↑），红细胞9×10^6/L，单核细胞65%，多核细胞35%；脑脊液生化检查：糖1.9 mmol/L（↓），氯111 mmol/L（↓），蛋白1 068 mg/L（↑），同步血糖6 mmol/L。

· 血沉5 mm/h，C反应蛋白0.50 mg/L。

辅助检查

· 常规经胸心超：静息状态下经胸超声心动图未见明显异常。

· 头颅MRI增强：右侧颞顶叶出血灶，软脑膜强化较明显，脑膜炎待排；双侧额顶叶多发缺血灶，轻度脑萎缩。附见左侧额窦及筛窦、双侧上颌窦炎症，右侧乳突炎症。

· 肺部CT：两肺散在条索影，局部胸膜增厚，两肺纹理增多，甲状腺左叶混杂密度影。

临床关键问题及处理

· **关键问题1** 该患者初步诊断是什么?

患者为老年男性,因"发热伴头痛1个月"入院。发病前有熬夜劳累史,发病后出现低钠血症,同时查脑脊液压力升高,单核细胞增高,外院按照细菌感染治疗无效。鉴于患者病程短,起病急,首先需要考虑病毒性脑膜炎,因患者多午后发热,伴有夜间盗汗,尚不排除结核性脑膜炎可能。

脑脊液送二代测序:细环病毒(序列数14)(表7-1)。

表7-1　脑脊液送二代测序结果

(1) DNA病毒

名　　称	鉴定置信度(%)	序　列　数
细环病毒 *Torque teno virus*	99.0	14

细环病毒是人类常见的机会性感染病毒,健康人中约40%～50%会携带。该患者目前考虑细环病毒所致"病毒性脑膜炎",予以更昔洛韦0.25 g ivgtt q12h抗病毒、甘露醇250 mL ivgtt q12h脱水消肿、头孢曲松2.0 g ivgtt qd预防细菌感染。

· **进一步检查**

颈胸椎MRI增强:颈段脊膜强化,考虑感染性病变可能。

患者第一次腰穿过程中严格执行无菌操作,腰穿后无明显头痛及发热加重,排除医源性感染可能。为进一步检验抗病毒治疗的疗效,9月1日行第二次腰穿,压力180 mmH$_2$O,脑脊液白细胞2000×10^6/L(↑),脑脊液红细胞100×10^6/L,脑脊液单核细胞15%,脑脊液多核细胞85%,脑脊液糖1.1 mmol/L(↓),脑脊液氯111 mmol/L(↓),脑脊液蛋白1 840 mg/L(↑),同步血糖5.8 mmol/L。

· **关键问题2** 该患者进一步诊断是什么?

患者按照病毒性脑膜炎治疗后,脑脊液细胞数升高,同时糖明显降低,头痛和发热无缓解,考虑治疗效果不佳。目前脑脊液白细胞数高达2 000×10^6/L,多核细胞比例高达85%,结合颈胸椎MRI提示脊膜强化,需要考虑"部分治疗的化脓性脑脊髓膜炎"。

脑脊液重新送二代测序,提示为假单胞菌属和埃希菌属细菌感染(表7-2)。

表7-2　第二次腰穿脑脊液重新送二代测序结果

1. 检出细菌列表

类型[a]	属			种		
	中文名	拉丁文名	检出序列数[b]	中文名	拉丁文名	检出序列数[b]
G$^-$	假单胞菌属	*Pseudomonas*	162	恶臭假单胞菌	*Pseudomonas putida*	60
G$^-$	埃希菌属	*Escherichia*	123	大肠埃希菌	*Escherichia coli*	106

针对革兰阴性菌感染所致"化脓性脑脊髓膜炎"，予以美罗培南2.0 g ivgtt q8h抗细菌感染治疗，甘露醇250 mL+地塞米松2.5 mg q12h减轻脑脊膜渗出。

·**进一步检查及处理**

患者经上述治疗，体温有所下降，但头痛无缓解。9月9日第三次腰穿：压力320 mm H$_2$O，脑脊液白细胞1 000×10^6/L(↑)，脑脊液红细胞100×10^6/L，脑脊液单核细胞18%，脑脊液多核细胞82%，生化脑脊液糖1.1 mmol/L(↓)，脑脊液氯113 mmol/L(↓)，脑脊液蛋白1 972 mg/L(↑)，同步血糖5.8 mmol/L。

·**关键问题3** 根据第三次腰穿结果，该患者的诊断是否需要调整？

患者脑脊液中白细胞数较前虽有下降，但是糖仍然较低，提示感染尚未完全控制，所用美罗培南覆盖了革兰阴性菌，但是对革兰阳性菌效果较弱。在疗效欠佳的情况下，加用万古霉素1.0 g ivgtt q12h抗感染治疗。

9月14日第四次腰穿：压力290 mmH$_2$O，脑脊液白细胞110×10^6/L(↑)，脑脊液红细胞10×10^6/L，脑脊液单核细胞42%，脑脊液多核细胞58%，脑脊液糖2.1 mmol/L(↓)，脑脊液氯115 mmol/L(↓)，脑脊液蛋白1 224 mg/L(↑)，同步血糖5.6 mmol/L。

可见患者脑脊液中白细胞数较前明显下降，糖也有明显改善，提示细菌感染逐渐得到控制，可能是万古霉素发挥了重要作用。

·**进一步发展**

患者头痛、发热症状较前好转，于2020-09-16转至当地医院继续抗感染治疗。1周后患者头痛发热加重，于2020-09-25再次收住我科。

9月25日第五次腰穿：压力220 mmH$_2$O，脑脊液白细胞860×10^6/L(↑)，脑脊液红细胞10×10^6/L，脑脊液单核细胞21%，脑脊液多核细胞79%，脑脊液糖1.1 mmol/L(↓)，脑脊液氯112 mmol/L(↓)，脑脊液蛋白2 222 mg/L(↑)，同步血糖6.2 mmol/L。

09-27头颅MRI增强（图7-1）：左侧基底节区新发异常信号灶，脑膜脑炎可能？

09-28颈髓MRI增强：颈段脊膜强化，感染性病变可能。

09-29胸椎MRI增强：胸段脊膜强化，符合感染。

09-30腰椎MRI：腰髓软脑膜强化，考虑感染可能大。

·**关键问题4** 该患者最终诊断是什么？

患者根据脑脊液检查及二代测序，先后诊断为"病毒性脑脊髓膜炎""化脓性脑脊髓膜炎"，但针对性治疗疗效均不佳。9月25日第五次腰穿脑脊液中

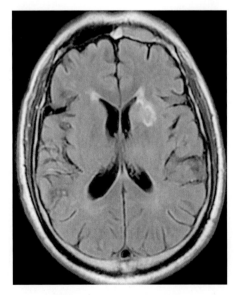

图7-1 09-27头颅MRI增强

白细胞数较高，以多核细胞升高为主，同时糖低、蛋白高，脑脊髓膜炎强化较前无减轻，提示前面的诊断有误。但多次脑脊液培养均为阴性，下一步该怎么办？再回归患者主诉，发热以午后发热为主，伴夜间盗汗，是否有结核性脑脊髓膜炎的可能？最关键的还是寻找病原学证据。

将患者的脑脊液送检多重PCR，结果提示结核分枝杆菌感染（表7-3）。

表7-3 脑脊液多重PCR检查结果

· 脑炎C套餐：十四种非病毒性脑炎病原体核酸检测（荧光PCR法）

	病原体名称	结果/Ct值		病原体名称	结果/Ct值
1	肺炎链球菌	阴性	13	曼氏裂头蚴	阴性
2	布鲁菌	阴性	14	新型/格特隐球菌	阴性
3	单核细胞增生李斯特菌	阴性	15	内标	正常
4	猪带绦虫	阴性			
5	广州管圆线虫	阴性			
6	诺卡菌	阴性			
7	真菌通用引物	阴性			
8	曲霉菌	阴性			
9	脑膜炎奈瑟菌	阴性			
10	流感嗜血杆菌	阴性			
11	β族链球菌	阴性			
12	结核分枝杆菌	阳性/34.78			

结合患者病史：发热、夜间盗汗、头痛；肺部CT提示两肺散在条索影；低钠血症；脑脊液：压力高，白细胞数明显升高，同时有低糖、低氯，蛋白升高；头颅、颈髓、胸髓、腰髓多发病变；09-25脑脊液多重PCR：结核分枝杆菌。诊断修正为：结核性脑脊髓膜炎。予以异烟肼0.6 g ivgtt qd+利福平0.45 g ivgtt qd+左氧氟沙星0.5 g ivgtt qd+利奈唑胺0.6 g ivgtt qd+环丝氨酸250 mg tid po，同时予以甘露醇250 mL+地塞米松2.5 mg ivgtt q12h减轻脑脊膜渗出。

· **进一步发展**

用药后患者头痛、发热症状较前好转。

10月8日第六次腰穿：压力100 mmH$_2$O，脑脊液白细胞48×10^6/L（↑），脑脊液红细胞10×10^6/L，脑脊液单核细胞48/48，脑脊液多核细胞0/48，脑脊液糖2.0 mmol/L（↓），脑脊液氯118 mmol/L（↓），脑脊液蛋白1 359 mg/L（↑），同步血糖6.0 mmol/L。

患者目前（2021年7月）仍然在口服抗结核药治疗中，一般情况可。复查头颅、颈髓、胸髓及腰髓病变较前明显改善。

·关键问题5 该患者的中枢神经系统感染为什么确诊需要如此之久？

既往中枢神经系统感染，如脑脊液中单核细胞升高，往往首先考虑病毒性脑膜炎、结核性脑膜炎，随着二代测序技术在微生物诊断中逐步开展，逐渐发现某些细菌感染、寄生虫感染等也可以引起单核细胞升高。

在诊断过程中，对二代测序的过多依赖是导致本例患者诊断较久的原因。本文患者入院后第一次脑脊液二代测序测到病毒，就按照病毒性脑膜炎治疗；第二次脑脊液二代测序测到细菌，就按照细菌性脑膜炎治疗，但是治疗效果都不佳。直至脑脊液送多重PCR检测到结核分枝杆菌，才明确诊断。如果按照入院后第一次腰穿结果分析，单核细胞比例升高首先考虑病毒感染，其次考虑结核感染，当病毒感染治疗效果不佳时，直接换抗结核治疗就少走弯路。

中枢神经系统结核感染在本系列书中已经有多篇，之所以还选此病例是因为结核感染临床表现多种多样，脑脊液培养阴性率很高，即便脑脊液二代测序也并不一定发现阳性结果，所以需要临床医生综合判断。既往我科脑脊液二代测序检测到结核分枝杆菌感染的，往往序列数也不多。该患者最终是依赖多重PCR明确诊断的，并不能说明脑脊液多重PCR就优于二代测序。当结核菌没有得到有效控制时，且在应用激素的基础上，脑脊液中结核菌的数量就会增加，如果最后一次脑脊液送检如选择二代测序，也可能会明确结核感染的诊断。

基底池的渗出是结核性脑膜炎最常见的征象，诊断特异性高。该患者起病初期，仅表现为软脑膜的强化，也增加了诊断的难度。

背景知识介绍

近些年，随着二代测序技术的开展，结核性脑膜炎的诊断率得到明显提高。上海肺科医院结核科范琳教授等研究发现，38例临床确诊为结核性脑膜炎的患者，回顾性用脑脊液二代测序、抗酸染色、RT-PCR、结核培养、Xpert MTB检测，发现二代测序的敏感性最高（84.44%），其次是Xpert MTB（40%），紧接着是RT-PCR（24.44%），接着是脑脊液培养（22.22%），而抗酸染色的敏感性最低（0%）。而山东省立医院老年神经科刘雪平教授等研究发现，22例临床确诊为结核性脑膜炎的患者，脑脊液二代测序的敏感性为63.6%，特异性为100%。

《2019年中国中枢神经系统结核病诊疗指南》推荐：对于怀疑中枢神经系统结核病的患者，推荐常规行脑脊液革兰染色、墨汁染色、隐球菌荚膜抗原、细菌和真菌培养、梅毒、囊尾蚴虫、布鲁菌血清学试验、脑脊液细胞形态学等检查协助鉴别诊断。对于常规病原体筛查阴性或治疗效果不佳的患者，应根据地域、季节等特点进行少见病原体的筛查。常规病原体筛查阴性时，可进一步行脑脊液病原学二代测序等新技术检查以提高病原学检出率。

中枢神经系统的结核分枝杆菌感染也可以引起脑脊液白细胞数高达 $2\,000\times10^6/L$，多核细胞比例高达85%，这种脑脊液表现也是比较少见的，容易迷惑，但疗效是判断诊断是否正确的重要标准。如果疗效不佳，需要考虑诊断是否有问题。随着科技的发展，还会不断涌现更新的技术来进行疾病诊断，但还是应该客观的分析结果，这需要临床医生有综合分析、判断的能力，抓住主线，去除干扰因素，不能根据某一单一检查结果确定或排除疾病的诊断，真正做到将结果为我所用，而不是被实验室检查结果牵制。

（毛日成　孙　峰　李　宁）

参·考·文·献

[1] Méchaï F, Bouchaud O. Tuberculous meningitis: Challenges in diagnosis and management[J]. Rev Neurol (Paris), 2019, 175(7-8): 451-457.

[2] Yan L, Sun W, Lu Z, et al. Metagenomic Next-Generation Sequencing (mNGS) in cerebrospinal fluid for rapid diagnosis of Tuberculosis meningitis in HIV-negative population[J]. International Journal of Infectious Diseases, 2020, 96: 270-275.

[3] Lin A, Cheng B, Han X, et al. Value of next-generation sequencing in early diagnosis of patients with tuberculous meningitis[J]. Journal of the Neurological Sciences, 2021, 422: 117310.

[4] 张文宏.2019中国中枢神经系统结核病诊疗指南[J].中华传染病杂志,2020,38(7): 400-408.

8

食管反流惹的祸——两例脓肿
分枝杆菌感染

题记

　　随着检验方法的进步,非结核分枝杆菌感染逐渐为临床感染科医生所熟悉,脓肿分枝杆菌是非结核分枝杆菌的一类较为常见的致病菌。本文提供了2例脓肿分枝杆菌感染病例,且均合并有胃食管反流性疾病。本文展示这2例患者的临床表现及治疗,并分析了胃食管反流性疾病和肺脓肿分枝杆菌感染的关系,希望对大家在临床工作遇到类似患者时有所帮助。

病史摘要

病例一

入院病史

患者,男性,58岁,上海人,2020年4月23日入院。

主诉

发热、咳嗽3个月。

现病史

　　患者2020年1月底出现发热,体温38℃,发热前无畏寒、寒战,无咳嗽、鼻塞其他伴随症状,服用退热药及左氧氟沙星治疗2天后体温平。体温正常后开始出现夜间咳嗽,为干咳,无痰,伴咽痒,深呼吸时可诱发咳嗽,否认低热、盗汗、消瘦等。3月13日患者至我院急诊,血常规:白细胞9.6×10^9/L,中性粒细胞75.6%,淋巴细胞13.1%,血红蛋白148 g/L,血小板271×10^9/L,肺部CT显示两肺多发炎症,全程食管扩张(图8-1),门诊予莫西沙星联合哌拉西林/他唑巴坦治疗10天,改口服抗生素治疗5天,治疗后咳嗽无改善。为进一步明确病因

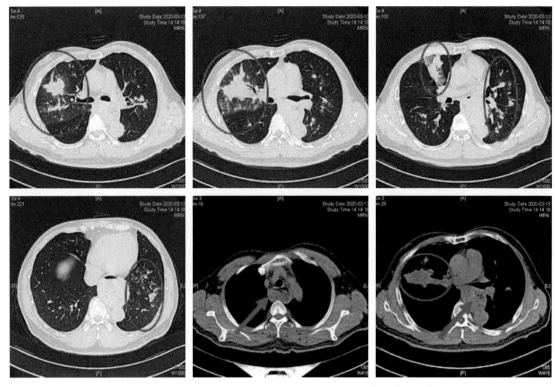

图8-1　肺CT（2020-03-13）。肺部CT两肺多发炎症，全程食管扩张；圆圈内可见肺部炎症；红色箭头显示纵隔内扩张食管，食管内充盈内容物

收治入院。

患病以来患者精神好，胃纳可，睡眠好，大小便正常，无体重明显下降。

既往史

20余年前曾患甲肝，已愈。否认结核史。2019年曾接受"右颈后纤维瘤切除"术，恢复可。否认外伤史。否认输血史。否认食物、药物过敏史。

患者养猫，平时按时给猫接种疫苗。

系统回顾：患者反流性食管炎病程3年多，平时服用药物治疗，夜间需半卧位睡眠，胸外科就诊建议手术治疗，患者暂拒绝；5年前曾有高血压，减肥后血压正常，一直未服药。

个人史

吸烟数10年，平均10～15支/日，已戒烟3个月。否认饮酒史。已婚已育。

入院体格检查

体温36.5℃，脉搏78次/分，呼吸78次/分，血压129/88 mmHg，身高181 cm，体重80 kg。神志清楚，自动体位，查体合作；全身皮肤黏膜未见异常，无肝掌，全身浅表淋巴结未扪及肿大。未见皮下出血点，未见皮疹。睑结膜未见异常，巩膜无黄染。双侧瞳孔等大等圆，对光反射灵敏。颈软，无抵抗；双肺呼吸音粗糙，未闻及干、湿性啰音。心率78次/分，律齐；腹软，全腹无压痛，无肌紧张及反跳痛，肝脾肋下未触及，肝肾区无叩击痛，肠鸣音2次/分。双下肢无水肿。

入院辅助检查

· 血常规：白细胞 11.47×10^9/L（↑），中性粒细胞 83.0%（↑），淋巴细胞 10.4%（↓），血红蛋白 128 g/L（↓），血小板 239×10^9/L。

· 生化检查：丙氨酸转氨酶 13 U/L，天冬氨酸转氨酶 11 U/L，碱性磷酸酶 49 U/L，γ-谷氨酰转移酶 21 U/L，白蛋白 38 g/L，总胆红素 11.5 μmol/L，肌酐 73 μmol/L。

· 凝血功能：纤维蛋白原降解产物 2.8 μg/mL，部分凝血活酶时间 44.2 秒，国际标准化比值 1.02，D-二聚体 0.46 mg/L（FEU），纤维蛋白原定量 5.2 g/L（↑），凝血酶原时间 14.2 秒。

· 尿常规及粪常规+隐血均阴性。

· 炎症指标：白介素 6 18.80 pg/mL（↑）；全血 C 反应蛋白 43.10 mg/L（↑）；血沉 41 mm/h（↑）；铁蛋白 542.00 ng/mL（↑）；降钙素原 0.07 ng/mL（↑）。

· 结核感染 T 细胞检测：QuantiFERON-TB（QFT）检测结果阴性。

· 免疫球蛋白：IgM 0.80 g/L，IgE < 43.92 ng/mL，IgG 16.50 g/L（↑），IgA 1.20 g/L。

· T.B.NK：CD3$^+$ Total T 81%，CD4$^+$ T cell 39%，CD8$^+$ T cell 41%，CD4$^+$/CD8$^+$ 0.95，CD19$^+$Total B 1%（↓）。

· 自身抗体、肿瘤标志物均阴性。

· G 试验、GM 试验均阴性；EBV DNA 及 CMV DNA 均阴性；HIV 阴性。

临床关键问题及处理

· 关键问题1　入院后下一步安排什么检查？

患者目前一般情况好，有低热、干咳，无痰送检病原学检查，故予以支气管镜检查，镜下见：支气管及分支内黏膜颜色基本正常，未见明显附着物，未见异常组织等。

肺泡灌洗液送检二代测序（mNGS），结果提示：脓肿分枝杆菌（表8-1）；肺泡灌洗液送培养，结果阴性。

表8-1　患者肺泡灌洗液二代测序结果

（2）非结核分枝杆菌（NTM）

属				种		
革兰氏染色	属　名	相对丰度（%）	序列数	种　名	鉴定置信度（%）	序列数
G+	分枝杆菌属 *Mycobacterium*	0.0	9	脓肿分枝杆菌 *Mycobacterium abscessus*	99.0	5

· 关键问题2　明确病原体后，应如何治疗？

患者肺泡灌洗液分枝杆菌培养阴性，无法通过药敏试验指导用药，按照相关文献及以往对于脓肿分枝杆菌药敏的结果，经验性予以治疗，具体方案为利奈唑胺600 mg qd ivgtt＋阿米卡星0.6 g qd ivgtt＋克拉霉素250 mg tid po。

诊疗经过

患者住院期间，经过上述治疗后，病情逐渐平稳，体温逐渐下降，拟予以克拉霉素加量至500 mg bid治疗，但患者消化道症状较重，不能耐受，故予以调整治疗方案为：利奈唑胺600 mg qd po＋克拉霉素250 mg tid po。患者耐受好，该方案治疗7个月后随访肺CT明显好转（图8-2）。患者病情较前明显好转，自行决定停药。

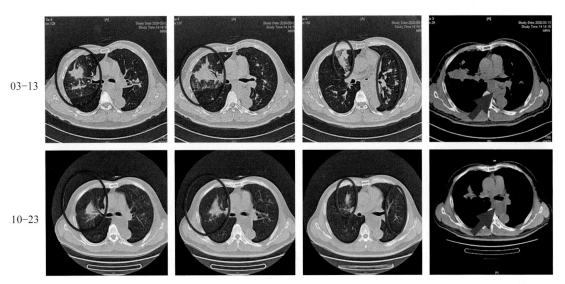

图8-2　治疗7个月后，患者肺CT较前明显好转。肺CT（2020-10-23）红色圈内炎症较2020-03-13好转。红色箭头提示纵隔内仍可见扩张含有大量内容物的食管

病例二

患者，女性，29岁，江苏海安人，于2020年6月17日入院。

主诉

反复发热伴胸闷3个月余。

现病史

患者自2020年3月起无明显诱因下出现发热，最高体温42℃，伴有畏寒寒战、乏力，无咳嗽咳痰、头痛、腹痛、皮疹等不适。3天后出现胸痛，前胸压迫感，体温升高时加重，常在改变体位时发生，无气促，可平卧。

3月22日当地医院就诊，查胸部CT示：右肺中叶及两肺下叶炎性病变（右肺中叶炎性不张）（图8-3），中度贫血；予奥司他韦75 mg bid，以及布洛芬退热等治疗。但症状未缓解，后多次就诊，先后予哌拉西林/他唑巴坦、青霉素、莫西沙星、比阿培南、法罗培南、头孢地尼

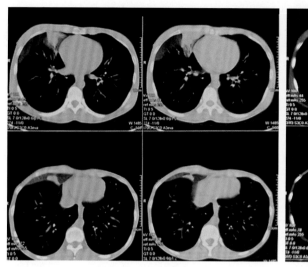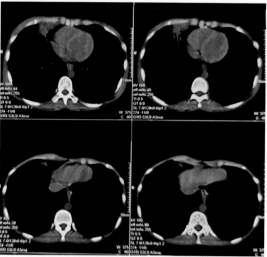

图8-3 肺CT（2020-03-21）。右肺中叶炎性病变

（具体用法不详）等治疗，患者发热胸闷仍无缓解。

2020年4月28日至上海某医院就诊，血常规：白细胞6.8×10⁹/L，中性粒细胞77.2%，血小板422×10⁹/L；肺炎支原体IgM+，高敏C反应蛋白136.08 mg/L；先后予比阿培南、复方磺胺甲噁唑、伏立康唑、哌拉西林/他唑巴坦抗感染，未见明显改善。5月12日行纤维支气管镜检查，肺泡灌洗液培养（−），刷检未见癌细胞；肺泡灌洗液送检mNGS示脓肿分枝杆菌（属检出序列22，种检出序列17）。予克拉霉素＋左氧氟沙星＋利奈唑胺抗感染，病情好转，5月25日出院。

患者2020年5月26日再次出现发热，6月11日至我院急诊就诊，入院时血压90/58 mmHg，查体心音稍低，心界扩大，血常规；白细胞10.64×10⁹/L，中性粒细胞83.9%，血红蛋白70 g/L，血小板467×10⁹/L；胸部CT示大量心包积液（最深处液区约24 mm）（图8-4），予心包引流。6月12日及6月15日心包引流分别引流出淡红色液体80 ml及淡黄色透明液体160 ml。6月12日心包积液常规：红细胞7 230×10⁶/L，有核细胞172×10⁶/L，蛋白30 g/L；予以补充白蛋白、托拉塞米利尿等治疗，送检心包积液培养。为进一步诊治入院。

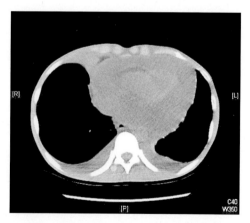

图8-4 肺CT（2020-06-11）提示大量心包积液

患病以来患者精神差、稍萎、纳差，有厌食、暴食后催吐行为，睡眠尚可，大小便正常，有体重明显下降，11年前55 kg，5年前45 kg，现最低体重35 kg。

既往史

双相情感障碍、神经性厌食症11年余，平日有厌食及暴食后催吐行为，近5年加重。平日服用氟西汀60 mg qd + 碳酸锂0.5片qd + 氯硝西泮4 mg qn。就诊期间时有拒绝吸氧、心电监护等行为，时有情绪激动。6月12日请精神卫生中心会诊，调整用药为氟西汀60 mg qd + 奥氮平2.5 mg qn + 氯硝西泮2 mg qn。

否认肝炎史。否认结核史。10年前曾受"阑尾炎手术"，术顺。否认外伤史。否认输血史。否认食物、药物过敏史。已婚已育，丈夫及三个孩子均健康。

入院查体

体温37.1℃，脉搏88次/分，呼吸18次/分，血压85/62 mmHg，身高160 cm，体重35 kg。神志清楚，营养较差，回答切题，自动体位，查体合作，步入病房；全身皮肤无皮疹，无瘀点、瘀斑，全身浅表淋巴结未扪及肿大。结膜苍白，未见出血点；颈软，颈静脉充盈，右侧明显，肝颈静脉回流征（+），左前胸带入心包引流管一根，伤口处缝有一针，无红肿。心律齐，心音低钝，心界扩大，双肺呼吸音粗，未及明显干湿啰音，腹软无压痛，Murphy征（−），肝脏肋下一指，肝、肾区叩击痛（−），双下肢不肿。

辅助检查

· 血常规：白细胞4.81×10^9/L，中性粒细胞78.9%（↑），淋巴细胞13.3%（↓），血红蛋白73 g/L（↓），平均红细胞血红蛋白量23.6 pg（↓），平均红细胞血红蛋白浓度295 g/L（↓），血小板437×10^9/L。

· 生化检查：丙氨酸转氨酶76 U/L（↑），天冬氨酸转氨酶40 U/L（↑），碱性磷酸酶70 U/L，白蛋白39 g/L，总胆红素8.9 μmol/L，尿素3.1 mmol/L（↓），肌酐31 μmol/L（↓）。

· 凝血功能：纤维蛋白原降解产物58.8 μg/mL（↑），部分凝血活酶时间44.7秒，国际标准化比值1.02，D-二聚体13.83 mg/L（FEU）（↑），纤维蛋白原定量4.4 g/L（↑），凝血酶原时间14.2秒。

· 血沉32 mm/h（↑）；C反应蛋白50.10 mg/L（↑）；铁蛋白169.00 ng/mL；降钙素原0.06 ng/mL（↑）；白介素6 42.60 pg/mL（↑）。

· G试验及GM试验均阴性；EBV DNA和CMV DNA均阴性。

· 免疫球蛋白：IgM 2.15 g/L，IgE 304.80 ng/mL（↑），IgG 15.60 g/L，IgA 2.34 g/L。

· 结核QuantiFERON-TB（QFT）阴性。

· 2020-07-03心包积液培养为脓肿分枝杆菌，药敏如下：

· SXT，复方磺胺甲噁唑/CIP，环丙沙星/IPM，亚胺培南/MXF，莫西沙星/FEP，头孢吡肟/FOX，头孢西丁/AMC，（2：1），阿莫西林/克拉维酸（2：1）/CRO，头孢曲松/DOX，多西环素/MNO，米诺环素R。

· LNZ，利奈唑胺/AMK，阿米卡星/TGC，替加环素/TOB，妥布霉素/CLA，克拉霉素（3d）S。

诊疗经过

2020年6月17日开始治疗，患者耐受好，随访后无明显不良反应。2020年9月16日肺CT提示心包极少量积液。患者使用阿米卡星+左氧氟沙星+克拉霉素方案治疗至2020年12月，后续口服左氧氟沙星0.5 g qd联合克拉霉素500 mg bid治疗至2021年7月，患者无明显不适主诉,不影响正常生活。因患者无法改变每天大量进食后自行诱导呕吐病史,建议我院复诊,并告知患者继续服药。

临床关键问题及处理

患者为青年女性,有暴食后呕吐病史,表现为发热、胸闷,肺泡灌洗液二代测序及心包积液分枝杆菌培养均为脓肿分枝杆菌,诊断为播散性脓肿分枝杆菌感染,累及肺及心包。

·关键问题 患者诊断为播散性脓肿分枝杆菌病,且有药敏结果,采用什么方案治疗?

患者的肺泡灌洗液二代测序及心包积液培养均为脓肿分枝杆菌,入院后予以利奈唑胺600 mg qd+阿米卡星0.6 g qd ivgtt +左氧氟沙星0.5 g qd ivgtt +克拉霉素500 mg bid po治疗;因患者服用利奈唑胺会导致患者出现不适,查询文献后发现利奈唑胺与氟西汀有药物相互作用,考虑患者不适可能与此有关,故只能停用利奈唑胺。继续阿米卡星0.6 g qd ivgtt +左氧氟沙星0.5 g qd ivgtt +克拉霉素500 mg bid po。该治疗符合患者脓肿分枝杆菌药敏结果,故后续继续使用该方案治疗。

背景知识介绍

脓肿分枝杆菌(*Mycobacterium abscessus*)属快速生长分枝杆菌(rapidly growing mycobacteria, RGM),是非结核分枝杆菌(nontuberculosis mycobacteria, NTM)的一大类。RGM生长较其他分枝杆菌快,培养时间通常在1周以内,且广泛分布在环境中。脓肿分枝杆菌的分类和命名目前分为3个亚种,脓肿分枝杆菌脓肿亚种(*M. abscessus* subspecies *abscessus*)、脓肿分枝杆菌博莱亚种(*M. abscessus subsp. bolletii*)和脓肿分枝杆菌马赛亚种(*M. abscessus subsp.massiliense*)。

常见的脓肿分枝杆菌引起感染包括呼吸道感染、皮肤软组织感染(SSTIs)、中枢神经系统感染、眼睛感染如角膜炎、眼球内炎、巩膜炎和眼部其他组织以及播散性感染包括淋巴结炎、SSTIs、肺、血流感染和导管感染等。脓肿分枝杆菌是最可能导致肺部感染的RGM,也是RGM中致病性最强的病原体,主要感染存在基础肺病如囊性纤维化或支气管扩张等患者。肺部RGM感染也与食管疾病、恶性肿瘤或结缔组织病相关。

对于RGM治疗,药敏非常重要。不同RGM菌种,其药物敏感性不同,故应对分离到的所有具有临床意义的RGM菌株进行药敏试验。克拉霉素历来是RGM感染口服治疗的主要药物,鉴于目前在脓肿分枝杆菌脓肿亚种和博莱亚种中均已发现诱导大环内酯类耐药基因(*erm*基因),因此对于临床分离到的RGM菌株,都必须评估大环内酯类在多药方案中的作用。

文献中脓肿分枝杆菌脓肿亚种分离株对各种常用药物的药敏率如下:氯法齐明(90%)、阿米卡星(90%)、头孢西丁(70%)、亚胺培南(50%)、利奈唑胺(23%)、替加环素(尚没有确定敏感性临界值，但大多数分离株显示MIC < 1.0 μg/mL)、克拉霉素（在初始体外药敏试验中为100%），但对于所有脓肿分枝杆菌分离株，都应在用含克拉霉素的培养基延时培养（如14日），检测克拉霉素MIC值，以确定分离株是否含有活性*erm*基因。

根据美国胸科学会（ATS）、欧洲呼吸学会（ERS）、欧洲临床微生物与感染性疾病学会（ESCMID）、美国感染病学会（IDSA）2020年发布的临床指南，对于脓肿分枝杆菌感染，推荐使用3种及以上药敏有效药物治疗，并建议根据大环内酯类敏感性选择药物。脓肿分枝杆菌治疗方案见表8-2。指南建议脓肿分枝杆菌肺病患者在痰培养转阴后还要治疗至少12个月，对重度皮肤及软组织感染、骨受累和播散性疾病，应治疗至少6 ~ 12个月。

脓肿分枝杆菌肺部感染易感因素包括基础肺部病变（如支气管扩张等）、胃食管疾病、恶性肿瘤或结缔组织病等。本文两例病例均为胃食管反流后出现脓肿分枝杆菌感染。

表8-2　根据大环内酯类敏感性（突变耐药和诱导耐药）制订的脓肿分枝杆菌治疗方案

大环内酯类敏感性模式				
突变[a]	诱导[b]	药物数量[c]	首选药物	给药频率
敏感	敏感	初始期 ≥ 3	肠外用药（选1~2种）　　口服（选2种） 阿米卡星　　　　　　　阿奇霉素（克拉霉素）[d] 亚胺培南（或头孢西丁）　氯法齐明 替加环素　　　　　　　利奈唑胺	每日（联合氨基糖苷类可每周3次）
		持续治疗期 ≥ 2	口服/吸入（选2~3种） 阿奇霉素（克拉霉素）d；氯法齐明；利奈唑胺；吸入性阿米卡星	
敏感耐药	耐药敏感或耐药	初始期 ≥ 4	肠外用药（选2~3种）　　口服（选2~3种） 阿米卡星　　　　　　　阿奇霉素（克拉霉素）[e] 亚胺培南（或头孢西丁）　氯法齐明 替加环素　　　　　　　利奈唑胺	每日（联合氨基糖苷类可每周3次）
		持续治疗期 ≥ 2	口服/吸入（选2~3种） 阿奇霉素（克拉霉素）[c]；氯法齐明；利奈唑胺；吸入性阿米卡星	

引自2020年CID指南。

a　突变耐药：不存在——分离株培养3 ~ 5天后表型敏感。存在——分离株培养3 ~ 5天后表型耐药，或测序确定有导致耐药*rrl*基因突变。

b　诱导耐药：有功能性*erm*基因——分离株培养14天后确定耐药，或基因测序确定为功能基因序列。没有功能性*erm*基因——分离株培养14天后确定敏感，或基因序列确定截断序列，或C28突变（在脓肿分枝杆菌亚种）。

c　初始期指给予肠外药物的时间。持续治疗期指治疗的后续阶段，通常包括口服抗微生物药物，有时与吸入药物配伍。

d　阿奇霉素（克拉霉素）在这种情况下是有效的，应尽可能使用。

e　阿奇霉素（克拉霉素）不太可能有活性，因其免疫调节作用可以使用，但对具有功能性*erm*基因的脓肿分枝杆菌无活性。这种情况下，应经常进行痰培养来检测潜在的新的微生物，例如鸟分枝杆菌复合群。

胃食管反流性疾病易发生NTM肺部感染，推测其发病机制，抗酸杆菌可能与食物混合，并在免疫功能正常的人的上消化道中定植。反复反流和吸入胃液引起支气管树反复污染，从而可能导致临床相关的肺感染和疾病。其次，胃液反流可能会促进组织侵犯。另外，贲门失弛缓症患者对肺部疾病的易感性增加可能与食管内营养液停滞有关，停滞的营养液为病原体的生长提供了一个培养基。

一篇文献对58例结节性支气管扩张型NTM肺病患者进行24小时动态食管pH监测。其中,27例为鸟分枝杆菌复合体感染,31例为脓肿分枝杆菌感染。结节性支气管扩张型NTM肺病患者胃食管反流病(GERD)患病率为26%(58例患者中15例)。GERD患者与非GERD患者在年龄、性别、体重指数或肺功能测试结果方面均无显著性差异。GERD患者的痰涂片抗酸杆菌阳性率更高(15例患者中有12例为80%),而无GERD的患者(43例患者中有19例为44%)($P=0.033$)。与非GERD患者相比,GERD患者的肺叶更多地出现细支气管扩张和细支气管炎($P=0.008$和$P=0.005$)。细支气管扩张和细支气管炎病变促进GERD患者更容易感染NTM。

由于脓肿分枝杆菌导致心包炎病例报道少,对于是否需要用糖皮质激素治疗减少粘连没有推荐。一例胞内分枝杆菌心包炎病例报道,药物治疗联合心包开窗术,能有效治疗心包炎,预防心包缩窄。

本篇分享了2例合并胃食管反流或呕吐误吸的肺脓肿分枝杆菌感染病例,一例患者只有肺部病灶,肺泡灌洗液二代测序提供了诊断证据;另一例患者表现为播散性感染,累及肺和心包。

这两例病例提示遇到临床表现为慢性的、累及多个肺叶的感染灶应该考虑到NTM感染的可能。值得注意的是,临床上痰抗酸染色阳性不一定是肺结核,痰分枝杆菌培养阳性也不一定是肺结核,尤其是培养2周内就回报阳性结果时,这个知识点感染科医生可能已经谙熟于胸,但非感染科医生并非都已了解,而痰或者培养物的Xpert MTB/RIF检测有助于诊断或排除结核。如果培养考虑非结核分枝杆菌感染,为了指导抗感染方案的制定,一定要鉴别到种(质谱或分子生物学)。对于脓肿分枝杆菌感染,更需要结合药敏来制订多药联合的抗感染方案,也要注意药物间的相互作用来避免疗效降低和不良反应的增多。同时应当注意有GERD或反复呕吐者,罹患NTM肺部感染的概率可能要高于正常人群。

(于　洁　艾静文　喻一奇　王新宇)

参·考·文·献

[1] Daley C L, Iaccarino J M, Lange C, et al. Treatment of nontuberculous mycobacterial pulmonary disease: an official ATS/ERS/ESCMID/IDSA clinical practice guideline[J]. Clinical Infectious Diseases, 2020, 71(4): e1–e36.

[2] Wallace RJ Jr, Brown-Elliott BA, Ward SC, et al. Activities of linezolid against rapidly growing mycobacteria[J]. Antimicrob Agents Chemother, 2001, 45: 764.

［ 3 ］ Koh WJ, Lee JH, Kwon YS, et al. Prevalence of gastroesophageal reflux disease in patients with nontuberculous mycobacterial lung disease［J］. Chest, 2007, 131(6): 1825-1830.

［ 4 ］ Lee M R, Sheng W H, Hung C C, et al. Mycobacterium abscessus Complex Infections in Humans［J］. Emerging Infectious Diseases, 2015, 21(9): 1638-1646.

［ 5 ］ Cramer J P, Sudeck H, Burchard G D. Pulmonary infection with rapidly growing mycobacteria in a singer with achalasia: A case report［J］. Journal of Infection, 2007, 54(4): e219-e221.

［ 6 ］ Yoshida M, Sakiyama S, Kondo K, et al. Thoracoscopic pericardial fenestration for effective long-term management of nontuberculous mycobacterium pericarditis［J］. General Thoracic & Cardiovascular Surgery, 2015, 63(1): 1-3.

［ 7 ］ Varghese G, Shepherd R, Watt P, Bruce JH. Fatal infection with Mycobacterium fortuitum associated with oesophageal achalasia. Thorax, 1988, 43(2): 151-152.

［ 8 ］ Griffith D E. Rapidly growing mycobacterial infections: Mycobacteria abscessus, chelonae, and fortuitum. Up ToDate临床顾问.(2020-08-18)［2021-09-15］.https://www.uptodate.com/contents/rapidly-growing-mycobacterial-infections-mycobacteria-abscessus-chelonae-and-fortuitum

9

急性发热诊断为 Q 热的病例

Q 热由于其诊断方法的限制,是一种以往在临床收治的病例中较为罕见的疾病,然而随着宏基因组测序技术的推广和应用,近年来变得不再罕见。由此可见,对于一种疾病的认识,可靠诊断方法的建立非常重要。本文以近期我们确诊并成功治疗的一例急性 Q 热病例为引,介绍一下既往并不常见的 Q 热,希望引起大家对该病的重视。

病史摘要

入院病史
患者,男性,62岁,上海市崇明区人,2020年12月11日收入我院。

主诉
发热6天。

现病史
患者6天前无明显诱因下出现发热,次日自觉症状加重,测体温最高39.6℃,伴明显畏寒、寒战,咽部有轻微不适,无明显咳嗽、咳痰,无头痛,无恶心、呕吐,无胸闷、气促,无腹痛、腹泻,无关节疼痛及皮疹等。近3天来自觉排尿时有不适,但无尿频、尿急、尿痛。12月8日患者至当地医院就诊,予以"罗红霉素、疏风解毒胶囊、尼美舒利片"口服治疗,患者无明显好转。次日患者再次就诊,予以头孢他啶1.5 g bid 及维生素C静脉用药治疗,12月10日再次调整方案为头孢美唑3.0 g qd ivgtt 和非甾体类抗炎药口服治疗,患者症状仍无好转。12月11日至复旦大学附属华山医院急诊就诊,血常规:白细胞$3.4×10^9$/L,血小板$76×10^9$/L;尿常规:尿糖++++,白细胞26.9/μL,红细胞25.5/μL,潜血微量,细菌计数207.5/μL;肝功能:丙氨酸转氨酶122 U/L,天冬氨酸转氨酶91 U/L;随机血糖9.8 mmol/L;血沉28 mm/h,铁蛋白1 668 ng/ml,C反应蛋白83.14 mg/L,降钙素原0.55 ng/ml,电解质:钾3.3 mmol/L,钠

133 mmol/L；凝血功能：凝血酶原时间11.4秒，部分凝血活酶时间28.3秒，D-二聚体2.03 mg/L（FEU）。胸部CT平扫：左肺上叶良性增殖结节可能（直径5 mm），双肺散在少许纤维灶，冠脉走行区高密度影（图9-1）。为进一步明确发热原因，收入我科。

患病以来，患者精神欠佳，胃纳不可，睡眠欠佳，小便时有自觉不适，大便近日呈稀便，1次／日，无体重明显下降。

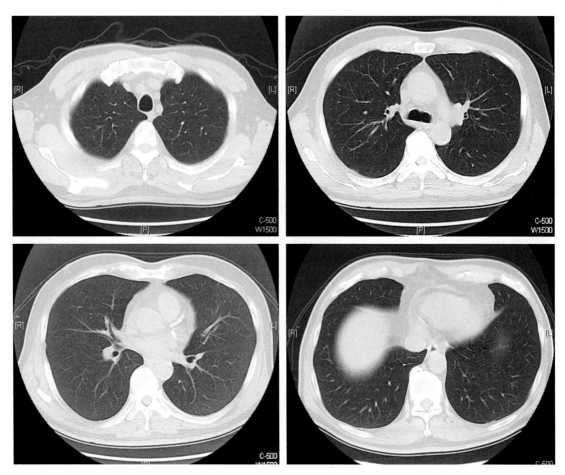

图9-1　患者12月11日胸部CT图像

既往史及个人史

患者有糖尿病史5年，平日空腹血糖7 mmol/L左右，最高22 mmol/L，服用二甲双胍缓释片1片 qn，西格列汀片100 mg qd（每日上午），格列齐特缓释片30 mg qd（每日上午），血糖控制可。确诊冠心病1年，置入支架4个，服用药物阿利沙坦片240 mg qd，美托洛尔缓释片23.25 mg qd，阿司匹林肠溶片100 mg qd，瑞舒伐他汀10 mg qn。2015年发现甲状腺结节。

出生于原籍。吸烟46年，平均15支／日，未戒烟。否认酗酒史。否认冶游史。患者起病1个月前曾至四川甘孜地区旅游近2周，当地有较多牛羊等动物，但患者否认近距离接触动物史。

入院查体

体温36.2℃,脉搏96次/分,呼吸20次/分,血压136/67 mmHg,身高174 cm,体重73 kg。神志清楚,发育正常,营养好,回答切题,自动体位,查体合作,步入病房,全身皮肤黏膜未见异常,无肝掌,全身浅表淋巴结未扪及肿大。未见皮下出血点,未见皮疹。头颅无畸形,眼睑正常,睑结膜未见异常,巩膜无黄染。双侧瞳孔等大等圆,对光反射灵敏,耳郭无畸形,外耳道无异常分泌物,无乳突压痛。外鼻无畸形,鼻通气良好,鼻中隔无偏曲,鼻翼无扇动,两侧鼻旁窦区无压痛,口唇无发绀。双腮腺区无肿大,颈软,无抵抗,颈静脉无怒张。咽部稍充血,扁桃体不大。气管居中,甲状腺无肿大。胸廓对称无畸形,胸骨无压痛;双肺呼吸音清晰,未闻及干、湿性啰音。心率96次/分,律齐;腹平坦,腹壁软,全腹无压痛,无肌紧张及反跳痛,肝脾肋下未触及,肝肾脏无叩击痛,肠鸣音4次/分。肛门及外生殖器未见异常,脊柱、四肢无畸形,关节无红肿,无杵状指(趾),双下肢无水肿。肌力正常,肌张力正常,生理反射正常,病理反射未引出。

入院后实验室检查和辅助检查

· 血常规:白细胞4.05×10^9/L,中性粒细胞53.4%,血红蛋白131 g/L,血小板74×10^9/L(↓)。

· 尿常规:白细胞2/μL,白细胞酯酶(−)。

· 肝肾功能:丙氨酸转氨酶99 U/L(↑),天冬氨酸转氨酶67 U/L(↑),总胆红素8.7 μmol/L,白蛋白36 g/L,碱性磷酸酶93 U/L,γ-谷氨酰转移酶45 U/L,球蛋白18 g/L,乳酸脱氢酶276 U/L,肌酐66 μmol/L。

· 凝血功能:D−二聚体2.65 μg/mL(FEU)。

· 肿瘤标志物:均正常范围内。

· 血沉31 mm/h(↑);铁蛋白1 134.00 ng/mL(↑);C反应蛋白36.1 mg/L(↑);降钙素原0.49 ng/mL(↑)。

· 免疫球蛋白:IgM 0.57 g/L,IgE 866.4 ng/mL(↑),IgG 8.23 g/L(↓),IgA 1.10 g/L。

· 甲肝、戊肝、丙肝标志物阴性;巨细胞病毒(CMV)IgM、CMV DNA阴性,EBV IgM、EBV DNA阴性。

· G试验、GM试验、隐球菌荚膜多糖抗原检测、结核QFT均阴性。

· 自身免疫抗体指标均阴性。

临床关键问题及处理

· 关键问题1 该患者急性起病,入院后的实验室检查无明显特异性提示,下一步如何诊断?

该患者急性起病,入院后查血常规示血小板下降,肝功能示转氨酶轻度升高,炎症指标均有升高,考虑目前患者感染可能性大,但综合入院前后的各项实验室和辅助检查结果,未发现明确的感染病灶。为尽可能排除非典型病原体感染可能,在患者入院当天除常规送检血培养、尿培养等检查外,留取外周血送宏基因组二代测序(mNGS)。入院第三天结果回报外周血中检测到贝纳特柯克斯体(序列数:54)(图9-2),进一步将同一份标本使用贝纳特柯克斯体特异引物进行PCR扩增,检测回报呈阳性(图9-2)。结合患者病史和实验室检查结果,初步诊断患者Q热。

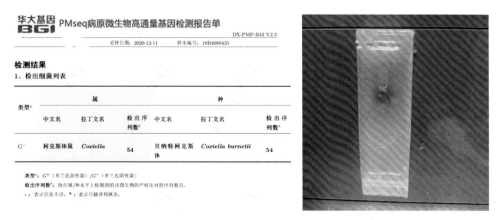

图9-2　外周血二代测序结果(左)和特异引物PCR扩增结果:200 bp(右)

研究显示,急性感染中贝纳特柯克斯体的PCR检测结果一般会保持阳性7～10天。因此,最好是在症状发生后最初2周,且在抗感染治疗前或用药之后短时间内(24～48小时内)采集标本进行检测。该患者的病程为6天,且入院前仅使用了头孢类抗生素,通过外周血二代测序检测得到了阳性结果。

· 关键问题2　患者下一步需要如何评估病情并选择治疗方案?

患者诊断为急性Q热,回顾文献我们发现大多数(60%)急性感染为亚临床的,但一旦被识别应立即治疗。该患者病程6天,入院前胸部CT双肺未见明显炎症,考虑为急性感染且未累及肺,根据《热病》推荐给予多西环素100 mg ivgtt q12h治疗,用药后患者体温平(图9-3),炎症指标均明显下降(图9-4)。

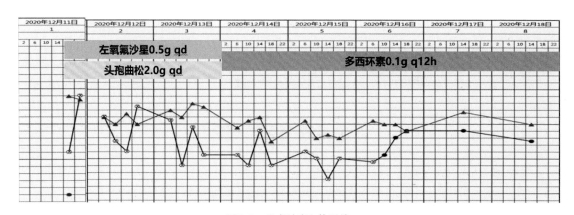

图9-3　患者治疗和体温单

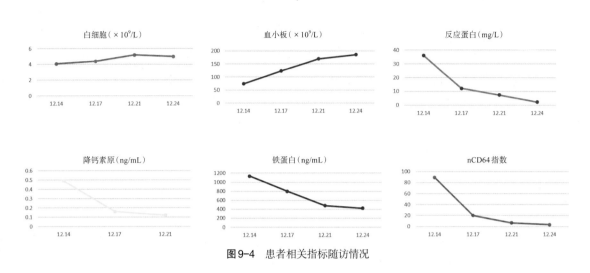

图9-4　患者相关指标随访情况

Q热临床表现多样，部分患者会出现慢性Q热，除了最常见到的心内膜炎、肺炎和肝炎等外，也可伴有肺梗死、心肌梗死、间质性肾炎、关节炎和骨髓炎等，可单独或联合出现。

为评估该患者是否存在其他器官累及，进一步完善浅表淋巴结B超：双侧颈部、锁骨上、腹股沟区淋巴结未见明显异常肿大；腹部B超：脂肪肝，胆囊、胰腺、脾脏、双肾未见明显异常，双侧输尿管未见明显扩张，所见膀胱未见明显异常，后腹膜未见明显肿大淋巴结；心超：轻度二尖瓣反流，左心收缩功能正常，左心舒张功能正常。

患者接受静脉抗感染治疗2周后，继续口服多西环素0.1 g bid两周后再次入院评估，复查外周血二代测序阴性，腹部B超和心超均无明显异常发现，抗感染治疗总疗程1个月后停用多西环素。

背景知识介绍

Q热是由贝纳柯克斯体（*Coxiella burnetii*）引起的一种人兽共患病，患者的临床表现非常多样。1935年，在澳大利亚昆士兰的屠宰场工人中发生了一次不明原因的发热性疾病暴发，由于病因不明，将这种疾病命名为Q热"Query（疑问）"。最终由澳大利亚科学家、诺贝尔奖得主弗兰克·麦克法兰·伯内特从当地的屠宰场和乳品加工厂发病的工作人员身上分离到病原体。

贝纳柯克斯体是一种短小的革兰阴性杆菌，严格胞内生长。在常规条件下体外培养不能分离到，但可以在动物体内进行培养分离。虽然以前被归于立克次体，但贝纳柯克斯体已被重新分类为变形杆菌，与军团菌和弗朗西斯菌更近。在受染蜱干粪中经586天对豚鼠仍具感染性，在-65℃环境中可存活数年。在干燥的沙土中于4～6℃时可生活7～9个月，在空气中可产生微生物气溶胶，而具高度传染性。由于其通过呼吸道传播，并具有高度的传染性，因此贝纳柯克斯体是生物恐怖活动的一种潜在武器，该病在美国在内的多个国家是法定报告疾病。

Q热在全球范围内分布。主要宿主是蜱虫。最常见的人类感染源是农场动物，例如牛、山羊和绵羊。接触感染家畜的胎盘或体液或新生幼畜体表的分泌物和上述液体引起的气溶胶吸入，可能导致人暴露于贝纳柯克斯体。职业接触是最常见的感染形式。

国内20世纪50年代初即有病例报道。南至海南省、东至福建和安徽、西至新疆和西藏、北至黑龙江和内蒙古，至少已有10个省、市和自治区受累及。西南四省的1 933份血清免疫学检查中，补体结合试验阳性者占1.6%～28.7%。

贝纳柯克斯体的一个重要特征是其抗原变异，称为相变。当从动物或人类体内分离出来时，贝纳柯克斯体会表达Ⅰ期抗原，并且具有高度传染性。经过实验室培养后，对病原体的修饰会导致抗原转变为Ⅱ型，这种形式不会传染。可以测量这种抗原性变化，并且是区分急性和慢性Q热的基础。

Q热的临床表现形式多样，自限性发热是Q热最常见的临床表现形式，仅有发热，不出现肺炎，病程呈自限性，一般为2～14天。一项对66例临床病例的回顾性分析发现约50%的病例有肺炎表现。Q热肺炎临床上可表现为不典型肺炎、快速进展型肺炎和无肺部症状型肺炎三种形式。

慢性Q热的定义是感染持续超过6个月，最常累及的是心脏，其次是动脉（动脉瘤或血管移植物的感染）和骨（即骨髓炎）。慢性Q热最可能发生于妊娠女性、免疫功能受损患者或有基础瓣膜或血管疾病的患者。

由于贝纳柯克斯体不会在常规血培养中生长，通常需要根据血清学和（或）聚合酶链反应（PCR）检测的结果来诊断Q热。

大多数（60%）急性感染为亚临床的，但一旦被识别应立即治疗。多西环素为最有效的治疗药物，成人剂量为每日200 mg，疗程14天，疗程不宜过短以防复发，复发再治仍有效。

对于慢性Q热一般采用至少两种有效药物联合治疗，可选用多西环素（剂量同前）联合利福平（450 mg/d）治疗，疗程数年（一般至少为3年）。另一可供选择的治疗方案是多西环素（剂量同前）联合羟氯喹。Q热心内膜炎可使用羟氯喹（600 mg/d，然后调整至1 mg/mL的血清浓度）联合多西环素的方案，疗程18～36个月，可按血清学检测水平调整。替代治疗则可用多西环素联合氧氟沙星治疗3年或3年以上。用抗菌药物治疗效果不满意时，需同时进行人工瓣膜置换术。

点　评

贝纳特柯克斯体感染既往由于检测方法的局限，且大部分患者为自限性感染，在非高发地区，容易被漏诊和误诊。一般的实验室检查难以发现，诊断往往较为困难，因此，Q热的发病率有可能被低估。本例患者系通过二代测序（mNGS）的方法明确了最终诊断，提示我们对于临床怀疑贝纳特柯克斯体感染又缺乏有效的其他检测方法时，或许mNGS是一种替代的选择。同时提示大家，不要忽视发热患者中 Q 热的可能，特别是有牛、羊等动物接触或近距离暴露史的患者。因此，临床医生面对感染病灶不明的急性发热时，外周血送 mNGS 是可以考虑的一种诊断手段，但送检的时间可能会影响检出率，建议尽早送检，尽量在抗感染治疗前采集标本送检。

（喻一奇　秦艳丽　王新宇）

参·考·文·献

[1]　Burne F M, Freeman M. Experimental studies on the virus of "Q" fever[J]. Medical Journal of Australia, 1937, 2(8): 299−305.

[2]　Eldin C, Mélenotte C, Mediannikov O, et al. From Q fever to coxiella burnetii infection: a paradigm change[J]. Clinical Microbiology Reviews, 2016, 30(1): 115−190.

10

肝衰竭合并肺隐球菌病患者接受肝移植手术

题 记

　　终末期肝病患者多数有免疫缺陷基础,易合并机会性感染。活动性感染,特别是肺部的真菌感染是器官移植术的禁忌证。这类患者一方面需要对肺部真菌积极有效的治疗,另一方面则需要把握好移植时机。当其余治疗手段难以纠正肝功能及危及生命的并发症,且感染已得到控制时,可考虑行肝移植术。在此,我们介绍1例肝硬化失代偿期合并肺隐球菌病的病例,在隐球菌抗原滴度未完全转阴但活动性感染已控制的情况下实行了肝移植,最终肝功能恢复良好且感染未播散。

病史摘要

入院病史

患者,男性,44岁。江西南昌人,2019年6月13日收入我科。

主诉

腹胀伴皮肤、巩膜黄染11个月余,加重伴发热10天。

现病史

患者2018年9月劳累后自觉腹胀乏力,腰围增大伴尿色加深,皮肤、巩膜黄染渐重,休息后无缓解。11月7日入当地医院就诊,结合慢性乙肝病史及辅助检查等,拟诊"乙肝后肝硬化失代偿、食管胃底静脉曲张、腹腔积液",给予保肝利尿、抗感染、抗病毒以及对症支持等治疗,经治疗患者病情缓解并出院(具体不详)。但患者多次出现症状反复,2019年1月29日及4月6日分别出现呕血,共2次,自诉出血量约300 mL和100 mL,均于当地医院行"食管静脉曲张套扎治疗"(具体不详)。因腹腔积液控制欠佳,拟行肝移植手术,于6月3日入住我院,入院后体温最高39.1℃,否认咳嗽、咳痰、胸闷,白细胞1.57×10^9/L,中性粒细胞75%,血红蛋白72 g/L,血小板10×10^9/L;丙氨酸转氨酶26 U/L,天冬氨酸转氨酶44 U/L,总胆红素167.9 μmol/L,

白蛋白29 g/L,肌酐63 μmol/L,凝血酶原时间24.0秒,国际标准化比值2.3;腹水常规示有核细胞2 135×10⁶/L,中性粒细胞73%,腹水总蛋白20 g/L,腹水培养示肺炎克雷伯菌,头孢唑林、哌拉西林/他唑巴坦、庆大霉素、环丙沙星及复方磺胺甲噁唑均敏感。血培养也提示肺炎克雷伯菌阳性,头孢唑林中介、头孢呋辛敏感、哌拉西林/他唑巴坦中介,多西环素耐药,庆大霉素、环丙沙星及复方磺胺甲噁唑均敏感。胸部CT(图10-1)示右肺下叶背段结节,大小约15 mm×10 mm,形态不规则。入院后诊断为:① 慢性乙型肝炎;② 乙肝肝硬化失代偿期;③ 慢加亚急性肝衰竭;④ 自发性腹膜炎;⑤ 血流感染。予美罗培南1 g q8h ivgtt抗感染,腹腔置管引流,每日约1 500 ml,同时给予退黄、降低门静脉脉压,集落细胞刺激因子,补充白蛋白、血浆、血小板,维持内环境平衡等治疗。患者体温高峰下降,1周后复查腹水常规;有核细胞38×10⁶/L,中性粒细胞10/38,腹水培养及血培养阴性。但患者体温仍有反复,短期内无肝移植手术指征而转至我科治疗。

既往史

乙肝病史20余年,20年前体检发现。2019年6月起开始替诺福韦抗病毒治疗。

入院查体

神志清楚,意识可。贫血貌,巩膜黄染,未见皮疹、出血点、蜘蛛痣,肝掌(+)。双下肺呼吸音低,未闻及干湿啰音。心脏听诊各瓣膜区无殊。腹部反麦氏点可见引流管1根,引流管内见淡黄色引流液。腹膨隆,质软,无压痛、反跳痛及肌紧张,肝肋下未及,脾肋下3指,肠鸣音3次/分,移动性浊音阳性。扑翼样震颤阴性,双下肢无水肿。神经系统查体无殊,脑膜刺激征和病理征阴性。

实验室及辅助检查

· 血常规:白细胞3.94×10⁹/L,中性粒细胞81%,红细胞2.85×10¹²/L,血红蛋白78 g/L,血细胞比容22.9%,血小板5×10⁹/L。

· 尿常规:蛋白质阴性,红细胞13/μL,白细胞10/μL,白细胞酯酶阴性,亚硝酸盐阴性。

· 肝肾功能:丙氨酸转氨酶25 U/L,天冬氨酸转氨酶44 U/L,总胆红素149.0 μmol/L,直接胆红素81.8 μmol/L,碱性磷酸酶67 U/L,γ-谷氨酰转移酶8 U/L,白蛋白30 g/L,肌酐44 μmol/L。

· 炎症指标:C反应蛋白11.4 mg/L,降钙素原0.51 ng/mL。

· 凝血功能:国际标准化比值2.66,凝血酶原时间27.5秒,部分凝血活酶时间76.1秒,纤维蛋白原定量0.4 g/L,D-二聚体2.96 mg/L(FEU)。

· 腹水化验:有核细胞38×10⁶/L,红细胞540×10⁶/L,中性粒细胞10/38,淋巴细胞28/38,李凡它试验弱阳性,总蛋白9 g/L。

· 血培养,腹水培养:反复送检均阴性。

· 腹部B超:肝硬化,脾大(150 mm×55 mm),胰腺、双肾未见明显异常,腹腔中量积液,门静脉主干栓子形成。肝静脉、脾静脉未见明显异常。

<h1 style="text-align:center">临床关键问题及处理</h1>

·关键问题1 患者此时可否行肝移植术？

患者慢性乙型肝炎、失代偿性肝硬化基础上，发生了慢加亚急性肝衰竭，有发热、腹胀，腹水有核细胞 $> 250 \times 10^6/L$，腹水培养肺炎克雷伯菌，故"自发性细菌性腹膜炎"诊断明确。另外，患者有发热，体温最高至39.1℃，血培养见肺炎克雷伯菌，故"血流感染"诊断明确。虽已经1周有效抗菌治疗，但患者体温仍反复，C反应蛋白、降钙素原等炎症指标仍轻度升高，提示感染未完全控制，或合并其他部位感染。活动性感染是肝移植术的禁忌证，因为移植术后免疫抑制剂的应用会加重感染的症状并使感染播散。

·关键问题2 患者为何经美罗培南抗细菌治疗后，虽腹水培养及血培养均阴性，但体温仍反复？

患者腹腔及血流感染肺炎克雷伯菌诊断明确，根据药敏美罗培南有效，且治疗1周后腹水有核细胞数显著下降，腹水培养及血培养转阴。此时患者仍有发热，必须考虑到患者合并其他部位感染的可能性。患者虽否认咳嗽、咳痰症状，但在肝硬化失代偿期、慢加亚急性肝衰竭基础疾病上易合并肺部感染，且胸部CT提示右肺下叶背段结节，大小约 15 mm × 10 mm，形态不规则。可行进一步隐球菌荚膜多糖抗原检测、G试验、GM试验等排查有无肺部真菌感染。尿路感染及胆道感染也需考虑，但患者无尿路刺激症状，尿常规未提示白细胞升高，并且无胆道梗阻的临床表现，碱性磷酸酶、γ-谷氨酰转移酶未升高，腹部B超未见胆管病变，故依据不足。

入院后治疗经过1

入院1周后复查胸部CT（图10-1）示右肺下叶背段结节较前明显增大，大小约 20 mm × 19 mm，两肺下叶背侧新发斑片模糊影，反应性可能。血隐球菌荚膜多糖抗原检测1∶640，脑脊液隐球菌乳胶凝集试验阴性。考虑患者合并感染"肺隐球菌病"，加用氟康唑400 mg ivgtt抗真菌治疗。后患者逐渐体温平，腹腔积液减少，约每10天复查腹水常规未见有核细胞数增多，腹水培养阴性。治疗1个月后复查胸部CT示右肺下叶实性结节伴空洞，大小约 15 mm × 11 mm，较前片缩小。隐球菌荚膜多糖抗原检测定量滴度为1∶80。但患者在积极内科治疗后仍有外周全血细胞重度减少，凝血功能的显著异常，总胆红素的明显升高，仍需行肝移植。

·关键问题3 患者此时可否行肝移植术？

患者此时已无发热的症状，胸部CT提示结节较前明显缩小，隐球菌荚膜多糖抗原检测定量滴度较前明显下降，提示肺隐球菌病已得到控制，是否可以考虑已无肝移植术禁忌证了呢？而另一方面，患者终末期肝病及危及生命的并发症已无法继续经内科治疗纠正，行肝移植术较为紧迫，故能否在抗真菌治疗的同时行肝移植术？我们发现对于这部分患者移植前发生隐球菌病的肝硬化失代偿患者，其结果和最佳治疗方法并未明确。因此，我们查阅了相关文献，最终认为现在是合适的移植时机。

入院后治疗经过2

排除禁忌后，患者于2019年9月8日全麻下行肝移植术。病理诊断：乙肝肝硬化，活动性,伴有大块亚大块坏死、肝细胞再生结节,中度胆汁淤积。术后常规予抗排异及预防性抗感染等治疗,继续氟康唑400 mg qd抗隐球菌,患者恢复良好,无明显体温升高。术后两月随访患者病情稳定,隐球菌荚膜多糖抗原检测定量滴度1∶20,胸部CT(图10-1)示右肺下叶背段实性结节大小约14.5 mm×10.7 mm。随访至2020年10月,血隐球菌荚膜多糖抗原检测阴性,但考虑到肝移植患者需长期服用免疫抑制剂,故仍建议其继续服用氟康唑400 mg qd。2021年3月患者隐球菌荚膜多糖抗原检测仍阴性,肺CT已基本正常,建议继续维持方案。

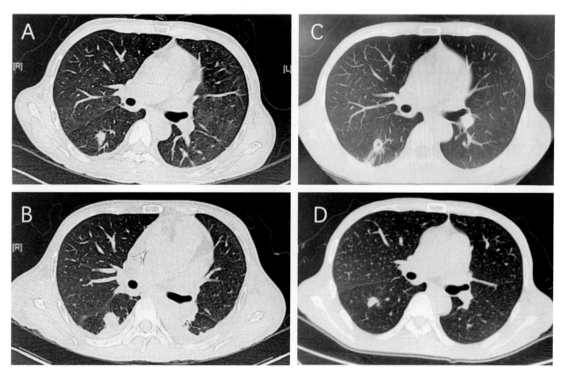

图10-1 该患者右肺下叶背段结节变化。A.刚入院时;B.入院后1周;C.抗真菌治疗后1个月,移植前;D.移植后2个月

背景知识介绍

器官移植受者一般均患有相应特定器官的功能衰竭,故与终末器官衰竭并发症相关的感染风险较高。这些感染在移植后会因免疫抑制剂的使用而加重,因此,移植受者在术前的感染筛查对于获得良好的预后是很重要的。术前感染筛查的目标包括:排除不适宜移植的受者,诊断并治疗移植前的活动性感染,评估移植后感染的风险,并及时采取措施预防移植后感染。

一旦在等待移植的受者中发现活动的或未控制的感染,移植手术就需要延期,直到感染缓解或控制。移植受者术前感染筛查需要详细询问病史,包括流行病学史和预防接种史,进行体格检查和辅助检查,如胸片、血及尿的病原学检查以及特定病原体的筛查和胸腹部CT

检查等。表10-1列出了所有需特别注意筛查的病原体及检测方法。

表10-1　潜在移植受者术前感染筛查的病原体及检测方法

病原体	检测方法
细菌	
结核分枝杆菌	结核菌素试验（PPD） 或γ-干扰素释放试验（IGRA）
梅毒螺旋体	荧光法密螺旋体抗体吸附试验（FTA-ABS） 或梅毒螺旋体明胶凝集试验（TPPA） 或梅毒螺旋体酶免疫试验（TP-EIA） 或快速血浆反应素试验（RPR） 或性病研究实验室试验（VDRL）
病毒	
获得性免疫缺陷病毒（HIV）	第四代HIV筛查试验（抗原抗体联合检测）
巨细胞病毒（CMV）	CMV-IgG抗体
乙肝病毒（HBV）	乙肝表面抗原，乙肝表面抗体，乙肝核心抗体
丙肝病毒（HCV）	HCV抗体，若抗体阳性或透析病人肾移植需加HCV核酸
EB病毒（EBV）	EB病毒壳抗原（VCA）抗体IgG和IgM
真菌	
球孢子菌	若来自流行区，需测抗体
寄生虫	
刚地弓形虫	IgG抗体
类圆线虫属	若来自流行区，需测抗体

对于不同器官移植，感染部位筛查的重点也不同。肾移植受者需注意血液透析或腹膜透析导管的感染，以及上下尿路感染。肝移植受者风险较高的合并感染有肺部感染、自发性细菌性腹膜炎、尿路感染和静脉导管相关感染。对于胆道硬化或狭窄的肝移植受者，可能更易合并反复发作的胆道感染。胰腺移植受者可能患糖尿病足感染及相关的骨髓炎。心脏移植受者需筛查静脉导管或心脏辅助装置相关感染，慢性心功能不全者肺部感染风险也较高。

而肺移植患者还需在移植前仔细评估基础疾病及气道的定植菌群情况。比如囊性纤维化患者易有耐药的假单胞菌、伯克霍尔德菌、葡萄球菌、克雷伯菌、不动杆菌、曲霉的定植。是否因耐药菌群定植而暂缓移植或在移植后进行预防性治疗，目前仍处于争议中，需要更多临床研究证据。

对受者筛查后，除了控制受者活动性感染外，还可结合供者相应的感染筛查结果，推迟移植或采取降低移植后感染风险的措施。表10-2列出了供受者病原体血清学筛查后的处

表10-2　器官移植供受者病原体血清学筛查结果的相应处理措施

病原体	供者抗体状态	受者抗体状态	移植建议	降低移植后感染风险建议
HIV	+	−	拒绝移植	注意HIV药物与钙调磷酸酶抑制剂的相互作用
	−	+	若HIV得到有效控制,接受移植	
CMV	+或−	+	继续移植	移植后立即预防性抗CMV治疗,可使用普遍预防或抢先治疗:缬更昔洛韦口服或更昔洛韦静滴
	+	−	接受移植,移植后CMV感染高风险	
EBV	+或−	+	继续移植	考虑移植后定期监测EBV核酸来调整免疫抑制剂量
	+	−	接受移植,移植后EBV感染及移植后淋巴增殖性疾病(PTLD)高风险	
HBV	HBsAg+和(或)HBcAb IgM+	HBsAb−	拒绝移植	若肝移植,移植后需立即注射抗乙肝病毒球蛋白及乙肝抗病毒治疗;若非肝移植,仅需乙肝抗病毒治疗
		HBsAb+	通常拒绝移植,急需挽救生命时需接受预防性治疗	
	HBcAb IgG+	HBsAb−	可接受移植,需仔细评估收益风险,并取得知情同意	移植后立即注射乙肝疫苗,若HBsAb未持续阳性,需联合乙肝抗病毒治疗
	HBcAb IgG+	HBsAb+	可接受移植	移植后立即启动乙肝抗病毒治疗,若HBsAb转阴,需注射乙肝疫苗
HCV	+	+或−	若供者HCV核酸阴性,继续移植	移植后仍需监测HCV核酸
			若供者HCV核酸阳性,可以移植,需取得知情同意	移植后立即启动丙肝抗病毒治疗
梅毒螺旋体	+(RPR)	+或−(RPR)	接受移植	移植后立即青霉素预防性治疗
刚地弓形虫	+或−	+	继续移植	移植后立即复方磺胺甲噁唑(TMP/SMX)
	+	−	接受移植	预防性治疗,二线方案为阿托伐醌联合乙胺嘧啶和亚叶酸

理措施。

　　但对于移植前发生隐球菌病的肝硬化患者,其预后和最佳治疗方法尚不清晰。我们查阅了相关文献,发现某文提到39例有隐球菌病的等待肝移植患者中,20.5%(8例)接受了肝移植,且均存活,远高于剩下的31例患者。接受移植显然与较低的死亡率相关($P=0.002$)。在3.5年的中位随访期间,无一例移植受者出现疾病进展,生存率为87.5%。这8例患者最短的移植前抗真菌治疗时间仅8天。由此可见,对于这部分患者,肝移植是必要的手段。结合我们科室既往治疗隐球菌患者的大量经验,我们认为这例患者,其他感染已好转,隐球菌感染也得到了有效控制,因此,我们及时给患者行肝移植术,并最终获得了良好的结局。

点 评

　　对于终末期肝病患者，在目前的常规治疗手段难以纠正肝功能、存在危及生命的并发症时，最好的治疗措施是行肝移植术。但终末期肝病患者在移植前极易合并细菌及真菌感染，而多个部位感染，尤其是肺部严重感染通常是器官移植术的禁忌证。因此，对于这些已经存在感染的待移植患者来说，有效的抗感染对于及时行肝脏移植手术以及提高患者的生存率都是至关重要的。在没有控制感染或未发现感染灶的情况下行肝移植，常因业已存在的感染在移植后进一步加重，导致移植失败，增加病死率。如果移植过晚，患者常因合并的并发症，如肝性脑病、消化道出血以及肝衰竭的进一步加重而死亡。此外，在等待移植的过程中，肝衰竭患者极易出现新的感染，使患者彻底失去肝移植的机会而死亡。在等待肝移植的患者中，合并肺部隐球菌感染的病例报道较少见，尚缺少明确的共识。我们基于国外极少的相关文献，结合科室积累的治疗隐球菌病的大量经验，及时给予患者肝移植手术，最终获得了成功，这些经验值得借鉴。

（应 悦 胡越凯 黄玉仙）

参·考·文·献

[1] Malinis M, Boucher HW. On behalf of the AST Infectious Diseases Community of Practice. Screening of donor and candidate prior to solid organ transplantation-Guidelines from the American Society of Transplantation Infectious Diseases Community of Practice[J]. Clin Transplant, 2019, 9: e13548.

[2] Fishman J. Infection in solid-organ transplant recipients[J]. N Eng J Med, 2007, 357(25): 2601−2614.

[3] Huprikar S, Danziger-Isakov L, Ahn J, et al. Solid organ transplantation from Hepatitis B Virus-positive donors: Consensus guidelines for recipient management[J]. Am J Transplant, 2015, 15: 1162−1172.

[4] 中华医学会器官移植学分会, 中华预防医学会医院感染控制学分会, 复旦大学华山医院抗生素研究所. 中国实体器官移植供者来源感染防控专家共识（2018版）[J]. 中华器官移植杂志, 2018, 39（1）: 41−52.

[5] Nina Singh, Costi D, Fernanda P, et al. Cryptococcosis in patients with cirrhosis of the liver and posttransplant outcomes[J]. Transplantation, 2015, 99(10): 2132−2141

[6] Costi D, Sun HY, Thomas V, et al. Pretransplant Cryptococcosis and outcome after liver transplantation. Liver Transplantation, 2010, 16: 499−502.

11

以肝脏占位伴肝功能异常为首发
表现的播散性隐球菌病

非HIV相关隐球菌病最常见的是隐球菌脑膜炎和肺隐球菌病，而以肝脏占位伴肝功能异常为首发的隐球菌病较为罕见，由于临床症状体征和放射（影像）学并无明显特异性，早期诊断非常困难，误诊率很高。本文报告了一例以肝脏占位为首发的播散性隐球菌感染罕见病例，患者发病初并无肺部和中枢神经系统感染的相关症状，很难想到隐球菌感染的可能性，肝脏病灶明确诊断的过程较为曲折，病程中又出现了很少见的隐球菌感染皮肤病灶。通过对本病例的学习，希望临床医生在考虑肝脏占位病因时，除了筛查肿瘤性、细菌性（包括结核）、寄生虫性、真菌性（念珠菌和毛霉）等常见病因之外，也需注意到隐球菌播散感染的可能性。

病史摘要

入院病史

患者，男性，30岁，安徽庐江县人，发病时在深圳工作，于2021年1月11日收住入我院。

主诉

发现肝功能不全及肝占位3月余，皮疹2月余。

现病史

患者3个多月前体检发现肝功能不全（总胆红素45.2 μmol/L、丙氨酸转氨酶256 U/L、天冬氨酸转氨酶99.5 U/L），2020年10月7日至江浙某医院查上腹部增强CT提示"肝左叶片状低密度影，肝内胆管扩张，肝左叶为著，淋巴瘤？肝右叶局部灌注不均"，在当地医院予保肝药物对症治疗。后至南方某医院进一步就诊，2020年10月22日行内镜逆行胰胆管造影（ERCP）检查：术中未见胆管黏膜明显异常；胃肠镜检查未见明显异常。2020年11月2日行骨髓穿刺活检术未见明显异常。2020年11月16日至上海某医院住院，2020年11月30日查肝脏MRI增强＋磁共振胰胆管造影（MRCP）示：左、右叶肝内胆管占位，肝门部肿大淋巴结，脾大。患者病程中渐感左上腹部疼痛，尿液颜色浓黄，无发热，无恶心、呕吐，无白色陶土样大便。外院予保肝利胆治疗，并于2020年12月4日行肝脏占位病变穿刺活检，后病理回报肝脏占位考虑感染性肉芽肿可能大；进一步外送血T-SPOT.*TB*检测结果阴性。自2020年12月初患者颜面部逐渐出现散在红色小丘疹，触之易出血，无皮肤瘙痒、疼痛，后皮疹逐渐蔓延至颈前、前胸、腹部及背部。患者为进一步明确肝占位性质收入我科住院。

既往史及个人史

患者幼年时有甲肝病史，否认其他传染病史，否认手术外伤病史，否认输血，否认过敏，否认有养鸽和鸽粪接触史，否认吸烟饮酒；曾有不洁性行为史。

体格检查

神志清楚，营养稍差，体形消瘦，回答切题，自动体位，查体合作，全身皮肤黏膜轻度黄染，颜面部、颈前、前胸、腹部及后背见散在红色小丘疹（见图11-1），中央似有凹陷，部分破溃结痂，无肝掌及蜘蛛痣，全身浅表淋巴结未触及肿大。未见皮下出血点，头颅无畸形，眼睑正常，睑结膜未见异常，巩膜轻度黄染。双侧瞳孔等大等圆，对光反射灵敏，耳郭无畸形，外耳道无异常分泌物，无乳突压痛。外鼻无畸形，鼻通气良好，鼻中隔无偏曲，两侧鼻旁窦区无压痛，口唇无发绀。双侧腮腺区无肿大，颈软，无抵抗，颈静脉无怒张，气管居中，甲状腺无肿大。胸廓对称无畸形，胸骨无压痛；双肺呼吸音清晰，未闻及干、湿性啰音。心率82次/分，律齐，各瓣膜听诊区未闻及病理性杂音；腹平坦，腹壁软，全腹无压痛，无肌紧张及反跳痛，肝脏肋缘下2 cm可触及，质地中，边缘钝，无触痛及叩痛，脾肋下3 cm可触及，无触痛，肾区无叩击痛，肠鸣音4次/分。肛门及外生殖器未见异常，脊柱、四肢无畸形，关节无红肿，无杵状指（趾），双下肢无水肿。肌力正常，肌张力正常，生理反射正常，克氏征阴性，病理反射未引出。

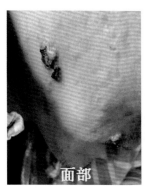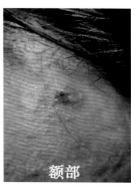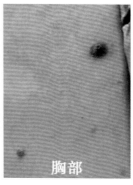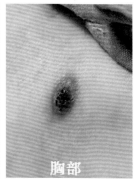

图11-1 治疗前患者全身散在红色小丘疹（中央似有凹陷，部分破溃结痂）

实验室及辅助检查

· 血常规（2021-01-11）：白细胞计数$5.82×10^9$/L，中性粒细胞60.0%，淋巴细胞21.8%，单核细胞14.1%（↑），红细胞计数$4.54×10^{12}$/L，血红蛋白127 g/L（↓），血小板计数165×

10^9/L。

· 肝功能（2021-01-11）：丙氨酸转氨酶118 U/L（↑），天冬氨酸转氨酶86 U/L（↑），总胆红素30.5 μmol/L（↑），直接胆红素18.5 μmol/L（↑），γ-谷氨酰转移酶313 U/L（↑），碱性磷酸酶407 U/L（↑），白蛋白45 g/L，球蛋白34 g/L，前白蛋白191 mg/L（↓）；肾功能（2021-01-11）尿素3.4 mmol/L，肌酐69 μmol/L，尿酸0.348 mmol/L，eGFR（MDRD公式计算）124.1 mL/min。

· 血沉（2021-01-11）：26 mm/h（↑）；C反应蛋白（2021-01-11）3.11 mg/L；降钙素原（2021-01-11）0.08 ng/mL（↑）；铁蛋白（2021-01-12）199.00 ng/mL。

· 淋巴细胞亚群绝对计数（2021-01-11）T淋巴细胞绝对值：1 060 cells/μL，Th淋巴细胞绝对值217 cells/μL（↓），Ts淋巴细胞绝对值692 cells/μL，B淋巴细胞绝对值30 cells/μL（↓），NK自然杀伤细胞绝对值195 cells/μL，CD4$^+$/CD8$^+$比值0.31（↓）；免疫球蛋白（2021-01-11）IgM 1.32 g/L，IgG 12.90 g/L，IgA 1.25 g/L，IgE 138.72 ng/mL，IgG4 1.710 g/L。

· 血隐球菌荚膜多糖抗原定性试验（2021-01-11）阳性，荚膜多糖抗原定量试验：滴度1∶320。

· ANA阳性（＋），粗颗粒型1∶100，余AMA、ENA、dsDNA、ANCA、RF、自身免疫性肝病抗体谱等免疫相关指标结果均为阴性。

· 患者筛查乙肝表面抗原、丙肝抗体、血CMV DNA、血浆EBV DNA、HIV、RPR、TPPA等结果均为阴性；血结核感染T细胞检测结果为阴性；血清真菌G试验、GM试验结果均阴性；激素水平、甲状腺功能、肿瘤标志物、空腹血糖、糖化血红蛋白、电解质、凝血功能、血脂、尿常规、粪便常规及隐血等检查无明显异常。

入院后诊疗经过

入院后借阅患者外院肝穿刺活检病理切片，我院病理科会诊考虑肝占位活检病理倾向隐球菌感染（见图11-2）。2021年1月12日请皮肤科行面部皮损刮片（见图11-3），皮屑真菌荧光染色镜检结果阳性（查见真菌菌体），皮屑墨汁涂片查见具有荚膜的真菌孢子，考虑新型隐球菌。1月13日请皮肤科行左前胸皮疹处皮肤活检，皮肤病理示：表皮部分破溃伴脓痂，真皮内片状淋巴、组织细胞浸润伴较多中性粒细胞和浆细胞，可见少数多核巨细胞，炎症区域内找到大量PAS染色阳性的孢子，支持皮肤隐球菌感染（见图11-4）。1月12日复查血隐球菌荚膜多糖抗原滴度1∶320，考虑患者存在播散性隐球菌病，排除禁忌后当日行腰穿检查明确有无颅内播散，测脑脊液压力135 mmH$_2$O，脑脊液生化（2021-01-12）示：糖3.3 mmol/L（同步血糖6.0 mmol/L↑），氯化物121 mmol/L，蛋白质388 mg/L；脑脊液常规（2021-01-12）示：无色，清，白细胞28×10^6/L（↑），红细胞

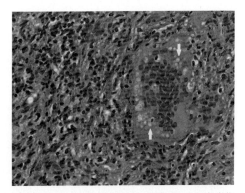

图11-2 患者外院肝脏活检组织病理，可见隐球菌菌体（黄色箭头所示。HE染色，×400倍）

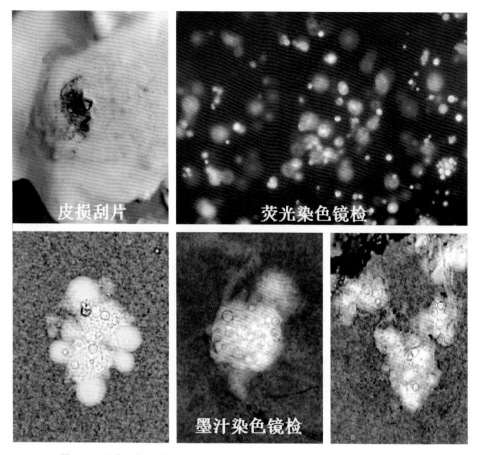

图11-3　患者面部皮疹刮片行真菌荧光染色镜检及墨汁染色镜检,均发现隐球菌

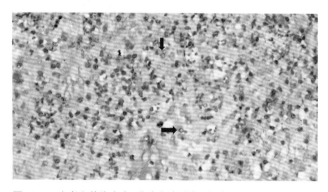

图11-4　患者左前胸皮疹,我院皮肤活检组织病理,可见PAS染色阴性的隐球菌菌体(红色箭头所示,PAS染色,×400倍)

$2 \times 10^6/L$,单核细胞21/28,多核细胞7/28;脑脊液隐球菌荚膜多糖抗原滴度1:5。1月17日脑脊液真菌培养结果阳性,为新型隐球菌(药敏:氟康唑敏感,伏立康唑敏感,两性霉素B敏感,伊曲康唑耐药)。1月13日完善头颅MRI增强提示:双侧顶叶、左侧基底节区多发脑内病变伴局部脑膜病变(见图11-5)。1月14日行胸部CT平扫提示:左肺上叶尖后段小结节,考虑为良性增殖灶;两肺纹理增多,右肺下叶条索。1月14日复查肝脏MRI增强提示:肝内穿刺后,肝门区异常信号伴少量出血后、肝内胆管扩张(左侧明显);肝肿大,肝右叶良性囊性灶;脾增大,脾脏低信号结节,脾门区副脾结节(见图11-6)。根据以上病灶累及情况,可明确诊断:播散性隐球菌病(肝脏、脑、皮肤),故抗真菌药物治疗选用两性霉素B脱氧胆酸盐

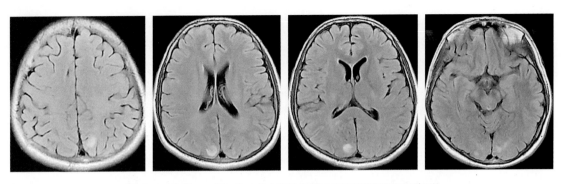

图11-5 患者2021年1月13日入院时头颅MRI增强表现（T2WI序列）

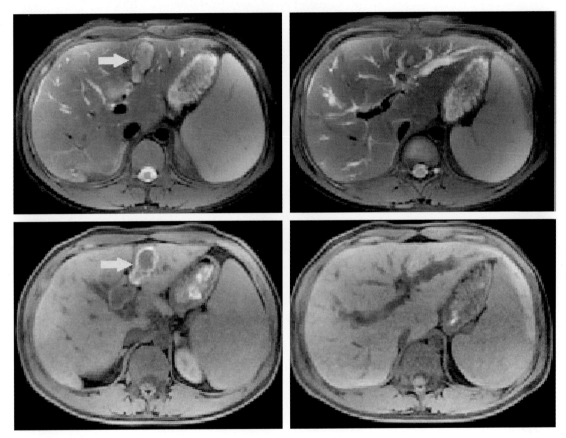

图11-6 患者2021年1月14日入院时肝脏MRI增强表现（上为T2WI序列,下为DWI序列,黄色箭头为肝门区病灶）

25 mg qd ivgtt联合氟胞嘧啶片1.5 g qid po。

经上述治疗后,定期随访患者脑脊液常规、生化结果逐步好转,1月25日第三次复查腰穿送检脑脊液真菌培养结果转阴性;至2月20日复查脑脊液隐球菌荚膜多糖抗原试验结果转阴性。患者予两性霉素B脱氧胆酸盐治疗2周后随访肌酐呈进行性升高趋势,1月27日复查肌酐113 μmol/L,eGFR74.7 mL/min,并出现血小板下降至88×10⁹/L,考虑药物不良反应可能,故于1月28日停用两性霉素B脱氧胆酸盐,改予氟康唑注射液400 mg q12h ivgtt联合氟胞嘧啶片1.5 g qid po继续维持抗真菌治疗,后监测肾功能及血小板均逐步恢复正常。抗真菌治疗后观察患者全身皮肤丘疹较前明显消退,局部遗留色素沉着（见图11-7）,左前胸皮肤活检处愈合良好,无红肿,未见脓液渗出;定期随访头颅MRI增强及肝脏MRI增强均提示病灶较前进一步缩小、减少。2021年2月8日因随访肝功能示:丙氨酸转氨酶192 U/L,天冬氨酸转氨酶122 U/L,考虑氟胞嘧啶药物不良反应可能,遂暂予停用氟胞嘧啶片;5月12日改为氟康唑片400 mg q12h口服抗真菌治疗。患者病情稳定,肝功能逐步恢复,至2021年6月9日,复查患者血隐球菌荚膜多糖抗原定量试验下降至1:5,氟康唑减量为400 mg qd口服维持治疗。随访肝脏MRI增强及头颅MRI增强均提示病灶较前好转。末次随访2021年8月2日复查血隐球菌荚膜多糖抗原滴度维持1:5,目前继续口服氟康唑片400 mg qd维持治疗至今。

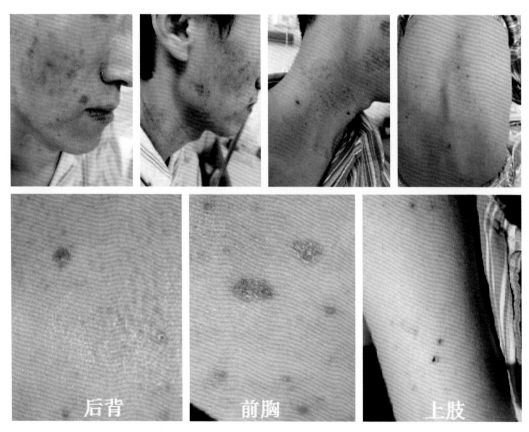

图11-7 治疗后患者全身皮肤丘疹较前明显消退,仅局部遗留色素沉着

患者在抗真菌治疗过程中曾出现经外周静脉置入中心静脉导管（PICC）置管处流脓伴发热,血培养提示金黄色葡萄球菌（MSSA）,予拔除PICC置管,导管尖端培养亦阳性,故考虑导管相关金黄色葡萄球菌血流感染。2021年2月18日患者复查胸部CT平扫,发现两肺多处新发病灶;2月23日复查胸部CT平扫示双肺散在炎症伴空洞形成,较2021-02-18病灶进展。患者新发双肺病灶性质不明,经充分沟通后,于2月24日行CT引导下经皮肺穿刺术,术后病理

结果提示(肺穿刺)肺组织慢性间质性炎症,伴肺泡腔纤维素性渗出,灶性炎性坏死,考虑为机化性肺炎改变;特殊染色未见明显病原菌。虽肺穿刺灌洗液查隐球菌抗原阴性(考虑抗真菌治疗后假阴性可能),培养结果提示金黄色葡萄球菌(MSSA,不除外呼吸道正常定植或污染可能),但后期坚持抗真菌治疗过程中定期随访胸部CT平扫提示两肺病灶较前明显吸收。结合肺穿刺提示机化性肺炎改变,考虑仍存在肺隐球菌病可能。

患者在我院住院治疗期间,监测CD4$^+$T细胞计数持续低下(< 300/μL),且患者曾有不洁性行为史,但我院多次查HIV抗体均为阴性;患者2012年3月5日至上海市公共卫生临床中心进一步检测HIV RNA及确诊实验结果均为阴性,故暂无HIV感染证据,考虑特发性CD4$^+$T细胞减少症可能大。评估患者存在免疫力低下基础,且其1月18日血常规曾查见异形淋巴比例升高,为除外血液系统疾病背景,进一步予完善骨穿及流式细胞学检查。1月22日骨髓流式细胞检测未见明显异常造血淋巴细胞群。1月27日骨髓活检病理示:十来个髓腔,造血细胞约占60%左右,巨核细胞可见,各系造血细胞未见明显异常,网状染色(−),刚果红(−),PAS(散在+)。另予完善γ干扰素抗体检测结果阴性。

临床关键问题及处理

· 关键问题1　患者肝占位伴肝功能异常的诊断

患者年轻男性,慢性病程,以肝功能不全和肝占位为首发症状起病,最初曾在外院行肝占位穿刺活检,术后病理提示感染性肉芽肿可能大,但未能明确病原学诊断。我院病理科借阅患者外院肝占位穿刺病理切片后倾向隐球菌感染(见图11-2)。患者入我院后查外周血隐球菌荚膜多糖抗原检测结果阳性,滴度1∶320,亦支持隐球菌感染。患者无明显免疫力低下基础疾病,否认寄生虫相关流行病史,我们进一步通过筛查病毒性肝炎标志物、CMV DNA、EBV DNA、血结核感染T细胞检测、血G试验、血清GM试验、肿瘤标志物、自身抗体谱等检查一一除外了可能引起肝脏占位伴肝功能异常的其他常见病因,综合考虑肝占位伴肝功能异常是由隐球菌播散感染所致。肝脏隐球菌病较为罕见,感染可能由伴发于肝硬化的宿主防御系统受损所导致,但临床特征并无特异性,可无畏寒、发热等全身症状,仅以隐匿起病的肝功能异常和肝脏占位引起的相关症状为主要表现,影像学上亦无特征性表现可供鉴别。因此,临床上此类肝占位伴肝功能异常的疑难患者通常仍需要进一步行肝占位病灶穿刺活检,最终通过组织病理学检查得以明确诊断,而兼具高敏感性和高特异性的血隐球菌荚膜多糖抗原检测更进一步佐证了肝脏隐球菌病的诊断。

虽然该例患者的首发临床表现局限于单一解剖部位(肝脏),但非脑膜、非肺部隐球菌病通常提示播散性感染。一般而言,隐球菌感染以呼吸系统和中枢神经系统最为好发,但隐球菌感染播散后可累及身体任何部位或结构,包括肝脏、淋巴结、腹膜、泌尿生殖道、肾上腺、眼睛、皮肤、软组织或骨关节等少见部位,前列腺可能是感染蓄积部位。该例患者在行肝占位穿刺活检后,继之全身皮肤出现了形态较为特殊的散在红色丘疹(见图11-1)。据文献报道,多达15%的播散性感染者可有隐球菌皮肤病变，多表现为丘疹、斑块、紫癜、溃疡、蜂窝织炎、浅斑块、脓肿和窦道。晚期HIV感染者可能出现类似传染性软疣的脐形丘疹，而移植患者可能在无感染播散证据的情况下发生蜂窝织炎。患者特殊的皮肤表现让我们首先想到可能是隐球菌播散感染，因此我们请皮肤科对患者特殊皮损床旁刮片进行真菌荧光染色及墨汁涂片镜检，结果均查见满视野厚荚膜真菌孢子，形态考虑新型隐球菌（见图11-3）；进一步行皮损处皮肤活检，皮肤病理结果亦明确支持皮肤隐球菌感染。患者病程中虽然没有呼吸道症状，没有发热、头痛、脑膜刺激征和颅神经受累相关症状，但考虑到隐球菌播散感染最常累及到肺部和脑，且对中枢神经系统有特殊亲和力，因此我们进一步完善了肺部和中枢神经系统的评估。出乎我们意料的是，患者脑脊液隐球菌荚膜抗原检测滴度为1：5阳性，且脑脊液培养亦证实新型隐球菌，头颅MRI增强也提示存在双侧顶叶、左侧基底节区多发脑内病变伴局部脑膜病变（见图11-5）。综合以上所有证据，该患者可明确诊断为播散性隐球菌感染（累及肝脏、皮肤、脑）。关于患者感染隐球菌的途径，本例患者治疗初期评估并无肺隐球菌病。根据既往文献中关于孤立性肝胆隐球菌病的报道，经胃肠道或胆道途径可发生隐球菌感染。但该病例并无肝硬化或移植相关基础疾病史，需考虑到此次隐球菌播散感染虽为肝脏首发，却并不一定是原发病灶。

· 关键问题2　患者CD4$^+$T细胞计数降低会是AIDS患者吗？

本例患者为播散性隐球菌病，且累及肝脏、皮肤等少见部位，通常以HIV感染者最为多见。考虑到患者为年轻男性，既往否认免疫低下基础疾病，追问患者有不洁性生活史，加之入院后多次复查CD4$^+$T细胞计数均低于300/μL，因此我们高度怀疑HIV感染待排。入院后我们多次查HIV抗体均为阴性，但考虑到临床中抗体阴性、核酸阳性的HIV确诊病例并不少见，因此为明确是否存在HIV感染，患者于2012年3月5日至上海市公共卫生临床中心进一步检测HIV抗原/抗体、HIV RNA，结果均为阴性，故暂予除外HIV感染可能。根据美国疾病预防控制中心定义，患者符合特发性CD4$^+$淋巴细胞减少症的诊断，该症又称为HIV阴性的艾滋病样综合征。患者主要特点为CD4$^+$T淋巴细胞减少，具有与艾滋病相似的临床表现，发生机会性感染的概率明显增加。因此在无其他免疫功能明显缺陷的基础上，最后考虑该患者为特发性CD4$^+$淋巴细胞减少症，这是引起隐球菌感染乃至播散的主要因素。

背景知识介绍

隐球菌病是一种全球广泛存在的侵袭性真菌病，其主要致病真菌为新型隐球菌和格特隐球菌，其中以新型隐球菌最为常见。人类免疫缺陷病毒（human immunodeficiency virus，HIV）感染患者是隐球菌病的高危人群，其他免疫系统功能受损的人群如实体器官移植（solid organ transplant，SOT）患者、血液系统疾病及造血干细胞移植患者、免疫系统疾病及糖皮质激素、免疫抑制剂使用者，甚至是所谓的免疫正常患者均可感染隐球菌病。根据2010年的统计数据，复旦大学附属华山医院收治的非HIV相关隐球菌脑膜炎中无明显免疫低下基础疾病的人群占66.9%。一般认为呼吸道吸入孢子是隐球菌最常见的感染途径。除肺部外,中枢神经系统也是最常见的感染部位,可能与隐球菌对中枢神经系统的特殊亲和力有关。在免疫力低下的患者中,隐球菌感染可以播散至皮肤、肾上腺、骨骼、胃肠道等任何器官。肝脏隐球菌病报道罕见,在HIV或免疫功能低下患者中可能由隐球菌血源播散引起。以肝功能异常和肝占位为首发表现的肝胆隐球菌病更为罕见,影像学表现无特异性,可为沿着肝十二指肠韧带延伸的不规则、低密度肿块,伴有双侧肝内胆管扩张、黄疸等,类似于胆管细胞癌或原发性硬化性胆管炎,但仅凭影像学结论极易误诊漏诊;或者肝脏占位易被经验性误诊为肝结核、肝癌等。

隐球菌病的诊断可通过病灶样本的墨汁涂片、真菌培养及病理结果等得到明确。对体液标本进行隐球菌荚膜多糖抗原检测具有高灵敏度和高特异度,有着重要的早期诊断价值。而早期诊断和早期治疗可大大改善隐球菌病的预后。隐球菌病的治疗根据宿主状态及隐球菌感染累及范围有所不同。隐球菌脑膜炎的治疗一般分为诱导治疗、巩固治疗和维持治疗三个阶段。对于非HIV非器官移植患者,诱导治疗方案为两性霉素B联合氟胞嘧啶,疗程≥4周,巩固治疗推荐方案为氟康唑400～800 mg/d,疗程8周,之后是氟康唑口服200～400 mg/d维持治疗6～12个月。对于使用两性霉素B诱导治疗不能耐受的患者,根据我们既往队列研究,可采用高剂量氟康唑800 mg/d单用或联合氟胞嘧啶作为补救治疗方案,总有效率可达到83.7%。重度肺部病变(如弥漫性肺部浸润)或播散性病变(如至少2个不相邻部位感染或隐球菌荚膜多糖抗原滴度≥1∶512)患者的治疗方案同隐球菌脑膜炎。轻中度肺隐球菌病推荐治疗方案为氟康唑400 mg/d,疗程6～12个月。非脑膜、非肺部隐球菌病患者,如果没有累及中枢神经系统、无真菌血症和免疫抑制危险因素,则单个部位感染者通常可参考轻中度肺隐球菌病治疗方案。

特发性CD4$^+$T细胞减少症(idiopathic CD4 lymphocytopenia, ICL)是指在没有HIV感染和任何其他免疫缺陷疾病的情况下,持续存在CD4$^+$T淋巴细胞减少。CD4$^+$T细胞计数应不止1次低于300/μL或少于总淋巴细胞的20%,两次检测之间一般间隔2～3个月。目前认为ICL是一种罕见的异质性临床综合征。其定义是在1992年由美国CDC首次提出,其诊断标准包括:① 2次以上(间隔至少6周)检测外周血CD4$^+$T细胞绝对计数小于300/μL,或外周血CD4$^+$T细胞占T淋巴细胞总数百分比不足20%;② 除外HIV-1、HIV-2、HTLV-1、HTLV-2感染;③ 除外其他已知病因或治疗因素引起的免疫功能抑制。

ICL患者临床表现包括感染、肿瘤和自身免疫性疾病3大类,轻重不一,可从无症状到致命性感染等。ICL患者容易遭受各种机会性和非机会性感染。最常受累的器官系统包括皮肤、中枢神经系统和肺;而骨骼肌肉系统、淋巴网状系统、胃肠道、造血系统、眼、耳、生殖系统受累相对少见。在已报道的ICL患者继发感染中,以隐球菌和分枝杆菌为多,感染部位主要累及脑和肺。另外人乳头瘤病毒(HPV)、疱疹病毒和念珠菌引起的皮肤损害在ICL患者中也不少见。在Zonios等人对39例ICL患者的随访研究中,最常见的感染是由隐球菌、HPV和非结核分枝杆菌引起的。ICL患者由于免疫的异常,也常出现多部位感染及多重感染。有关ICL患者所伴随恶性肿瘤,已报道的文献中累及范围包括皮肤、淋巴系统、肺、胃、肝、中枢神经系统、眼眶、鼻腔、睾丸、前列腺、膀胱、外阴和宫颈等部位,可发生实体肿瘤或血液系统肿瘤等。

ICL患者还可合并各种类型的免疫性疾病，根据Ahmad等人的研究，以干燥综合征、结节病和银屑病最为常见。Zonios等人在9例（23.1%）ICL患者中发现自身免疫性疾病，包括系统性红斑狼疮、抗心磷脂抗体综合征、银屑病、白癜风、Graves病、自身免疫性甲状腺炎、溃疡性结肠炎、免疫性血小板减少症、自身免疫性溶血性贫血等。目前各项研究显示，没有一种特殊的感染或疾病与ICL有明确相关性，其临床表现的多样性为临床医生诊断疾病带来了一定的困难。因此，当临床上发现病因不明的疾病，尤其是各种机会性或非机会性感染时，在排查HIV感染的同时，需要考虑检测T细胞亚群绝对计数以明确是否患有ICL，包括排查其他原发免疫缺陷病可能性。

目前，ICL患者治疗主要是筛查和防治各种机会性或非机会性感染，以及伴随的相关疾病。对于ICL本身疾病的治疗尚无特效手段。尽管ICL患者血清球蛋白水平一般不低，但有文献报道静脉人免疫球蛋白的使用可能使患者受益。骨髓移植（BMT）治疗能重塑患者的免疫功能，文献报道由于ICL相关疾病进行的骨髓移植可能导致移植后ICL改善。如Petersen等人首先报道了一名患有ICL、复发性机会性感染和再生障碍性贫血的20岁男性患者在进行异基因骨髓移植后，患者外周血CD4$^+$T细胞计数恢复正常，且能够对白喉、破伤风和脊髓灰质炎疫苗产生正常的抗体反应。另外很多学者尝试进行IL-2、IL-7和IFN-γ等免疫治疗，虽然也取得了一定的效果，但仍处于探索阶段。

本文介绍一例以肝脏占位伴肝功能异常为首发表现的播散性隐球菌病，患者肝脏隐球菌病诊断过程曲折，早期未曾考虑进行隐球菌感染的筛查，最终通过肝穿刺活检组织病理得以确诊，进一步发现了皮肤和中枢神经系统的累及。通过本病例讨论，提醒我们在临床工作中遇到肝脏占位性病变时，感染性病因中应考虑到隐球菌病累及肝脏的可能性，早期即可行血清隐球菌荚膜多糖抗原检测筛查，从而有助于避免漏诊误诊和不必要的手术。另外，患者为年轻男性，无HIV感染的证据，既往无免疫力低下相关基础疾病，多次查外周血CD4$^+$T淋巴细胞低于300/μL，符合特发性CD4$^+$T细胞减少症的诊断，考虑与患者的隐球菌感染和少见播散部位（肝、皮肤）有关。该患者播散性隐球菌病累及肝脏、皮肤、脑等多部位，根据IDSA指南，治疗方案的选择同隐球菌脑膜炎，初始治疗建议以两性霉素B和氟胞嘧啶为基础的联合治疗方案，当无法耐受两性霉素B药物不良反应时，可选用高剂量氟康唑（800 mg/d）作为补救治疗方案。患者最终通过上述初始治疗和补救治疗后，脑脊液完全恢复正常，皮疹消失，头颅及肝脏病灶明显缩小、减少，脑脊液隐球菌荚膜多糖抗原滴度迅速转阴，血隐球菌荚膜多糖抗原滴度稳步下降，获得了良好的疗效。

（赵华真　张　舒　李莉　陈忠清　朱利平）

参·考·文·献

[1] Mitchell TG, Perfect JR. Cryptococcosis in the era of AIDS-100 years after the discovery of Cryptococcus neoformans [J] . Clin Microbiol Rev, 1995, 8(4): 515-548. doi: 10.1128/CMR.8.4.515

[2] Ding YG, Fang H. Edematous erythema, subcutaneous plaques, and severe pain in the lower extremities in an immunocompromised patient [J] . JAMA, 2013, 309(15): 1632-1633. doi: 10.1001/jama.2013.3740

[3] Perfect JR, Dismukes WE, Dromer F, et al. Clinical practice guidelines for the management of cryptococcal disease: 2010 update by the infectious diseases society of america [J] . Clin Infect Dis, 2010, 50(3): 291-322. doi: 10.1086/649858

[4] Vijayakumar S, Viswanathan S, Aghoram R. Idiopathic CD4 Lymphocytopenia: Current Insights [J] . Immunotargets Ther, 2020, 9: 79-93. Published 2020 May 14. doi: 10.2147/ITT.S214139

[5] Rohtagi A, Aggarwal A, Chabra MK, et al. Disseminated cryptococcosis with hepatic dysfuction as the initial manifestation in an immunocompetent adult [J] . Arch Iran Med, 2013, 16(5): 303-305.

[6] Zhang C, Du L, Cai W, et al. Isolated hepatobiliary cryptococcosis manifesting as obstructive jaundice in an immunocompetent child: case report and review of the literature [J] . Eur J Pediatr, 2014, 173(12): 1569-1572. doi: 10.1007/s00431-013-2132-2

12

无免疫力低下危险因素的成人原发胃肠道毛霉病

题记

　　毛霉病是一种罕见的机会性真菌感染,通常见于糖尿病酮症酸中毒或免疫功能严重低下患者,其诊断较为困难,病情进展迅速,病死率高。临床上常见皮肤黏膜、鼻-眼眶-脑、肺部等部位累及,而成人胃肠道毛霉病较为少见,本篇介绍2例无明确免疫功能低下等危险因素的成人胃肠道毛霉病的临床诊治,希望加深对该病的认识,以及今后在临床中遇到胃肠道慢性感染时,能够减少漏诊、误诊的发生。

病例一

病史摘要

入院病史

患者,男性,40岁,湖北云梦县人,于2020年9月8日收入我院。

主诉

消瘦7个月,发现肝占位4个月。

现病史

患者7个月前无明显诱因发现体重减轻(3个月内下降了8 kg左右),伴左上腹痛,腹胀,凌晨时疼痛加重,难以入睡,食欲下降,自述有不成型黑便,否认便秘、腹泻。病程中曾伴发热2次,最高39℃,服用感冒药可退热,未曾正规诊疗。后患者于2020年5月8日就诊于当地医院,查肿瘤标记物示CA199: 75.11 IU/mL;腹部彩超提示胆总管上段扩张及胆总管上段异常回声;肝内外胆管扩张,胆囊腔隙消失,左肾结石;上腹部增强CT提示肝门部占位性病变,肝右后叶低密度灶(转移灶可能),肝内胆管积气。为进一步诊治,于2020年5月13日就诊某省会医院及省级医院,随访肿瘤标记物CA199:167.12 IU/mL,CA50:149.55 IU/mL,查粪隐血阴性,余未见明显异常。进一步完善全身PET/CT检查提示:十二指肠球部及降部肠壁增厚累及邻近肝右叶,代谢增高;肝内多发等/稍低密度结节,代谢增高;下腔静脉内结节,代谢增高;食管裂孔旁、肝门区、肝胃间隙、腹膜后区多发肿大淋巴结,代谢增高;上述考虑恶性病变,十二指肠癌侵犯邻近肝实质、并肝内淋巴结转移,下腔静脉瘤栓形成;肝左叶S2、S3段及肝右叶S6、S7段大片状代谢增高,结合MRI考虑灌注异常所致;肝内胆管扩张;胆囊炎、胆囊结石;胆囊窝积液;左侧上颌窦黏膜下囊肿;双侧扁桃体炎症;双侧颈部多发淋巴结,代谢增高,考虑炎性改变;双侧腋窝、纵隔6区、双侧腹股沟区多发淋巴结,部分代谢性稍增高,考虑非特异性改变;颅脑未见明显异常高代谢征象。5月14日行上腹部MRI平扫+增强提示:十二指肠球部及降部肠壁增厚,考虑十二指肠癌侵犯邻近肝实质;肝内多发结节,考虑转移灶,下腔静脉内结节,考虑瘤栓形成;食管裂孔旁、肝门区及肝胃间隙、腹膜后区多发肿大淋巴结,考虑转移灶;肝左叶S2、S3段及肝右叶S6、S7段灌注异常;肝内胆管扩张;胆囊炎、胆囊窝积液。5月18日行胃镜检查:胃窦大弯侧偏后壁可见一巨大隆起,大小随充气、吸气改变,胃窦变形,幽门变形,进镜困难,球部变形狭窄,内镜无法通过。胃镜考虑慢性萎缩性胃窦炎伴糜烂胃窦隆起(考虑外压),因球部变形,内镜无法通过,无法取得病检。5月19日行肝脏病灶穿刺活检,病理提示:肝镜下见肉芽肿性炎,大量多核巨细胞,少量多核巨细胞内可见菌丝,考虑为真菌感染,真菌类型难以判断。遂于5月22日开始予氟康唑注射液静滴经验性抗真菌治疗14天,自述胃肠道症状稍有好转,改为口服氟康唑治疗后消化道症状再次反复。6月16日再次行无痛电子胃镜检查,胃镜活检病理示:十二指肠黏膜缺损,伴大量淋巴浆细胞及组织细胞浸润,部分组织以浆细胞为主,另见大量炎性纤维素渗出,局部见多核巨细胞及真菌菌丝,符合真菌感染所致肉芽肿性炎。6月29日开始予米卡芬净经验性抗真菌治疗。患者7月1日转院至另一家省级三甲医院住院治疗,7月2日至9月5日改予伏立康唑注射液200 mg q12h静滴经验性抗真菌治疗54天,用药期间持续有发热、柏油样大便,复查肝脏MRI增强较前改善。为求进一步诊治于2020年9月8日收住入我院。患病以来患者精神不好,感乏力,胃纳差,睡眠不好,睡眠质量差,大小便正常,有体重明显下降,近半年体重下降10 kg左右。

既往史及个人史

否认糖尿病等基础疾病。胃镜诊断十二指肠糜烂病史8年余。否认肝炎、结核等传染病史。有肝穿刺手术史,否认其他手术史。否认输血史。否认食物、药物过敏史等。预防接种不详。已婚已育,家族史无特殊。

体格检查

体温36℃,脉搏86次/分,呼吸18次/分,血压100/61 mmHg,身高172 cm,体重66 kg。神志清楚,发育正常,营养正常,回答切题,自动体位,查体合作,步入病房。贫血貌,面色和口唇苍白,无肝掌,全身浅表淋巴结未触及肿大。未见皮下出血点,未见皮疹。头颅无畸形,眼睑正常,睑结膜苍白,巩膜无黄染。双侧瞳孔等大等圆,对光反射灵敏,耳郭无畸形,外耳道无异常分泌物,无乳突压痛。外鼻无畸形,鼻通气良好,鼻中隔无偏曲,鼻翼无扇动,两侧鼻旁窦区无压痛，口唇无发绀。双腮腺区无肿大，颈软，无抵抗，颈静脉无怒张，气管居中，甲状腺无肿大。胸廓对称无畸形，胸骨无压痛；双肺呼吸音清晰，未闻及干、湿性啰音。心率86次/分，律齐；腹平坦，腹壁软，右上腹部轻压痛，无肌紧张及反跳痛，肝、脾肋下未触及，肝、肾区无叩击痛，肠鸣音4次/分。肛门及外生殖器未见异常，脊柱、四肢无畸形，关节无红肿，无杵状指（趾），双下肢无水肿。四肢肌力、肌张力正常，生理反射正常，病理反射未引出。

实验室及辅助检查

· 血常规（2020年9月8日）：红细胞计数2.62×10^{12}/L（↓），血红蛋白54 g/L（↓），血细胞比容21.0%（↓），网织红细胞百分比3.26%（↑），嗜酸性粒细胞8.2%（↑），嗜伊红细胞616×10^6/L（↑），网织红细胞绝对值$0.085\,7 \times 10^{12}$/L。粪隐血阳性；C反应蛋白61.00 mg/L（↑）；血沉53 mm/h（↑）；降钙素原0.13 ng/mL（↑）；白介素-6 43.61 pg/mL（↑），白介素-2受体1 869 U/mL（↑）；血清GM试验（曲霉半乳甘露聚糖检测）0.313；血G试验 > 1 000.00 pg/mL（↑）。

· 肝功能（2020年9月8日）：丙氨酸转氨酶6 U/L（↓），天冬氨酸转氨酶18 U/L，总胆红素3.1 μmol/L，球蛋白81 g/L（↑），白蛋白25 g/L（↓），碱性磷酸酶180 U/L↑，γ-谷氨酰转移酶122 U/L（↑）。

· 肾功能（2020年9月8日）：肌酐52 μmol/L（↓）。

· 免疫相关指标（2020年9月8日）：血IgG 30.70 g/L（↑），IgG4 32.20 g/L（↑）[1]；λ-轻链5.17 g/L（↑），κ-轻链16.50 g/L（↑），KAP/LAM 3.19（↑）；自身抗体谱：抗核抗体阳性（+），滴度1∶100，核型 颗粒，胞浆；PR3 21.4 RU/mL（↑）；余未见明显异常。

· 贫血相关指标（2020年9月8日）：叶酸3.50 ng/mL，维生素B_{12} 379.0 pg/mL，未饱和转铁蛋白铁结合力32.9 μmol/L，转铁蛋白3.07 g/L，铁饱和度4%（↓），铁蛋白60.60 ng/mL，促红细胞生成素129.0I U/L（↑）。

· 肿瘤标志物中除NSE 17.40 ng/mL（↑），余指标均正常范围内。甲状腺功能正常。乙肝、丙肝、HIV、梅毒等筛查结果均阴性。EBV-DNA、CMV-DNA、血结核感染T细胞检测（QuantiFERON-TB）等结果均阴性。

· B超（2020年9月9日）：肝大、肝内胆管积气，肝内弥漫性占位，门脉主干显示不清，血栓栓塞待排，肝动脉代偿性扩张可能，胆囊胆汁淤积，肝门处淋巴结肿大，脾大，胰头部显示不清，附见：胃潴留，甲状腺两叶滤泡结节，TI-RADS2类，左侧颈部Ⅳ区至锁骨上、双侧腋下、双侧腹股沟区淋巴结肿大，反应性增生可能，右侧锁骨上见淋巴结。

· 上腹部MRI增强（2020年9月11日）（见图12-1）：肝门区及肝内多发占位性病变，伴周围淋巴结肿大，病灶与胰腺、十二指肠以及肝实质分界不清，十二指肠壁增厚，累及胆总管及门静脉可能，肝总动脉管壁毛糙；胆囊壁增厚伴强化；肝内胆管明显扩张，脾大，腹水；附见双肺下叶炎症。

入院后治疗经过

患者入院后仍诉纳差、上腹部不适，伴柏油样黑便，借阅外院胃镜活检及肝脏活检病理片至我院病理科阅片会诊，提示十二指肠及肝脏病灶均为毛霉感染（见图12-2、图12-3），结合入

注：[1] 实验室检测允许误差10%。

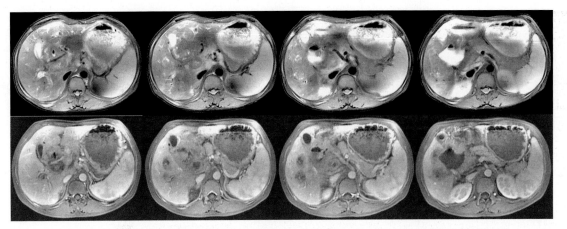

图12-1　病例一患者2020年9月11日入院时上腹部MRI增强表现（上为T2WI序列，下为增强序列）

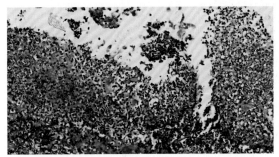

图12-2　病例一患者胃镜活检十二指肠组织病理，可见毛霉（PAS染色，×200倍）

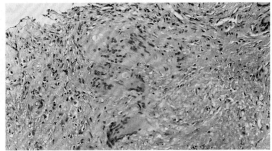

图12-3　病例一患者肝脏活检组织病理，可见毛霉（PAS染色，×200倍）

院前后检查结果，考虑播散性毛霉病（累及十二指肠、肝脏、门静脉）诊断明确，予PICC置管后给予两性霉素B脱氧胆酸盐（5 mg起，渐加量至25 mg qd）静滴联合泊沙康唑混悬液400 mg bid口服，并予积极输注红细胞悬液、补充白蛋白及补钾护胃抑酸等对症支持治疗。用药后患者自觉上腹部不适较前明显缓解，胃纳有所好转，复查血红蛋白较前恢复，黑便较前改善，复查炎症指标较前下降。因患者外院肝穿病理考虑IgG4相关疾病待排，入院查肝脾增大，肝门处占位，球蛋白、IgG、IgG4均显著异常增高，暂不能除外IgG4相关疾病，予进一步完善骨穿排除血液系统浆细胞肿瘤可能，考虑目前IgG4相关疾病依据暂不足，病理亦无相关提示，且激素治疗与抗真菌治疗存在矛盾，故暂不予激素治疗。患者自2021年9月9日起使用两性霉素B脱氧胆酸盐25 mg qd ivgtt联合泊沙康唑混悬液400 mg bid口服治疗至2021年2月5日，因动态监测肾功能示血肌酐水平逐渐升高至186 μmol/L，考虑两性霉素B药物不良反应无法耐受，遂停用两性霉素B脱氧胆酸盐，继续维持泊沙康唑混悬液400 mg bid口服单药抗真菌治疗。治疗过程中患者2021年3月中旬反复出现畏寒、发热，最高39.4℃，伴有寒战、四肢麻木，胃肠胀气严重，完善血培养提示大肠埃希菌，考虑播散性毛霉感染累及十二指肠、肝门区及门静脉血栓形成等原因，导致肠道细菌逆行血流感染可能大，根据药敏结果予美罗培南抗感染治疗后发热好转，复查血培养转阴性。后在治疗过程中又反复发作过2次大肠埃希菌血流感染，经美罗培南抗感染治疗后好转。治疗期间患者还反复出现重度贫血，血红蛋白最低40 g/L，粪便隐血多次阳性，完善骨穿未见造血功能异常，仍考虑播散性毛霉感染侵袭破坏胃肠道血管，且门静脉菌栓导致门脉高压，双重因素引发消化道反复出血可能大。嘱患者流质饮食，及时使用质子泵抑制剂类药物抑酸护胃及输注悬浮红细胞等对症支持治疗措施，同时继续维持抗真菌治疗。后监测患者重度贫血逐渐得到纠正，近期未再有粪隐血阳性，期间定期随访B超提示门静脉血栓再通。至2021年6月7日复诊，患者复查B超和肝脏MRI增强均提示肝脏病灶较前明显减小，评估抗真菌治疗有效。

病例二

———————————— 病史摘要 ————————————

入院病史

患者，男性，56岁，安徽省池州市人，于2019年6月10日收入我院。

主诉

间断发热10个月，伴右侧腹痛7天。

现病史

患者自述2018年8月无明显诱因出现间断发热，无明显规律，体温在37.5℃左右，无明显畏寒、寒战等，未到医院进一步诊断及治疗。2019年5月下旬发热症状有所加重，在当地某市级医院就诊，住院期间出现右侧腹部疼痛，为右侧腹部放射性疼痛，无明显恶心、呕吐症状，当时考虑"肾周感染可能"收入院，入院后完善腹部CT检查见十二指肠降部周围软组织肿块并右肾受累，行电子胃肠镜检查见十二指肠腔巨大不规则溃疡，表面污秽苔；活检报黏膜慢性活动性炎伴坏死组织，坏死组织中见毛霉菌丝。故考虑十二指肠毛霉病，于2019年6月10日转至我院进一步诊治。患病以来患者精神一般，胃纳不佳，睡眠好，大便正常，自述小便有排出食物残渣情况，无体重明显下降。

既往史

2018年曾受"右肾超声碎石"，术后恢复可。否认传染病史，否认外伤史，否认输血史，否认过敏史，否认其他基础疾病，否认吸烟、饮酒等。否认家族疾病史等。已婚已育。

入院查体

体温36℃，脉搏82次/分，呼吸19次/分，血压120/70 mmHg，身高176 cm，体重61 kg。神志清楚，发育正常，营养较差，回答切题，自动体位，查体合作，步入病房，全身皮肤黏膜未见异常，无肝掌，全身浅表淋巴结未触及肿大。未见皮下出血点，未见皮疹。头颅无畸形，眼睑正常，睑结膜未见异常，巩膜无黄染。双侧瞳孔等大等圆，对光反射灵敏，耳郭无畸形，外耳道无异常分泌物，无乳突压痛。外鼻无畸形，鼻通气良好，鼻中隔无偏曲，鼻翼无扇动，两侧鼻旁窦区无压痛，口唇无发绀。双腮腺区无肿大，颈软，无抵抗，颈静脉无怒张，气管居中，甲状腺无肿大。胸廓对称无畸形，胸骨无压痛；双肺呼吸音清晰，未闻及干、湿性啰音。心率82次/分，律齐，腹平坦，腹壁软，全腹无压痛，无肌紧张及反跳痛，肝脾肋下未触及，肝肾区无叩击痛，肠鸣音3次/分。肛门及外生殖器未见异常，脊柱、四肢无畸形，关节无红肿，无杵状指（趾），双下肢无水肿。肌力正常，肌张力正常，生理反射正常，病理反射未引出，颈软无抵抗。

实验室及辅助检查

- 血常规（2019-06-10）：白细胞计数 $11.83 \times 10^9/L$（↑），中性粒细胞绝对值 $8.18 \times 10^9/L$（↑），红细胞计数 $3.88 \times 10^{12}/L$（↓），血红蛋白 91 g/L（↓），血小板计数 $492 \times 10^9/L$（↑）；嗜伊红细胞 $814 \times 10^6/L$（↑）。

- 尿常规（2019-06-10）：澄清，蛋白质阴性，pH 6.5，白细胞脂酶2+，红细胞计数4.6/μL，白细胞计数141.8/μL（↑），管型计数0.63/μL（↑），细菌计数5.3/μL。

- 肝肾功能（2019-06-10）：丙氨酸转氨酶24 U/L，天冬氨酸转氨酶24 U/L，总胆红素4 μmol/L，碱性磷酸酶132 U/L（↑），γ-谷氨酰转移酶75 U/L（↑），白蛋白27 g/L（↓），球蛋白78 g/L（↑），前白蛋白139 mg/L（↓），肌酸激酶47 U/L（↓），乳酸脱氢酶139 U/L；肌酐97 μmol/L，尿酸0.46 mmol/L（↑）。

- C反应蛋白43.5 mg/L（↑），血沉83 mm/h（↑），降钙素原0.04 ng/mL。

- 总IgE > 2 664.00 ng/mL（↑），IgG 39.9 g/L（↑），IgG4 28.9 g/L（↑）；κ-轻链15.7 g/L（↑），λ-轻链5.74 g/L（↑），KAP/LAM 2.74（↑）；尿-κ-轻链70.4 mg/L（↑），尿-λ-轻链12.1 mg/L（↑），尿 KAP/尿 LAM 5.82（↑），球蛋白78 g/L（↑）。

- 血 G 试验992.62 pg/mL（↑）；筛查血 T-SPOT. *TB* 检测阴性，自身免疫相关抗体、肿瘤标志物等均未见明显异常。

- B超（2019-06-11）：肝囊肿；胰管增粗；右肾轻度积水；肾门处混合回声团块，考虑胃肠来源。胆囊、脾脏、左肾未见明显异常。

- 上腹部MRI增强（2019-06-13）（见图12-4）：十二指肠降段憩室伴感染，累及右肾可能，请结合临床及其他检查；肝左叶囊肿。

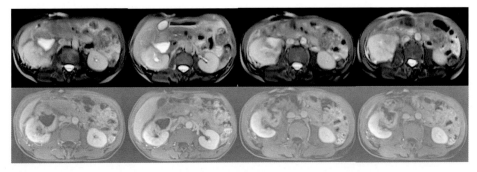

图12-4 病例二患者2019年6月13日入院时上腹部MRI增强表现（上为T2WI序列，下为增强序列）

入院后诊疗经过

患者入院后即借阅外院胃镜活检病理切片至我院病理科阅片会诊，提示符合十二指肠毛霉病（见图12-5）。结合入院后相关检查评估结果，考虑播散性毛霉病（累及十二指肠降段、右肾）诊断明确，故2019年6月11日起改予泊沙康唑混悬液400 mg bid口服抗真菌治疗，并予流质饮食及对症支持治疗。由于患者入院后查血、尿轻链多项结果异常，球蛋白异常升高（78 g/L↑），为明确有无浆细胞疾病，6月11日进一步完善骨髓穿刺、骨髓流式级骨髓活检病理均未见明显异常。经上述抗真菌治疗后患者腹痛明显改善，但仍有轻度间断腹痛，尿中排出食物残渣情况较前减少，随访尿细菌和真菌培养均阴性。2021年1月患者至上海交通大学医学院附属仁济医院泌尿外科评估，结合影像学检查评估考虑十二指肠降段-右侧肾盂窦道

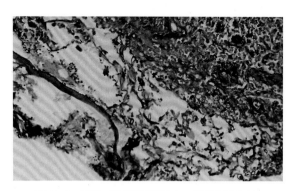

形成可能大，十二指肠降段肠壁增厚伴周围渗出，右肾盂及输尿管管壁增厚毛糙，考虑局部炎症仍未完全控制，建议继续抗感染治疗，暂缓手术治疗。患者继续口服泊沙康唑混悬液400 mg bid抗真菌治疗至今。2020-03-18复查腹部CT：十二指肠降段、右肾及肾周异常密度影，可符合感染性病变表现，较前略小，右肾周、后腹膜少许淋巴结。故评估抗真菌治疗有效，拟感染控制后择期手术治疗处理十二指肠降段-右侧肾盂瘘管。

图12-5 病例二患者胃镜活检十二指肠组织病理，可见毛霉（PAS染色，×200倍）

临床关键问题及处理

· 关键问题1 胃肠道毛霉病是罕见的机会性真菌感染，应如何诊断？

病例一患者为中年男性，慢性病程，早期以不明原因消瘦为主，筛查发现肿瘤标志物CA199明显升高，腹部CT发现肝脏占位，进一步行全身PET/CT、MRI增强及内镜检查等影像学均初步提示十二指肠肿瘤性病变侵犯邻近肝实质、肝内多发转移，下腔静脉内瘤栓，腹腔淋巴结转移等。但是，确诊占位性病变性质必须要依靠病理金标准。首先考虑行胃镜下病理活检，但因幽门变形，进镜困难，球部变形狭窄，内镜无法通过而未成功。后患者先行肝脏病变活检，病理结果有了意外收获，判断为肉芽肿性炎，少量多核巨细胞内可见菌丝，考虑为真菌感染，但真菌类型难以判断。为明确十二指肠病灶性质是否符合真菌感染的"一元论"推断，再次尝试行胃镜检查，活检病理提示十二指肠黏膜局部见多核巨细胞及真菌菌丝，符合真菌感染所致肉芽肿性炎。至此，患者十二指肠和肝脏病灶病理均指向了少见的真菌感染，但判断真菌感染的病原学类型再次成为诊断的一大难点。通过查阅文献可见临床常见致病真菌如：念珠菌、隐球菌、曲霉和毛霉等都可以引起消化道真菌感染，因此明确病原学诊断对后续制订治疗方案尤为重要。黏膜念珠菌感染一般以口咽部和食管报道较多，胃、肠道感染报道非常少；胃念珠菌病症状无特异性，以腹痛及体重减轻、嗳气、呕吐多见，偶可引起消化道出血，部分患者无消化道症状；念珠菌性肠炎多见于儿童，成人较少见，主要症状为腹泻、腹胀，腹泻呈

水样或豆腐渣样,腹痛不明显,患者可有低热,呕吐,偶有血便,严重者可出现肠穿孔。因胃肠道本身就有念珠菌的定植,需注意粪便标本念珠菌检测阳性并不能作为确诊的依据,往往仍需要病理明确。念珠菌虽然为酵母菌,但镜下可呈现酵母和假菌丝的形态,因此病理片看到真菌菌丝亦不能完全除外念珠菌感染。但在既往报道中,胃肠道念珠菌感染多表现为多发性脓肿,镜下呈急性炎症反应,中性粒细胞为主,其菌丝的形态也可进一步与曲霉、毛霉等菌丝特点进行鉴别。隐球菌虽然可以引起胃肠道感染,但主要发生于HIV及免疫极度低下患者,血隐球菌荚膜多糖抗原阳性可较为敏感准确地提示隐球菌感染。因隐球菌为酵母菌,镜下可见带荚膜的折光性圆形或椭圆形菌体,并非菌丝,与该患者病理所见较容易鉴别。而食管和胃肠道曲霉病,根据既往尸检研究,是曲霉第三常见的感染部位,多见于播散性曲霉病,也可呈原发胃肠道曲霉感染。据报道,原发胃肠道曲霉感染主要见于血液系统疾病及中性粒细胞缺乏患者,感染后可有腹痛、腹泻、呕吐等症状,部分患者因肠梗阻、腹膜炎、胃肠道出血等发现,血GM试验升高有助于疾病诊断,但确诊仍需要组织病理或培养结果。曲霉镜下可见分生孢子和菌丝,其菌丝直径2~5 μm,有分隔,呈典型锐角或45° 分枝。原发性胃肠道毛霉病是新生儿毛霉病最常见的类型,但成人罕见报道,其症状与其他常见的胃肠道疾病相似,无明显特异性,诊断非常困难,均需要病理明确。毛霉镜下特征性表现为粗大、直径5~15 μm、壁厚、无分隔的菌丝,呈钝角或直角分枝,借此可与曲霉或其他真菌相鉴别。病例一虽然2020年5月肝脏病理即提示存在真菌感染,但一直未能明确真菌病原学诊断,因此期间虽使用抗真菌药物如氟康唑、米卡芬净、伏立康唑等治疗,但并未起到真正治疗作用,一定程度上延误了病情诊断及治疗。由此可见,罕见的胃肠道毛霉病的诊断是非常困难的,获得合适的病理组织及病理科医生镜下正确鉴别毛霉的病理特征,对及时明确诊断都是不言而喻的重要环节。另外值得引起重视的是,由于毛霉对于组织和血管具有较强侵袭性,胃肠道毛霉病极易累及病灶周围血管,进而侵犯邻近组织器官如肝胆系统、门静脉系统甚至泌尿系统,形成菌栓后导致反复消化道出血,或肠道细菌入血造成反复血流感染等严重并发症,因此对胃肠道毛霉病患者应特别注意评估并预防消化道出血、肠道细菌继发血流感染等并发症的发生,在诊断治疗过程中,亦需谨慎评估内镜操作导致消化道出血的风险,尽量避免不必要的局部损伤。如病灶侵及其他器官组织形成窦道/瘘管,为避免真菌感染播散,建议在充分控制感染的前提下再行手术干预处理。

· **关键问题2** 此两例胃肠道毛霉病患者虽均无明确免疫功能低下危险因素,但都有血清IgG4水平明显升高,是否可能有IgG4相关性疾病(IgG4-RD)的存在?

毛霉病是一种预后不良的机会性感染,多见于免疫抑制人群。2019年发表的一篇回顾31例原发胃肠道毛霉病的文献中,患者均有全身或局部易感因素,其中血液系统肿瘤患者占78.1%,其他非肿瘤性疾病有溃疡性结肠炎、坏死性筋膜炎、肝硬化、肺炎链球菌肺炎、酮症酸中毒等。值得注意的是,本文讨论的两例患者并无常见的导致免疫功能低下的因素。但评估病情过程中我们发现两例患者均存在血清IgG4水平的异常增高,那是否会存在IgG4-RD的可能呢? IgG4-RD是一类由免疫介导的慢性炎性疾病,常表现为受累器官亚急性包块形成或器官弥漫性肿大。其诊断标准需满足:① 单个或多个器官弥散性/局部肿胀;② 血清IgG4浓度升高（≥1 350 mg/L）；③病理组织学：淋巴细胞和浆细胞浸润以及纤维化、每高倍镜视野下 IgG4 阳性浆细胞数 > 30 ～ 50 个且 IgG4$^+$/IgG$^+$ 细胞 > 40%。IgG4-RD 在消化系统中主要累及胰腺、胆道和肝脏，表现为自身免疫性胰腺炎和硬化性胆管炎。值得强调的是，确诊 IgG4-RD 尚需除外其他疾病，特别是感染性疾病。各类急、慢性感染均可引起继发性外周血 IgG4 升高和（或）淋巴细胞和浆细胞浸润、IgG4 阳性浆细胞数增加的病理改变，从而模拟 IgG4-RD。引起类似 IgG4-RD 表现的病原体以病毒和细菌常见，如单纯疱疹病毒 2 型、EB 病毒、金黄色葡萄球菌、分枝杆菌等；亦见于部分寄生虫感染，如肺吸虫、班氏丝虫和曼氏血吸虫等。真菌感染模拟 IgG4-RD 表现较为罕见。感染引起类似 IgG4-RD 表现的机制可能为感染过程会诱发 Th2 型免疫应答，导致白细胞介素以及转化生长因子 β 的过表达，驱动 B 细胞向 IgG4 阳性浆细胞转换，因此导致继发性血清 IgG4 升高及局部 IgG4 阳性浆细胞增加。本文讨论的病例一患者病灶范围主要累及十二指肠球部及降部肠壁、肝脏多发结节、下腔静脉内结节等，虽有肝内胆管扩张，考虑可能为结节压迫所致，而非典型硬化性胆管炎改变；病例二患者病灶累及范围为十二指肠降部和右肾，未见肝脏、胰腺累及等，因此不符合典型的 IgG4-RD 表现，况且在有病理证实毛霉感染的前提下，提醒我们诊断 IgG4-RD 更应谨慎，否则南辕北辙的治疗方案带来的后果不堪设想。此外，在胃肠道毛霉病治疗过程中，我们观察到随着有效抗真菌治疗的进行，监测患者血 IgG4 水平逐渐下降，影像学随访亦有明显吸收好转，未发现累及胰腺、胆道的病变，因此 IgG-RD 诊断依据不足。但此类无明确免疫低下危险因素的原发侵袭性毛霉病患者，是否确有存在免疫系统紊乱的背景性疾病，尚需临床循证医学和宿主感染免疫机制方面的深入研究。

背景知识介绍

毛霉病（mucormycosis）指毛霉目真菌引起的感染，在人类感染致病菌属中以根霉属（*Rhizopus*）、毛霉属（*Mucor*）、根毛霉属（*Rhizomucor*）最为多见；其他如横梗霉属（Lichtheimia）；小克银汉霉属（*Cunninghamella*）、鳞质霉属（*Apophysomyces*）、瓶霉属（*Saksenaea*）等亦可引起感染。毛霉普遍存在于自然界中，可在腐烂植被和土壤中发现，生长迅速，可释放大量可随空气播散的孢子。毛霉目的菌丝具有特征性：宽大（直径为 5 ～ 15 μm），分枝不规则，无或有极少的分隔。毛霉好侵犯血管，尤其是动脉，可在动脉内形成栓塞，进而引起组织炎症和坏死、出血。随着医学的发展，毛霉病的高危人群也相应增加。在 20 世纪中期，糖尿病酮症酸中毒是毛霉感染的主要危险因素，而近年来，由于接受化疗或癌症免疫治疗的患者数量不断增加，血液恶性肿瘤化疗后严重粒细胞缺乏已成为另一个重要的危险因素；而随着实体器官移植和造血干细胞移植的广泛开展，也成为毛霉病的高发人群。

侵袭性毛霉病根据累及部位可分为肺毛霉病、皮肤软组织毛霉病、鼻-眼眶-脑毛霉病、原发胃肠道毛霉病和孤立性肾毛霉病、播散性毛霉病等。在免疫功能低下的患者中，感染的主要途径是吸入孢子引起肺部感染。肺毛霉病多发生在严重中性粒细胞减少和移植物抗宿主疾病患者，部分患者可能有呼吸道症状，但大多数患者表现为持续发热。影像学表现常因病变的形态、大小、数目和分布而不同，肺部CT上可见晕征或反晕征、肺血管造影可有血管闭塞症，肺部MRI可见中心低密度结节等，特别具有侵袭性的肺毛霉病除看到肺部肿块或实变，还可见横穿组织平面侵犯邻近器官，包括横膈膜、胸壁、胸膜和脾脏等。皮肤软组织毛霉病是免疫功能正常患者中最常见的毛霉病类型，主要发生在外伤、手术、烧伤后继发感染。皮肤肿胀、坏死、脓肿、干性溃疡和焦痂等是皮肤和软组织毛霉感染的特征性表现。鼻-眼眶-脑毛霉病最常发生在糖尿病患者，血液病患者亦可见到。感染通常起源于鼻窦，伴有骨质破坏，并随后侵犯眼眶、眼、大脑，亦可通过海绵窦侵犯颅内血管，表现出单侧面部水肿、眼球突出、颚部和眼睑坏死等，海绵窦血栓栓塞可出现急性脑梗等严重并发症。免疫正常患者的孤立性肾毛霉病尤其罕见，国内和印度均有病例报道。

原发胃肠道毛霉病是一种少见的毛霉感染，早期一项对1940—2003年报道的929例毛霉病例的回顾性研究中，胃肠道毛霉病占比7%，印度新近一项纳入2013—2015年388例毛霉病患者中，胃肠道毛霉病比例占6.4%。胃是胃肠道毛霉病最常见的部位，其次是结肠和回肠。胃肠道毛霉病主要见于早产儿。其他罕见的胃肠道毛霉病主要与免疫抑制有关，包括中性粒细胞缺乏、艾滋病、系统性红斑狼疮和器官移植等高危因素，亦可见无易感因素患者的报道。肝毛霉病被报道与口服草药有关。近来也有医源性胃毛霉病的报道，主要与鼻饲胃肠营养管及搅拌食物使用的木质材料污染有关。感染多呈急性，迅速进展恶化至死亡，通常是死后尸检方能明确诊断。胃肠道毛霉病的症状是多种多样的，取决于毛霉累及的部位。非特异性腹痛、腹胀伴恶心、呕吐是最常见的症状，也可能出现发热和便血，有些甚至以胃肠道穿孔及消化道大出血才被发现。患者常被检查发现腹腔内占位性病灶，通过手术或内镜检查时对可疑部位进行病理活检来作出诊断。

毛霉病早期快速诊断极为重要。在获得病灶样本的基础上，可通过直接镜检和免疫组化中过碘酸-Schiff法（PAS）和六亚甲基四胺银（GMS）特殊染色等予以鉴别。毛霉镜下典型表现为：无/极少分隔的宽大菌丝，呈直角或钝角分枝，镜下见到血管阻塞现象亦可辅助毛霉诊断。免疫组化中，PAS和GMS特殊染色可呈阳性，但并非毛霉特异性表现。样本培养阳性亦支持诊断，也是推荐的手段，毛霉典型的菌落为棉花白色或灰黑色，培养阳性可行药敏试验。分子诊断也有助于诊断，分子鉴定首选半巢式定量PCR（qPCR）、高分辨熔解曲线分析技术（HRM），18s、ITS、28s或rDNA等多靶点测序。组织的二代测序亦可鉴定毛霉至种属。值得注意的是，除病灶组织外，因毛霉广泛存在于自然界中，痰液、粪便等非无菌部位样本单纯培养阳性均不能作为确诊依据。但同一患者不同来源的标本同时检出毛霉或同一标本多次培养出毛霉时，则应引起临床医生的重视。

毛霉病的治疗常需要联合抗真菌药物和外科干预。单用抗真菌药物通常不足以控制毛霉病，要联合手术清除真菌感染和（或）切除感染组织。在logistic回归模型中，手术被发现是毛霉病患者预后良好的独立保护因素。抗真菌药物方案中两性霉素B脂质体是强推荐的首选一线药物；艾沙康唑和泊沙康唑（缓释片/注射剂型）是次选一线药物（中推荐），也可以作为两性霉素B脂质体治疗失败或者不良反应后的补救治疗，选择上优先于泊沙康唑口服混悬液。

但对于胃肠道毛霉病，泊沙康唑口服混悬液除了吸收后可达到有效血药浓度外，还有一个独特优势是可以局部直接作用于胃肠道病灶部位。两性霉素B脂质体联合泊沙康唑的抗真菌治疗方案是否优于单药治疗尚有待进一步的临床循证研究结果。最后，免疫抑制药物，特别是糖皮质激素，应尽可能减少或停止使用。

关于毛霉病抗真菌治疗的疗程，目前尚无统一的标准。在病情稳定之前，建议使用静脉注射治疗，病情稳定后，改用艾沙康唑或泊沙康唑缓释片口服药物治疗，也可考虑序贯泊沙康唑口服混悬液。疗程需根据每位患者的病情进行个体化的制定，总体来说治疗需持续至满足以下所有条件：① 影像学上的病灶消失；② 免疫抑制状态的解除。

点 评

胃肠道毛霉病临床较为少见，且临床表现无特异性，容易误诊。本文介绍2例原发胃肠道毛霉病病例，早期表现为不明显消瘦或发热症状，病程迁延均呈慢性表现，最后都需要依靠组织活检病理获得确诊，过程较为曲折。尽管经过有效的抗真菌治疗，患者的病情得以控制，但胃肠道毛霉病的高侵袭性特点仍然容易继发反复消化道出血、反复肠道细菌血流感染甚至邻近器官窦道瘘管形成等严重并发症。毛霉病的治疗非常棘手，通常需要有效的抗真菌药物治疗联合外科手术清除病灶，疗程尚未统一，总体较长。目前对于各种类型的侵袭性毛霉感染，两性霉素B脂质体（A，Ⅱ）作为强推荐的首选药物，艾沙康唑、泊沙康唑片剂或静脉制剂（B，Ⅱ）可以作为替代的一线药物。国内因药物短缺和经济等原因，尽管推荐级别较弱，目前最常使用的还是两性霉素B脱盐胆酸盐（D，Ⅱ）和（或）泊沙康唑口服混悬液（B，Ⅱ），未来随着药物可及性的发展，侵袭性毛霉病的治疗仍有进步空间。

（赵华真　张　舒　陈忠清　朱利平）

参·考·文·献

［1］ Cornely OA, Alastruey-Izquierdo A, Arenz D, et al. Global guideline for the diagnosis and management of mucormycosis: an initiative of the European Confederation of Medical Mycology in cooperation with the Mycoses Study Group Education and Research Consortium [J]. Lancet Infect Dis, 2019, 19(12): e405-e421. doi: 10.1016/S1473-3099(19)30312-3

［2］ Umehara H, Okazaki K, Nakamura T, et al. Current approach to the diagnosis of IgG4-related disease-Combination of comprehensive diagnostic and organ-specific criteria [J]. Mod Rheumatol, 2017, 27(3): 381-391. doi: 10.1080/14397595.2017.1290911

［3］ Spellberg B. Gastrointestinal mucormycosis: an evolving disease [J]. Gastroenterol Hepatol (N Y), 2012, 8(2): 140-142.

［4］ Dioverti MV, Cawcutt KA, Abidi M, et al. Gastrointestinal mucormycosis in immunocompromised hosts [J]. Mycoses, 2015, 58(12): 714-718. doi: 10.1111/myc.12419

［5］ Prakash H, Ghosh AK, Rudramurthy SM, et al. A prospective multicenter study on mucormycosis in India: Epidemiology, diagnosis, and treatment [J]. Med Mycol, 2019, 57(4): 395-402. doi: 10.1093/mmy/myy060

［6］ Ceylan B, Yilmaz M, Beköz HS, et al. Primary gastrointestinal aspergillosis: a case report and literature review [J]. Infez Med, 2019, 27(1): 85-92.

13

罕见皮肤混合感染：多主棒孢霉与拟诺卡菌

随着器官移植及化疗药物的使用，免疫抑制或缺陷的患者越来越多，特殊病原体感染人类的病例也越来越常见。对于罕见病原体的诊断，病原体的培养与鉴别有着不可忽视的作用，但我们同时也需要关注患者的流行病学史、自身基础情况。本病例为左下肢皮肤的混合感染，病原体为多主棒孢霉和拟诺卡菌，二者在人类感染中皆非常罕见。患者为老年农民，有激素使用史和糖尿病史，是机会性感染的易感人群。

入院病史

患者，男，66岁，江苏人，农民，2020年12月12日收入我科。

主诉

左下肢外伤后6个月，皮肤破溃流脓4个月。

现病史

患者6个月前在水稻田时左下肢被划伤，之后一直迁延不愈，无发热，逐渐出现双下肢浮肿，未重视，4个月前开始出现左下肢划伤处皮肤破溃，有脓液流出，至当地医院就诊，血常规：白细胞 $14.02 \times 10^9/L$，中性粒细胞比例87.8%，血小板 $254 \times 10^9/L$，$CD4^+T$ 细胞326个 $/\mu L$，GM试验阴性，分泌物涂片抗酸染色阴性，左下肢皮肤活检病理显示被覆鳞状上皮局灶性缺失，代之以大量呈瘤样增生的毛细血管，退变状态的成纤维组织构成，组织间隔内较多红细胞渗出，考虑为化脓性肉芽肿性病变。免疫组化结果支持常规病理诊断，结果示CD31血管内皮灶（＋），CD34血管内皮（＋），CKpan（－），D2-40（－）Fli-1血管内皮（＋），Ki-67约1%（＋），特殊染色：抗酸（－），PAS（－）。10月17日脓液培养：非洲诺卡菌，分泌物培养：丝状真菌生长，厌氧菌培养无生长。转至上一级医院，诊断为皮肤感染（诺卡菌＋真菌），入院后给予亚胺培南+复方磺胺甲噁唑抗诺卡菌，伏立康唑抗真菌治疗，每天予换药。期间因消化道症状，停用复方磺胺甲噁唑，改用利奈唑胺、阿米卡星、亚胺培南，同时予利尿及对症支持治疗，双下肢浮肿改善，血小板逐渐下降，复查血小板 92×10^9/L，左下肢溃疡较前愈合，水肿消退。11月25日出院，出院后改为口服药治疗：多西环素 0.1 g bid，左氧氟沙星 0.4 g qd，利奈唑胺 0.6 g q12h po，伏立康唑 200 mg q12h po。后患者消化道症状加重，食欲减退，已停用左氧氟沙星片及伏立康唑片。近1周来左下肢皮肤再次出现破溃流脓，现为求进一步诊治，今入我科门诊就诊，收治入院。患者自患病以来精神软，胃纳差，睡眠好，大小便正常，体重无明显下降。入院时抗菌药物方案为多西环素+利奈唑胺。

既往史

既往有高血压病史1年，血压最高达 160/90 mmHg，平日服用厄贝沙坦氢氯噻嗪片降压，血压控制良好。有糖尿病史1年，平日血糖为 8 mmol/L，最高 13 mmol/L，服用门冬胰岛素药物，血糖控制满意。患者2018年5月因皮肤多发水疱，诊断为天疱疮，目前服用美卓乐 20 mg qd，病情控制尚可。否认乙肝史、结核史。其余病史无殊。

入院前辅助检查

· 血糖 7.33 mmol/L。

· 胸部CT：双肺未见明确活动性感染性病变，右肺下叶微小结节，主动脉硬化；右侧胸膜稍增厚。

· 颅脑MRI：两侧侧脑室旁缺血灶。

· 超声：双下肢深静脉血流通畅，左小腿皮下软组织回声稍紊乱伴小片状暗区，双肾、输尿管未见明显异常，脂肪肝，胆囊壁毛糙。

入院查体

体温36.6℃，神志清楚，发育正常，营养中等，自动体位。满月脸，双上肢可见散在瘀斑，左下肢可见多处皮肤破溃，局部有渗出。无肝掌，全身浅表淋巴结未触及肿大。颈软，无抵抗，颈静脉无怒张。双肺呼吸音清晰，未闻及干、湿性啰音。心率66次/分，律齐；腹平坦，腹壁软，全腹无压痛，无肌紧张及反跳痛，肝脾肋下未触及，双下肢无水肿。肌力正常，病理反射未引出。

入院后实验室检查及辅助检查

· 血常规：白细胞计数 7.22×10^9/L，中性粒细胞 86.5%（↑），淋巴细胞 11.8%（↓），单核细胞 1.4%（↓），嗜酸性粒细胞 0.0%（↓），血红蛋白 123 g/L（↓），血小板计数 95×10^9/L（↓）。

· 空腹葡萄糖 4.2 mmol/L。

· 血沉 38 mm/h（↑），全血C反应蛋白 13.84 mg/L（↑），铁蛋白 1 842.00 ng/mL（↑），降钙素原 0.49 ng/mL（↑）。

· 肾功能：尿素 25.6 mmol/L（↑），肌酐 216 μmol/L（↑），eGFR（EPI公式计算）26.5 ml/min（↓）。

· 尿常规正常，肝功能、电解质正常。自身免疫性抗体，肿瘤标志物，淋巴细胞亚型均正常。EBV、CMV、HIV及肝炎等病毒均阴性。

· 皮肤脓液真菌荧光染色涂片阳性。

- 下肢血管B超：双下肢动脉内中膜多发小斑点，左下肢各段动脉充盈良好，右下肢除胫前外其余各段动脉充盈良好。双下肢深静脉未见明显血栓。
- 胸部CT平扫：右肺小结节，左肺小磨玻璃结节，右肺下叶小钙化结节，少许慢性炎症；双侧胸膜增厚；附见右肝小钙化灶。
- 小腿MR增强：左侧小腿皮肤局限性增厚伴强化，感染性改变可能，结合临床；双侧小腿肌组织脂肪浸润，信号不均，结合临床。

临床关键问题及处理

　　本例患者为老年男性，左下肢外伤后6个月，皮肤破溃流脓4个月，抗感染治疗有效但不持久，皮肤反复破溃。既往有激素使用史和糖尿病史。考虑皮肤组织局部感染，入院后积极寻找病原学诊断依据，反复进行血培养、脓液培养。在等培养结果回报的同时，患者入院时实验室检查有异常发现：血清肌酐216 μmol/L，eGFR 26.5 mL/min，尿素25.6 mmol/L；血小板计数较低95×10⁹/L。综合患者入本院前诊疗经过，考虑为患者因抗菌药物不良反应所致恶心纳差、食物与水分摄入减少，同时补液量不足导致的急性肾损伤。在及时提供补液治疗后，患者eGFR逐渐上升。患者入院后第三天血小板计数降至69×10⁹/L。考虑为服用利奈唑胺的不良反应，故停用利奈唑胺。血小板在第五天降至最低31×10⁹/L，随后逐渐升高至正常。我院下肢分泌物培养见：拟诺卡菌生长，丝状真菌生长。入院后一周，下肢分泌物二代测序报告：多主棒孢霉，检出28条序列。同时口咽拭子的真菌培养显示白念珠菌，予制霉菌素甘油涂口腔。考虑到患者入院后6天查肝功能示球蛋白18 g/L，予人免疫球蛋白针20 g ivgtt×5 d。给予头孢曲松+复方磺胺甲噁唑+伏立康唑进行抗感染治疗，且患者未见明显消化道反应。更换抗感染治疗方案后，加上每日伤口换药，患者左下肢的溃疡逐渐愈合结痂。住院期间患者自述腰痛，腰部MRI示T12～L2椎体新鲜压缩性改变，L1～L4椎体压缩性改变，嘱患者必须绝对卧床休息。住院3周后，皮肤溃疡好转。在他2个月后的随访中，可明显观察到左下肢皮损变浅，病变消退。

- 关键问题1　分子检测的结果可靠吗？这些罕见菌是临床感染的负责菌吗？

　　罕见菌的培养与鉴定是确定具体病原体的最重要环节。在本案例中，外院提示患者皮肤感染是非洲诺卡菌+丝状真菌，但受条件限制并未进行真菌培养鉴定和基因测序。而在本院，对病原体的培养鉴定与基因测序同时展开。提取患者伤口脓液接种于血平板，在35℃孵箱内培育5天后可见两种形态菌落，进行分离接种后菌落形态更清晰。一种在马铃薯葡萄糖琼脂培养基平板上的菌落（图13-1）呈圆形，基内菌丝产生深褐色色素，边缘浅褐色，气生菌丝茂密，绒毛状，灰白色。另一种在血平板上的菌落（图13-2）为表面褶皱的白色小型圆形菌落。前者（图13-3）在棉兰染色1 000倍镜下可观察到分生孢子梗丛生，褐色，呈倒棍棒状，直立或稍弯曲，具2～11个隔。后者（图13-4）在革兰染色1 000倍镜下可观察到紫色菌体呈分支丝状。基因测序回报多主棒孢霉与拟诺卡菌，与菌落培养、显微镜形态观察结果相符。实验室一般可通过镜下观察到特定形态确定棒孢霉属，若需要鉴定到具体的多主棒孢霉种，则需要

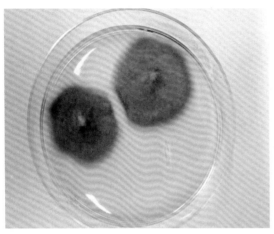 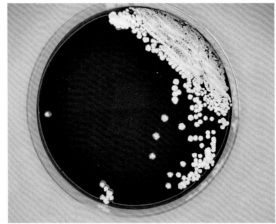

图13-1　分离培养后的一种菌落（SDA平板,28℃,培养第5天）　图13-2　分离培养后的另一种菌落（血平板,35℃,培养第8天）

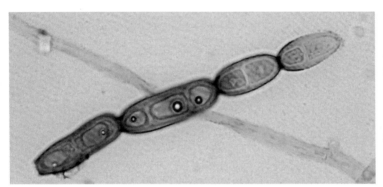 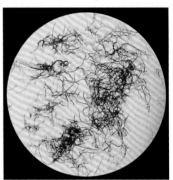

图13-3　棉兰染色,10×100　　　　　图13-4　革兰染色,10×100

通过真菌18S、ITS测序。拟诺卡菌的鉴定主要通过质谱和测序鉴定,包括18S、ITS测序。

本案例的临床特点也能印证患者感染罕见菌的可能。本例患者职业是农民,有在水稻田里划破下肢的外伤史,因此患者具有接触植物类病原体多主棒孢霉的条件。其次,患者有糖尿病基础,且患者因天疱疮服用激素一年,属于免疫抑制人群,是机会性感染的易感人群。而鉴定出的两种病原微生物均为机会感染病原体,结合培养和测序结果,应该考虑为该患者皮肤感染的负责病原菌。

· 关键问题2　这两个罕见菌的抗菌药物如何选择?

罕见菌的感染一般少有临床指南规范用药,也难有实验室药敏的指导。临床医生治疗罕见菌的感染多参考既往病例的有效治疗方案。

针对多主棒孢霉,在查阅以往病例时可见伏立康唑、两性霉素B、特比萘芬等治疗是有效的。有关拟诺卡菌的临床病例较少,1例中先使用了复方磺胺甲噁唑,后因不能耐受改用米诺环素。在另1例中用了克拉霉素和左氧氟沙星。两个病例用药后感染都得到控制。在本病例中,患者入院前使用的方案是多西环素+利奈唑胺,入院后因血小板降低停用利奈唑胺,改为头孢曲松+复方磺胺甲噁唑。

背景知识介绍

多主棒孢霉属于半知菌亚门丝孢纲丝孢目暗色孢科棒孢属，是一种常见的植物病原体。其分布广泛，主要存在于热带和亚热带。多主棒孢霉能够危害包括茄子、黄瓜和豇豆等145个属的数百种作物及野生植物，造成较为严重的叶斑、茎腐、果腐、种腐等症状，进而影响到寄主植物的生长，给作物种植造成巨大经济损害。多主棒孢霉最早于1936年在塞拉利昂、印度和马来西亚的橡胶树中分离，随后于1950年代在其他热带和亚热带国家及地区（包括中国）发现。多主棒孢霉感染人类的情况非常罕见，截至2021年8月，全球只有8例关于该真菌的感染人类的报道。第一个病例是在1969年报道的，具体情况见表13-1。

拟诺卡菌属属于放线菌目的拟诺卡菌科，是经典的丝状放线菌，其模式种为 *Nocardiopsis dassonvillei*。拟诺卡菌属建立于20世纪，当时细菌系统学由形态分类向化学分类发展。1976年，Meyer研究发现Actinomadura dassonvillei IMRU 509T菌丝形态类似于诺卡菌属，即基内菌丝断裂成球状和气生菌丝断裂为长短不一的孢子链，且细胞壁不含马杜拉放线菌属所

表13-1　文献报道多主棒孢霉感染病例汇总

年份	岁数/性别	地理区域	基础疾病	职业	临床表现	诊断试验	治疗方案	预后
1969	不详/男性	苏丹	/	农民	足部肿胀	活检、培养	/	/
2010	69/女性	中国台湾	糖尿病、医源性库欣综合征	农民（槟榔）	手背皮肤坏死伴脓性分泌物	活检、培养	伊曲康唑→两性霉素B	恢复
2011	57/男性	中国	/	农民（黄瓜和西红柿）	腿部硬化斑块、结节、糜烂和溃疡	活检、培养、ITS测序	特比萘芬，外用5%聚维酮碘	恢复
2013	76/男性	日本	/	农民	角膜上皮缺损	角膜刮片、培养、ITS测序	伏立康唑	恢复
2016	37/女性	中国	CARD9缺乏症	/	面部肿胀伴有浸润性斑块和渗出物	活检、培养、ITS测序	两性霉素B	有限的临床改善
2018	76/男性	中国	COPD，高血压	/	右腿溃疡性病变伴脓液流出	培养	伏立康唑	恢复
2018	8/女性	哥伦比亚	CARD9缺乏症	/	面部广泛坏死的疣状溃疡病灶	活检、培养、泛真菌PCR	两性霉素B脂质体，泊沙康唑，特比萘芬	最小临床反应
2019	84/男性	中国台湾	COPD	退休	右手背侧溃疡性病变	活检、培养、ITS测序	伊曲康唑→伏立康唑→特比萘芬	恢复

特有的马杜拉糖，为此将其划分为一个新属——拟诺卡菌属。拟诺卡菌是需氧的、革兰阳性的放线菌，具有气生菌丝和孢子，其基丝异常发达，会断裂成杆状或球状，气丝发育良好，多为长或短的分支。该属是目前已知的在自然界分布最为广泛的菌群之一，在土壤环境，尤其是天然高盐碱土样中最为常见，在沙漠、海洋、极地、人居环境等也有分布。拟诺卡菌引起的人类感染非常少见，并且主要是由 *N. dassonvillei* 造成的。查阅相关文献，可找到拟诺卡菌造成的败血症、皮肤感染、肺部感染、足分枝菌病、结膜炎与鼻前庭炎的病例。诺卡菌尽管名字与拟诺卡菌有关，但是属于放线菌科。诺卡菌多数为腐生性非致病菌。其感染在人类中虽然少见，但可发生在一些免疫缺陷疾病或其他慢性进行性疾病的患者中。尽管诺卡菌与拟诺卡菌名字相似，但在微生物鉴定上不难区分。诺卡菌的弱抗酸染色一般呈阳性，而拟诺卡菌的抗酸染色呈阴性。两者在镜下形态也稍有差别，诺卡菌镜下可呈短杆状，或有多种形态，而拟诺卡菌多呈长丝状。两者临床表现无特异性，但是诺卡菌的毒力较高，更易形成播散性疾病。拟诺卡菌毒力较低，多造成局部感染，一般不考虑为致病菌。

点评

　　许多病原体可以导致皮肤溃疡为主要表现的软组织感染，常见的病原包括肠杆菌科细菌、链球菌、金葡菌、假单胞菌、厌氧菌、分枝杆菌等，经验治疗一般也采用针对这些病原的药物。但是对于有糖尿病、高龄、免疫抑制或缺陷等易感因素的患者，伤口有泥土等污染。且感染迁延不愈，临床医生需要考虑罕见特殊病原体感染的可能。在这种情况下，采用多种方法寻找病原常是成功治疗的关键。此时，如宏基因测序等分子生物学技术常给罕见菌的鉴定提供了强大的武器。但是，需要强调的是传统微生物学培养、形态观察与生化检测仍然是极其重要的手段。此外，临床诊断同样要结合患者的流行病学史、个人史，以对感染情况有更准确的评估，从而更好地调整治疗方案。

（杨景楠　程　琦　陈澍）

参·考·文·献

[1] Xie Z, Wu W, Meng D, et al. A case of *Phaeohyphomycosis* caused by *Corynesporacassiicola* infection [J]. BMC Infect Dis, 2018, 18(1): 444.

[2] Shivaprakash MR, Sumangala B, Prasanna H, et al. Nasal vestibulitis due to Nocardiopsisdassonvillei in a diabetic patient [J]. J Med Microbiol, 2012, 61(Pt 8): 1168−1173.

[3] González-López MA, González-Vela MC, Salas-Venero CA, et al. Cutaneous infection caused by *Nocardiopsisdassonvillei* presenting with sporotrichoid spread [J]. J Am Acad Dermatol, 2011, 65(3): e90−e91.

[4] Wang CH, Chen WT, Ting SW, et al. Subcutaneous fungal infection caused by a non-sporulating strain of corynesporacassiicola successfully treated with terbinafine [J]. Mycopathologia, 2019, 184(5): 691−697.

14

变应性支气管肺曲霉病治疗过程中伴发的中枢神经系统盖尔森基兴诺卡菌感染

题记

诺卡菌最常见的感染部位是肺和脑,其他还可引起播散性感染,包括皮肤、骨、心、肾、视网膜、心内膜炎等。诺卡菌易造成细胞免疫缺陷人群(AIDS、使用类固醇类激素、慢性肉芽肿病、器官移植等患者)的感染。盖尔森基兴诺卡菌(圣乔治教堂诺卡菌)是相对新发现的诺卡菌菌种,亦可造成中枢神经系统感染,形成脑脓肿。本文总结归纳了一例变应性支气管肺曲霉病(ABPA)患者长期激素治疗过程中出现的中枢神经系统诺卡菌感染。

病史摘要

入院病史
患者,女性,23岁。江苏徐州人,2020年4月17日收入我科。

主诉
反复咳嗽、咳痰9年,加重2年伴气喘、痰血。

现病史
患者于2011年(14岁)开始反复出现咳嗽、咳痰,咳嗽为阵发性,咳痰多,为黄褐色颗粒黏液性。2013年12月30日患者再次出现上述咳嗽、咳痰症状,伴胸闷、气促,伴发热。外院检查:血常规:白细胞8.62×10⁹/L,中性粒细胞66.2%,嗜酸粒细胞7.7%,嗜酸粒细胞0.66×10⁹/L,血红蛋白112 g/L;C反应蛋白78.2 mg/L,血沉78 mm/h,血总IgE 2 500 IU/mL,肝肾功能、呼吸道九联IgM抗体、结核抗体未见明显异常,G试验99.8 pg/mL;胸部CT:右下肺炎症,伴支气管扩张(图14-1)。诊断为"变应性支气管肺曲霉病(allergic bronchopulmonary aspergillosis, ABPA),支气管扩张伴感染"。2014年1月7日起予以伊曲康唑口服液200 mg bid,以及泼尼松20 mg qd po治疗,治疗后患者体温正常,咳嗽、咳痰症状好转,1个月后复查胸部CT提示右肺病灶明显较前吸收(图14-2)。患者出院后使用上述

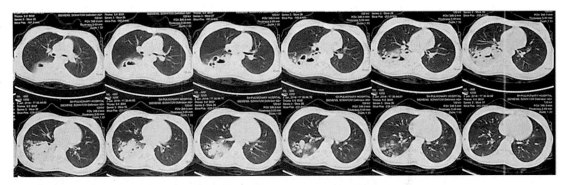

图14-1　患者肺部CT平扫（2014-01-02）

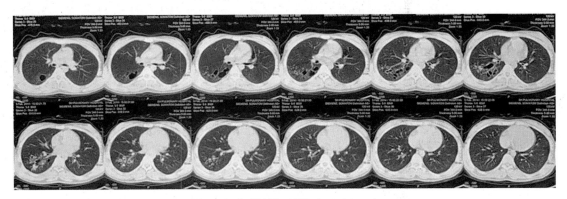

图14-2　患者肺部CT平扫（2014-02-05）

方案继续治疗,治疗疗程达1年余后停药。

2015—2018年,患者反复因咳嗽、咳痰症状加重入院,其间检查示白细胞总数正常,嗜酸性粒细胞比例轻度升高,反复查痰荧光染色抗酸杆菌(−),QuantiFERON-TB阳性(T-N 1.639 0,基础N 4.69,刺激水平T 6.327 0,阳性水平M > 10);气管镜检查见双侧各叶段管腔通畅,黏膜光整,未见新生物,未见出血,见较多黄脓痰。肺泡灌洗液(BALF)抗酸涂片阴性,BALF结核杆菌DNA PCR扩增呈阴性,BALF常规细胞学以及液基病理均未见恶性细胞;肺功能检查:肺通气功能中度减退(限制性),残气及肺总量增高,残总比增高,弥散功能中度减退,气道阻力增高。FEV1/FVC 98.2%,FEV1 1.6 L 48.9%,FENO 56 ppb。该医院考虑患者均为ABPA复发,间断使用伊曲康唑以及泼尼松口服治疗,经治疗患者症状可明显好转,但仍有反复。2019年12月20日患者出现痰血,就诊于当地医院,予以伏立康唑静滴,出院后改为伊曲康唑口服(剂量不详),继续泼尼松20 mg qd po治疗,症状再次好转。

2020年3月8日患者出现发热、头痛、恶心、呕吐,至当地医院就诊,考虑"胃肠型感冒",予以补液3日症状好转,但症状仍有反复。2020年3月21日因上述症状复发,当地医院予收住入院,查胸部CT:肺脓肿?(图14-3)。头颅MRI增强示左侧枕叶、右侧额顶叶长T1长T2信号影,flair高信号,增强后病灶呈环形强化,环壁较薄,病灶周围片状水肿带,DWI上示

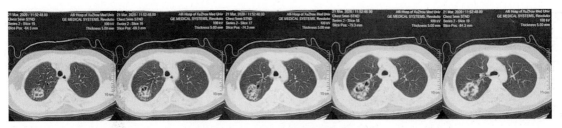

图 14-3　患者肺部 CT 平扫（2020-03-21）

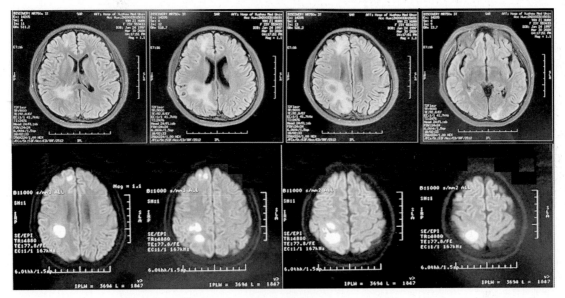

图 14-4　患者头颅 MRI 增强（2020-03-21）

病灶内部高信号影。考虑脑内多发异常信号伴周围水肿，脑脓肿？（图 14-4）。结合患者既往 ABPA 病史，当地医院考虑中枢神经系统病灶为曲霉播散感染所致，予伏立康唑（200 mg q12h ivgtt）治疗 1 个月（3 月 21 日—4 月 16 日）；同时予甲泼尼龙 40 mg-30 mg-20 mg ivgtt 治疗至 4 月 16 日。患者为求进一步诊治，于 2020 年 4 月 17 日收入我科诊治。

既往史及个人史

出生原籍，否认外伤史，否认糖尿病病史，否认免疫缺陷病病史。

婚育史：未婚未育。

入院查体

体温 36.9℃，脉搏 88 次/分，呼吸 18 次/分，血压 105/70 mmHg。神清，发育正常，营养中等，查体合作。未见贫血貌，全身皮肤黏膜未见皮疹、瘀点、瘀斑，浅表淋巴结未触及肿大，皮肤巩膜无黄染，咽不红，扁桃体无肿大，双侧乳房无压痛，未见溢液。双肺呼吸音清，未闻及干湿啰音，心律齐，未闻及病理性杂音，腹平软，全腹无压痛反跳痛，肝脾肋下未触及肿大，Murphy 征阴性，麦氏点无压痛，输尿管点无压痛，肝、肾区无叩击痛，肠鸣音不亢，关节无畸形，双下肢不肿。颈软无抵抗，病理反射未引出。

辅助检查

· 血常规：白细胞7.04×10^9/L，中性粒细胞50.8%，嗜酸性粒细胞3%，血红蛋白130 g/L，血小板280×10^9/L。

· 血沉59 mm/h（↑），C反应蛋白8.47 mg/L（↑），降钙素原0.04 ng/mL。

· 免疫球蛋白：IgE 2 097.6 ng/mL（↑），IgG 10.5 g/L，IgA 2.39 g/L，IgM 1.0 g/L。T.B. NK：$CD3^+$ total T 88%（↑），$CD4^+$T细胞51%（$CD4^+$ T细胞计数1 295），$CD8^+$T细胞34%，$CD4^+$/$CD8^+$ 1.5；自身抗体ANA、ENA、ANCA均阴性。

· 乙肝（−），丙肝（−），HIV（−），RPR/TPPA（−）。

· 肿瘤标志物：AFP、CEA、CA15−3、CY211、NSE、SCC正常，CA125 65 U/mL（↑），CA199 42.8 U/mL（↑），CA724 40.8 U/mL（↑）。

· 腰穿以及脑脊液相关检查：

脑脊液压力70 mmH_2O。

脑脊液常规：白细胞296×10^6/L，单核细胞55%，多核细胞45%；脑脊液生化：蛋白2 065 mg/L，糖 < 1.1 mmol/L（同步血糖：4.6 mmol/L）。

脑脊液涂片+培养：脑脊液抗酸涂片+分枝杆菌培养阴性；脑脊液真菌涂片+培养阴性；脑脊液GM试验0.210。

· 感染性疾病相关检查：血G试验 < 31.25 pg/mL；血/脑脊液隐球菌荚膜多糖抗原检测均阴性；QuantiFERON−TB阴性。

· 头颅MRI增强：右侧额顶叶、侧脑室后角旁片状flair高信号，增强后见多发环形强化灶，DWI示结节状高信号，右侧脑室颞角扩大。考虑：右侧额顶叶感染性病变伴脓肿和肉芽肿形成。

临床关键问题及处理

· 临床关键问题1　患者的诊断是什么？是一元论还是二元论？患者的后续治疗方案是什么？

患者年轻女性，既往有ABPA病史，出现发热伴头痛症状，头颅MRI检查提示颅内多发脓肿病灶，伏立康唑治疗近1个月效果不佳，究竟是曲霉播散感染引起的脑脓肿，还是存在其他病原体的感染，仍需进一步明确。

患者腰穿检查提示脑脊液有核细胞数增多，以单核细胞升高为主，脑脊液糖水平减低，蛋白水平升高；影像学检查提示颅内多发异常信号伴周围水肿，考虑脑脓肿。结合患者既往ABPA病史，中枢神经系统曲霉感染不能排除。2020年4月17日开始继续伏立康唑200 mg q12h ivgtt治疗。然而在治疗过程中，患者脑脊液细菌培养回报阳性（血培养的需氧瓶和分枝杆菌瓶2瓶回报阳性），提示盖尔森基兴诺卡菌感染。进一步完善脑脊液二代测序，亦提示盖尔森基兴诺卡菌感染（序列数62）。患者因ABPA长期间断使用糖皮质激素治疗,存在免疫功能低下,从而继发诺卡菌感染,故考虑患者的诊断应考虑为二元论,中枢神经系统盖尔森基兴诺卡菌感染诊断明确。

患者明确诊断后,2020年4月28日开始给予利奈唑胺600 mg q12h和头孢曲松2.0 g q12h ivgtt治疗诺卡菌感染。治疗过程中,患者体温逐渐降至正常,头痛症状改善;随访脑脊液有核细胞数、糖水平逐步恢复正常(表14-1,图14-5)。治疗期间因随访患者血红蛋白下降,2020年6月12日开始治疗方案调整为利奈唑胺减量为600 mg qd和头孢曲松2.0 g q12h ivgtt治疗(2020年12月25日开始利奈唑胺调整为口服治疗)。截至2021年2月20日,患者利奈唑胺+头孢曲松抗诺卡菌治疗 > 10个月,头颅MRI显示脑脓肿病灶基本吸收,予停用利奈唑胺和头孢曲松,序贯复方磺胺甲噁唑2片tid po继续治疗至2021-04-01后停用(抗诺卡菌总治疗疗程 > 11个月)。

表14-1　患者利奈唑胺联合头孢曲松治疗诺卡菌感染过程中,随访脑脊液提示脑脊液细胞数、糖水平和蛋白水平逐渐恢复正常

脑脊液检查	有核细胞数（×10⁶/L）	蛋白（mg/L）	糖（mmol/L）	同步血糖（mmol/L）	治　　疗	
2020-04-17	296	2 065	< 1.1	4.6	04-17开始	伏立康唑 200 mg q12h ivgtt
2020-04-22	630	915	2.1	8.4	04-28开始	利奈唑胺 600 mg q12h ivgtt 头孢曲松 2.0 g q12h ivgtt
2020-05-06	89	1 813	1.2	5.2		
2020-06-12	58	598	1.8	5.0	06-12开始	利奈唑胺 600 mg qd ivgtt 头孢曲松 2.0 g q12h ivgtt
2020-07-16	26	590	2.0	4.8		
2020-09-14	5	300	2.2	4.8		
2020-11-19	3	356	2.5	5.4		
2020-12-25	2	331	2.3	5.0	12-25开始	利奈唑胺 600 mg qd po 头孢曲松 2.0 g q12h ivgtt
2021-02-20	1	391	2.3	4.2	02-20开始	停用利奈唑胺、头孢曲松 序贯复方磺胺甲噁唑 2 片 tid po
2021-04-01	1	< 500	2.2	4.2	04-01开始	停用复方磺胺甲噁唑(总疗程 > 11个月)

• 临床关键问题2　诺卡菌治疗过程中,患者肺内病灶再次增多,是用曲霉还是诺卡菌来解释?

患者于2020年11月再次出现咳嗽、咳痰加重,咳黄褐色颗粒痰,伴痰血、喘息,听诊肺部可及哮鸣音。复查胸部CT(2020-11-20)见两肺炎症,可见"指套"样改变(图14-6)。2020年12月17日患者复查血嗜酸性粒细胞比例33.0%(3.26×10^9/L)(↑),血免疫球蛋白E > 2 736.00 ng/mL(↑);血清GM试验:0.206;复查胸部CT平扫(2020-12-17)示:双肺多发感染,部分支气管扩张,较2020-11-20片大致相仿。痰培养大肠埃希菌、肺炎克雷伯菌。

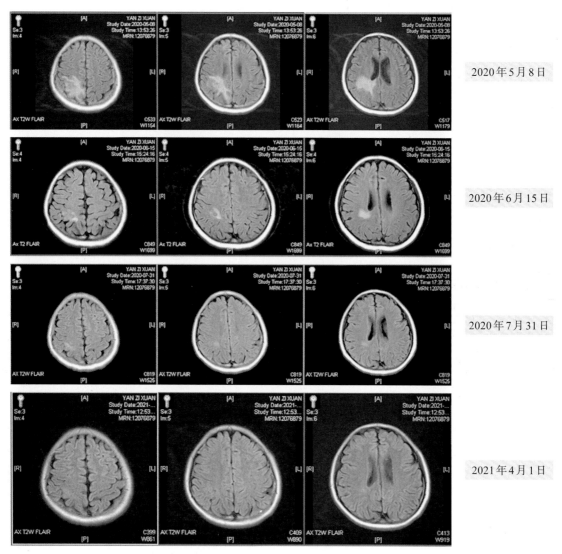

图14-5 患者利奈唑胺联合头孢曲松治疗诺卡菌感染过程中，随访头颅MRI增强检查见脑脓肿病灶减小至吸收

痰二代测序：克雷伯菌属序列24，肺炎克雷伯菌序列9；埃希菌属序列4，大肠埃希菌序列3；曲霉属序列23，烟曲霉序列15。2020年12月19日患者咳嗽明显时出现咯血，每次量约15～30 mL，每天1次，有黄黏痰，咳嗽时气喘、胸闷，在当时医院给予止血对症处理，咯血停止。2020年12月24日再次入我科评估病情，血常规：白细胞11.49×10^9/L（↑），血红蛋白86 g/L（↓）；嗜酸性粒细胞44.0%（5.05×10^9/L）（↑）；血免疫球蛋白E ＞ 2 736.00 ng/mL（↑）。痰细菌培养大肠埃希菌。痰真菌培养提示烟曲霉（真菌药敏：氟康唑耐药，伏立康唑敏感，两性霉素B敏感，伊曲康唑敏感，卡泊芬净耐药）。综合上述症状、体征以及检查结果，考虑患者变应性肺曲霉病复发。2020年12月25日开始使用伏立康唑400 mg q12h（首日负荷量），2020年12月26日开始予伏立康唑200 mg q12h ivgtt抗曲霉治疗，云南白药止血治

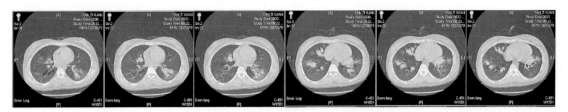

图 14-6　患者肺部 CT 平扫（2020-11-20）

疗。治疗后患者咳嗽、咳痰、气喘以及痰血症状逐步改善，2021 年 1 月 26 日开始改为伏立康唑 200 mg q12h po 抗真菌治疗，随访胸部 CT（2021-02-19）明显改善（图 14-7）。后完善曲霉抗体检测：曲霉 IgG 抗体 272.45，血清 GM 试验 0.424，曲霉 IgM 抗体 < 31.25，曲霉特异性 IgE 26.2 U/mL（↑），故患者此次病程中的 ABPA 复发诊断成立，伏立康唑抗真菌治疗有效，目前继续真菌治疗至疗程足。

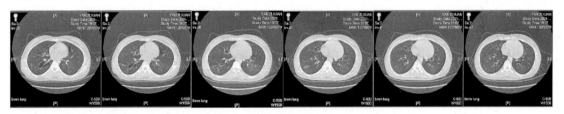

图 14-7　患者胸部 CT 平扫（2021-02-19）

背景知识介绍

　　变应性支气管肺曲霉病（allergic bronchopulmonary aspergillosis, ABPA）由 Hinson 等在 1952 年首次描述，其主要特征为支气管炎、嗜酸性粒细胞增多、支气管扩张和（或）痰栓、分离到曲霉。

　　我国 2017 年指南定义 ABPA 的诊断标准：

　　（1）相关疾病：① 哮喘；② 其他：支气管扩张症、慢性阻塞性肺疾病、肺囊性纤维化等。

　　（2）必需条件：① 烟曲霉特异性 IgE 水平升高，或烟曲霉皮试速发反应阳性；② 血清总 IgE 水平升高（> 1 000 U/mL）。

　　（3）其他条件：① 嗜酸性粒细胞 > 0.5×10^9/L；② 影像学与 ABPA 一致的肺部阴影；③ 血清烟曲霉特异 IgG 抗体或沉淀素阳性（须具备第 1 项、第 2 项和第 3 项中的至少 2 条）。

　　ABPA 的治疗包括清除气道内曲霉定植和抑制机体对曲霉引起的变态反应。口服激素是 ABPA 的基础治疗，对于新发的、活动的 ABPA，或者复发性活动性 ABPA 患者，常用的泼尼松起始剂量是 0.5 mg/kg，1 次 / 日，2 周；继以 0.25 mg/kg，1 次 / 日，4 ～ 6 周；以后每 2 周减 5 ～ 10 mg，总疗程通常在 6 个月以上。对于慢性激素依赖性哮喘患者，需长期口服小剂量激素维持治疗。该患者既往在外院检查发现支气管扩张，临床诊断 ABPA，后于我院治疗诺卡菌感染期间，再次出现咳嗽、咳黄褐色颗粒痰以及痰血症状，生化检查提示嗜酸性粒细胞水平升高，曲霉特异性 IgE 水平升高，血清总 IgE 水平升高，影像学检查见两肺"指套征"，痰培养提示烟曲霉，故此次ABPA诊断明确，予伏立康唑抗真菌治疗后，患者症状明显好转，复查胸部CT提示双肺病灶明显吸收，治疗有效。

盖尔森基兴诺卡菌（*N. cyriacigeorgica*）是相对新鉴定发现的诺卡菌菌种，既往有少量病例报道，可见于肺部、皮肤软组织。本病例显示盖尔森基兴诺卡菌亦可感染中枢神经系统，形成脑脓肿。诺卡菌是革兰阳性、分枝、丝状杆菌，具弱抗酸性，主要分布于土壤、腐烂蔬菜、水生环境中，可通过随食物摄入、吸入以及通过皮肤伤口接触感染。诺卡菌感染的易感人群主要包括免疫功能受损的宿主（类固醇类激素、器官移植、恶性肿瘤、AIDS等）。最常见的感染部位有肺、脑和皮肤，其他亦可通过播散感染累及骨、心、肾脏、关节、视网膜等。

根据既往研究的观察结果，盖尔森基兴诺卡菌的药物敏感性尚存争议。2010年美国国家疾病控制中心（CDC）发表在*Clinical Infectious Diseases*上的数据显示，盖尔森基兴诺卡菌对阿米卡星敏感，利奈唑胺敏感，头孢曲松、亚胺培南、复方磺胺甲噁唑均耐药（该文研究了共765株诺卡菌，其中盖尔森基兴诺卡菌101株，占比13.2%）。2015年加拿大学者发表在*Antimicrobial Agents and Chemotherapy*的一篇回顾性研究指出，对盖尔森基兴诺卡菌敏感的药物包括阿米卡星、利奈唑胺、妥布霉素、复方磺胺甲噁唑、头孢噻肟、头孢曲松、亚胺培南、米诺环素；对其耐药的药物包括阿莫西林/克拉维酸、喹诺酮、克拉霉素。2017年西班牙学者在*Journal of Antimicrobial Chemotherapy*发表的一项回顾性研究，分析了283株盖尔森基兴诺卡菌，占研究分析所有诺卡菌株的25.3%（共1 119株）；他们的药敏分析显示：对其敏感的药物是头孢噻肟、亚胺培南、阿米卡星、妥布霉素、利奈唑胺、复方磺胺甲噁唑；而耐药发生比例相对高的药物包括阿莫西林/克拉维酸、红霉素、米诺环素、喹诺酮。综合上述文献的结论，头孢曲松、头孢噻肟、利奈唑胺、阿米卡星、复方磺胺甲噁唑、亚胺培南是治疗盖尔森基兴诺卡菌可选用的药物，根据药物的脑脊液通透特性，有明确治疗指征的药物是利奈唑胺和头孢曲松。文中病例采用利奈唑胺联合头孢曲松的方案治疗共10个月，患者发热、头痛症状缓解，随访脑脊液以及头颅磁共振成像均已恢复至正常，治疗有效。

点 评

在不少感染性疾病中，我们采取经验性方案治疗，是因为部分情况下难以获得明确病原学依据或者来不及获得病原学依据，而不是说在我们应当忽视病原学的获取，病原学治疗始终是抗感染治疗的关键所在。不仅如此，在免疫缺陷患者的感染性疾病规范化治疗中，我们更应强调病原学治疗。在本例中即是如此。中枢神经系统诺卡菌感染的临床表现缺乏特异性，免疫功能缺陷的患者有其本身的背景性疾病，在其基础上伴发的诺卡菌感染容易被混淆，从而出现经验性方案治疗无效的情况。而在此后原发病的再次反复，如果不是始终追求病原学的获取，那么，可以想象，对患者会造成更长时间的痛苦与更多的损伤。

（张咏梅　张　舒　朱利平）

参·考·文·献

[1] Hinson KF, Moon AJ, Plummer NS. Broncho-pulmonary aspergillosis; a review and a report of eight new cases［J］. Thorax, 1952, 7(4): 317−333.

[2] 中华医学会呼吸病学分会哮喘学组. 变应性支气管肺曲霉病诊治专家共识［J］. 中华医学杂志, 2017, 97(34): 2650−2656.

[3] Uhde KB, Pathak S, McCullum I Jr, et al. Antimicrobial-resistant nocardia isolates［J］. United States, 1995−2004. Clin Infect Dis, 2010, 51: 1445.

[4] Valdezate S, Garrido N, Carrasco G, et al. Epidemiology and susceptibility to antimicrobial agents of the main Nocardia species in Spain［J］. J Antimicrob Chemother, 2017, 72: 754.

[5] McTaggart LR, Doucet J, Witkowska M, et al. Antimicrobial susceptibility among clinical Nocardia species identified by multilocus sequence analysis［J］. Antimicrob Agents Chemother, 2015, 59: 269.

[6] Wallace RJ Jr, Brown BA, Tsukamura M, et al. Clinical and laboratory features of *Nocardia* nova［J］. J Clin Microbiol, 1991, 29: 2407.

15

造血干细胞移植后慢性 GVHD 伴发
多种病原体感染

这是一例接受异基因造血干细胞移植并发生慢性移植物抗宿主病（graft-versus-host disease, GVHD）的患者，移植给他带来了重生的机会，但在移植成功6年后，接踵而至的感染却几乎摧毁了他的身体和意志。认识移植后不同时间段感染的特点，并与血液专科医生保持沟通，方能在原发病和感染的诊治之间维持合适的平衡，为移植后的患者保驾护航。

入院病史

患者，男性，31岁，上海人，2020年10月30日收入我科。

主诉

造血干细胞移植后6年，间断发热3个月。

现病史

患者2008年诊断再生障碍性贫血，曾予以环孢素等药物治疗，病情控制尚可。2013年7月起随访血常规三系逐渐下降，调整药物后疗效不佳。2014年逐渐出现进行性加重的头晕乏力症状，复查骨穿确诊"骨髓增生异常综合征-RAEB1"，于2014年6月9日输注同胞全相合外周血造血干细胞（男供男，AB+供AB+）2袋，总单核细胞（MNC）13.38×10⁸/kg，CD34⁺细胞占0.15%，过程顺利，术后曾并发出血性膀胱炎、巨细胞病毒血症，予以水化碱化、抗病毒等治疗后好转。2015年6月复查骨穿刺提示完全缓解。

2017年患者出现皮肤僵硬、关节活动障碍，诊断为慢性移植物抗宿主病（GVHD）皮肤表现，予环孢素、西罗莫司抗GVHD治疗后出现血象下降，后换为芦可替尼、他克莫司抗GVHD治疗，血象逐渐稳定，但皮肤症状改善不明显，2019年4月加用甲泼尼龙24 mg qd治疗后皮肤症状好转。

患者2019年10月开始无明显诱因下出现反复咳嗽、咳白痰,胸部CT(图15-1)示肺部少许炎症,当地医院抗细菌治疗(不详)1个月后曾有好转,但出院后咳嗽仍反复发作。2020年2月起咳嗽时伴有胸痛症状,2020年6月起痰中带血丝,伴有活动后胸闷。2020年7月9日患者就诊于外院查痰培养示曲霉菌属,赭曲霉生长;胸部CT(图15-1)提示"右上肺炎性病变";同时查外周血巨细胞病毒(CMV)-DNA 3.6×10³copies/mL,EB病毒(EBV)-DNA 1.8×10⁴/mL,先后予美罗培南、莫西沙星抗细菌,卡泊芬净、泊沙康唑联合抗真菌治疗,症状改善不明显并出现发热。2020年8月患者因三系下降、低热、咳嗽、痰中带血伴活动后胸闷至外院就诊,血常规:白细胞2.38×10⁹/L(↓),中性粒细胞1.9×10⁹/L(↓),血红蛋白70 g/L(↓),血小板78×10⁹/L(↓),外周血CMV DNA 3.69×10²copies/mL,EBV DNA 阴性。复查骨髓穿刺,骨髓涂片示:增生低下,部分血稀。入院后予以吗替麦考酚酯、他克莫司、甲泼尼龙8 mg qd联合伊马替尼抗GVHD治疗,头孢哌酮/舒巴坦联合替考拉宁抗细菌治疗,更昔洛韦抗病毒治疗,伏立康唑联合两性霉素B(出现血清肌酐升高后停用两性霉素B)抗真菌治疗。8月27日复查CMV DNA 阴性,8月28日开始予以利妥昔单抗100 mg qw×2次抗GVHD治疗,9月2日复查胸部CT(图15-1):右肺上叶感染性病变较前好转,心包少量积液。患者肺部感染及皮肤GVHD症状较前好转后出院,但出院时三系低下无明显恢复,出院后继续口服芦可替尼、甲泼尼龙及他克莫司抗排异,伏立康唑抗真菌治疗。在门诊随访血常规:白细胞波动于(1.9～2.9)×10⁹/L,中性粒细胞波动于(1.1～2.2)×10⁹/L,血红蛋白68～90 g/L,血小板(44～77)×10⁹/L,后因血象下降停用芦可替尼。患者仍有间断发热,Tmax 38.5℃,有胸闷、气促伴有咯血等不适,10月份复查胸部CT提示右肺上叶感染较前进展。于2020年10月22日再次于外院住院治疗,入院查血常规:白细胞1.27×10⁹/L(↓),中性粒细胞0.96×10⁹/L(↓),血红蛋白58 g/L(↓),血小板34×10⁹/L(↓),血肌酐80.70 μmol/L,血沉145 mm/h(↑),降钙素原<0.10 ng/mL,C反应蛋白84.6 mg/L(↑),他克莫司血药浓度6.50 ng/mL,真菌GM试验0.52,外周血CMV DNA 4.86×10² copies/mL。10月26日复查胸部CT(图15-2)示两肺多发感染灶,较前(2020-09-02)右上肺病灶增大增多,两下肺播散性病灶为新增;心包少量积液,较前相仿。入院后予以更昔洛韦抗病毒及其他联合抗感染治疗(具体不详),并继续吗替麦考酚酯、他克莫司联合抗GVHD治疗以及护胃、刺激造血等治疗。但患者仍有发热、咳嗽,伴腹泻、乏力,血三系低下,指末氧饱和度92%～95%,为进一步诊治于2020年10月30日收住我科。

既往史及个人史

2014年外院诊断"骨髓增生异常综合征-RAEB1"。于2014年6月9日输注同胞全相合外周造血干细胞。详见现病史,余无特殊补充。

入院查体

体温38℃,脉搏130次/分,呼吸20次/分,血压103/69 mmHg。神志清,精神萎,双上肢散在皮下出血点,四肢皮肤紧绷、张力高。双侧瞳孔等大等圆,对光反射灵敏对称。颈软,无抵抗,颈静脉无怒张。两肺呼吸音粗,右肺可闻及散在湿啰音,两肺底呼吸音低,心脏各瓣膜

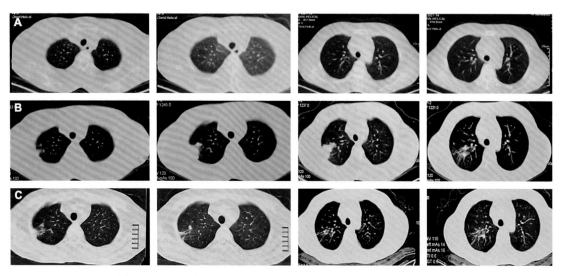

图15-1　肺部CT。A. 2019年10月肺部CT；B. 2020年7月肺部CT；C. 2020年9月2日肺部CT

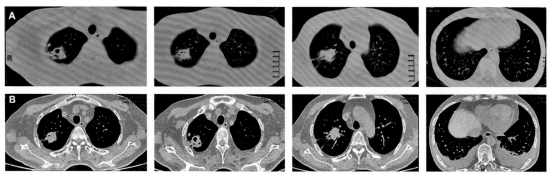

图15-2　肺部CT。A. 2020年10月26日肺部CT；B. 2020年11月5日肺部CT

听诊区未闻及病理性杂音。腹部平软，无压痛及反跳痛，肝脾肋下未及，肝区、肾区无叩痛。双手指关节活动受限，颜面部及双下肢轻度水肿。生理反射正常，病理反射未引出。

入院后实验室检查和辅助检查

· 血常规：白细胞 0.66×10^9/L（↓），中性粒细胞 0.13×10^9/L（↓），血红蛋白69 g/L（↓），血小板 45×10^9/L（↓）。

· 肝肾功能：转氨酶、胆红素正常，白蛋白38 g/L，球蛋白17 g/L（↓），血肌酐88 μmol/L。

· 中性粒细胞CD64指数142.96（↑），血沉22 mm/h（↑），铁蛋白 > 2 000.00 ng/mL（↑），C反应蛋白79.47 mg/L（↑），降钙素原0.22 ng/mL（↑），白介素2受体735 U/mL（↑），乳酸脱氢酶606 U/L（↑）。

· 痰培养、血培养、骨髓培养、血G试验（1,3-β-D葡聚糖）、GM试验（半乳甘露聚糖）、隐球菌荚膜多糖抗原检测、T-SPOT.*TB*、呼九联IgM抗体、EBV DNA、CMV DNA均为阴性。

· 细小病毒B19 DNA：阴性。

· 血免疫球蛋白M 0.23 g/L（↓），血免疫球蛋白E < 42.72 ng/mL（↓），血免疫球蛋白G

6.01 g/L（↓），血免疫球蛋白 A 0.37 g/L（↓）。

- CD3$^+$ Total T 细胞 92%（↑），CD4$^+$ T 细胞 17%（↓），CD8$^+$ T 细胞 53%（↑），CD4$^+$/CD8$^+$ 0.32（↓），CD19$^+$Total B 细胞 1%（↓），Total NK 7%，T+B+NK 100%。
- 血小板抗体检测：HPA 抗体阴性，HLA 抗体阴性。
- 网织红细胞：未成熟网织红细胞指数 0.8%（↓），网织红细胞绝对值 0.008 7×10^{12}/L（↓），网织红细胞百分比 0.49%（↓）。
- 骨髓流式：骨髓未发现明显 CD34$^+$ 细胞，中性粒细胞 SSC 部分减小。
- 骨髓涂片：系外周血液成分（两次骨髓穿刺）。
- 骨髓活检：骨髓活检示 6～7 个髓腔，造血细胞几无，巨核细胞未见，提示骨髓再生功能障碍，请结合临床。
- 全血嵌合状态分析：患者移植后供者细胞占 99.57%，表现为完全嵌合状态。
- 蛋白因子定量（ELISA）检测：弹性蛋白酶抑制剂（Elafin）水平偏高（30.3 ng/mL），提示注意皮肤 GVHD 风险。
- 2020 年 11 月 5 日胸部 CT（图 15-2）：右肺尖段含空洞结节，肿瘤不除外。右肺上叶 3 枚微小结节。双侧支气管肺炎伴双侧胸腔积液。少量心包积液。
- 心超：结构诊断：左心室壁增厚；功能诊断：左心收缩功能正常，左心舒张功能正常。

临床关键问题及处理

- 关键问题 1　该患者的诊断如何考虑？在该患者造血干细胞移植（HCT）、慢性 GVHD 的基础上，抗感染与原发病的治疗有何注意事项？

由于患者为异基因 HCT 受者，并有慢性 GVHD 及近期的粒细胞缺乏，反复出现肺部病灶伴有空洞形成，起病初痰培养出曲霉，经抗感染治疗后肺部病灶曾有好转，但病灶及症状有反复，故考虑患者肺部病灶为侵袭性肺曲霉病。在完善了相关检查后，请血液科会诊原发疾病，考虑患者为骨髓增生异常综合征 RAEB1，同胞全相合造血干细胞移植术后，慢性 GVHD（硬皮病表现），伴继发性移植物功能不良。建议积极抗感染的基础上，可予刺激骨髓造血，必要时考虑间充质干细胞输注治疗或供体动员纯化 CD34$^+$ 输注支持造血。

根据目前诊断并结合专科会诊意见，患者入院后给予了以下治疗方案：首先单间安置患者，嘱其减少外出；其次给予重组人粒细胞刺激因子（G-CSF）升高白细胞，重组人血小板生成素（TPO）及 TPO 受体激动剂艾曲泊帕口服升高血小板，并间断输注少浆血及单采血小板；最重要的抗感染治疗方面，需充分考虑抗真菌药物与患者使用的抗排异药物之间的相互作用，由于伏立康唑和芦可替尼、他克莫司都会经过肝脏细胞色素 P450 酶（CYP450）的同工酶 3A4 代谢，而伏立康唑既是 CYP450 3A4 的底物同时也是其抑制剂，有文献报道以治疗剂量口服伏立康唑 7 天，单剂量 0.1 mg/kg 他克莫司的 Cmax 和 AUC 可平均分别增加 2.2 倍和3.2倍；同样在CYP450 3A4抑制剂同时使用的情况下，芦可替尼的Cmax和AUC也会显著增加，且半衰期明显延长。考虑到患者目前排异反应较为稳定，为了更好地控制感染，入院后予停用芦可替尼，将他克莫司减量至0.5 mg qd口服并密切监测药物浓度，联合甲泼尼龙8 mg qd口服抗排异治疗；静脉予亚胺培南0.5 g q8h抗细菌、伏立康唑200 mg q12h抗真菌治疗。

经以上治疗后，患者体温降至正常，咳嗽、咳痰及胸闷症状明显好转，皮肤排异症状无进展，随访他克莫司血药浓度维持于3～7 ng/mL，随访血常规三系稳定上升（表15-1），皮肤出血点逐渐减少。11月12日及11月26日先后复查肺部CT（图15-3），病灶较11月5日逐渐吸收好转。其间11月16日患者咳嗽咳痰又有所加重，11月20日痰培养回报铜绿假单胞菌生长，药敏结果示亚胺培南耐药，头孢他啶、哌拉西林、环丙沙星、庆大霉素和氨曲南敏感。根据药敏结果停用亚胺培南，改为头孢他啶2 g q12h ivgtt继续抗细菌治疗。后经多次复查痰培养结果均阴性，于12月1日停用头孢他啶。先后共使用亚胺培南21日，头孢他啶10日。12月4日伏立康唑改为口服患者出院。

表15-1　血常规、C反应蛋白及他克莫司药物浓度随访表

日　期	白细胞 （×10⁹/L）	中性粒细胞 （×10⁹/L）	血红蛋白 （g/L）	血小板 （×10⁹/L）	C反应蛋白 （mg/L）	他克莫司浓度 （ng/mL）	备　注
2020-10-30	0.66	0.13	69	45	79.5	3.57	
2020-10-31	0.79	0.44	62	35	/	/	输红细胞2单位
2020-11-03	0.56	0.24	60	13	/	/	输红细胞1单位、单采血小板1单位
2020-11-06	1.05	0.21	66	24	47.2	/	输红细胞1单位
2020-11-07	2.13	1.1	77	21	/	4.56	输红细胞1单位、单采血小板1单位
2020-11-11	11.06	9.61	93	31		6	
2020-11-16	3.44	2.61	87	34	2.92	5.22	
2020-11-20	8.66	7.4	88	51	< 0.5	5.14	
2020-11-27	8.14	7.2	102	80	< 0.5	3.9	
2020-12-02	4.44	3.71	99	115			

患者出院后继续口服伏立康唑200 mg q12h抗真菌，甲泼尼龙8 mg qd及他克莫司0.5 mg qd抗排异，艾曲泊帕25 mg bid升高血小板，皮下注射粒细胞集落刺激因子（G-CSF）升高白细胞。但出院1周后患者受凉后出现咳灰绿色痰中带鲜血，每次量约3 mL，痰血5～6次/日。12月14日起患者再次出现发热，伴畏寒、寒战，最高体温逐渐升高至39.8℃，为进一步诊治12月18日再次收入病房。听诊两肺呼吸音粗，右肺可闻及少许湿啰音。入

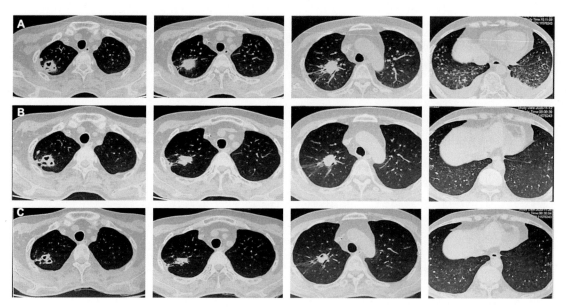

图 15-3　肺部 CT。A. 2020 年 11 月 5 日肺部 CT；B. 2020 年 11 月 12 日肺部 CT；C. 2020 年 11 月 26 日肺部 CT

院后复查血常规：白细胞 $1.2 \times 10^9/L$（↓），中性粒细胞 $0.84 \times 10^9/L$（↓），血红蛋白 71 g/L（↓），血小板 $40 \times 10^9/L$（↓），血肌酐 67 μmol/L，血沉 68 mm/h（↑），降钙素原 8.26 ng/mL（↑），C 反应蛋白 254.78 mg/L（↑），他克莫司血药浓度 5.08 ng/mL，铁蛋白 > 2 000.00 ng/mL（↑），血免疫球蛋白：IgG 5.56 g/L（↓），IgA 0.31 g/L（↓），IgM 0.23 g/L（↓），IgE < 42.72 g/L（↓），$CD4^+$ T 淋巴细胞比例 14%（↓）。血清 G 试验、GM 试验、CMV 及 EBV 的 DNA 均为阴性。12 月 18 日复查肺部 CT（图 15-4）示"右肺上叶尖段含空洞结节，较前片（2020-11-26）增大。两肺下叶新发炎性病灶，右肺上叶多发小结节。少量心包积液"。血培养回报铜绿假单胞菌生长，药敏试验：庆大霉素、哌拉西林、阿米卡星、头孢他啶、头孢哌酮/舒巴坦、环丙沙星、左氧氟沙星、多黏菌素均敏感；氨曲南、美罗培南均中介；亚胺培南耐药。

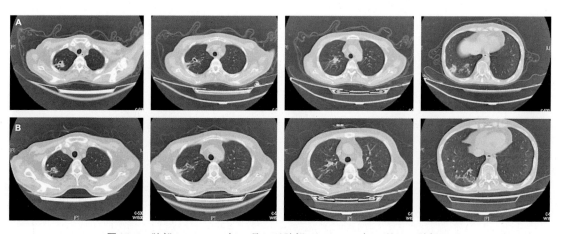

图 15-4　肺部 CT，A. 2020 年 12 月 18 日肺部 CT；B. 2020 年 12 月 29 日肺部 CT

综上考虑患者此次发热由铜绿假单胞菌血流感染、肺部感染引起，根据药敏结果静脉予头孢他啶2 g q12h联合阿米卡星0.6 g qd抗感染治疗，伏立康唑改为静脉使用，予人免疫球蛋白增强体液免疫，同时继续口服甲泼尼龙8 mg qd及他克莫司0.5 mg qd抗排异治疗。经以上治疗后，患者体温降至正常，12月29日复查肺部CT（图15-4）：右肺上叶尖段含空洞结节，较前片（2020-12-18）有所缩小，两肺下叶炎性病灶，较前片有所吸收。

治疗过程中，患者出现口唇少许疱疹，2021年1月13日再次出现发热伴胸闷气促，测指末氧饱和度下降，急查肺部CT示（图15-5）：两肺散在絮状模糊影：间质性肺炎？右肺上叶尖段含空洞结节，较前片（2020-12-29）略有缩小，右肺下叶慢性炎症。急查血常规：白细胞3.61×10^9/L，中性粒细胞3.2×10^9/L，血红蛋白75 g/L（↓），血小板44×10^9/L（↓），血沉41 mm/h（↑），降钙素原0.21 ng/mL（↑）。

·**关键问题2**　患者的病情可谓是一波三折，在先后控制了曲霉、铜绿假单胞菌的感染后又出现了发热及间质性肺炎，此时该患者的诊断和治疗如何考虑？

患者再次出现发热、咳嗽、咳痰，两肺均可闻及湿啰音，血常规和炎症指标无明显升高，但肺部CT见双肺新发间质性改变，结合患者HCT后长期使用激素和免疫抑制剂，考虑肺孢子菌感染可能性大。予以心电监护和高流量湿化仪吸氧，加用复方磺胺甲噁唑（TMP-SMX）2片tid口服治疗。复查CMV DNA 3.09×10^3 copies/mL，完善痰二代测序回报：检出人类β疱疹病毒5型（即CMV，序列数5 558），故加用更昔洛韦250 mg q12h ivgtt抗病毒治疗。调整治疗后患者体温逐渐降至正常，氧饱和度逐渐上升，咳嗽、胸闷症状明显好转，1月28日复查胸部CT（图15-5）见两肺散在絮状模糊影，较前片吸收。2月8日复查CMV DNA低于检测下限。其间继续予甲泼尼龙8 mg qd联合他克莫司0.5 mg qd po抗排异，间断输注红细胞和血小板，同时予G-CSF升高白细胞。

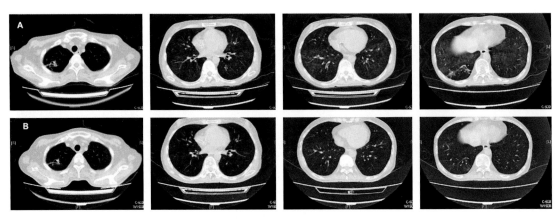

图15-5　肺部CT。A. 2021年1月13日肺部CT；B. 2021年1月28日肺部CT

·**关键问题3**　患者本次感染得到控制后，是否需要长期预防性抗感染治疗？

HCT受者感染的发生率和病死率都较高，因此，预防感染是一个重要的目标。

（1）细菌：出现慢性GVHD的异基因HCT受者发生严重荚膜细菌（肺炎链球菌、流感嗜血杆菌等）感染的风险高，所以应给予长期抗生素预防性治疗。预防性治疗的最佳持续时间尚不明确，一般认为，只要患者在接受积极的抗 GVHD 治疗，就需要继续给予抗生素预防性治疗。具有抗荚膜细菌活性的抗生素包括青霉素、复方磺胺甲噁唑和左氧氟沙星等。

（2）肺孢子菌肺炎（pneumocystis pneumonia，PCP）：对异基因 HCT 受者，推荐在中性粒细胞植活后开始针对 PCP 的预防性治疗，并且在免疫抑制治疗期间持续给予。对于需要接受 GVHD 治疗的异基因 HCT 受者，持续时间更长。首选方案为 TMP-SMX，持续使用至完成免疫抑制治疗。

（3）CMV：一般认为，在植入后晚期不需要进行常规预防性治疗，但对于高风险患者，需要密切监测 CMV-DNA，若结果阳性则开始抢先治疗。

经以上治疗后，患者体温正常，炎症指标好转，血三系逐渐恢复（表15-2），复查肺部 CT 炎症较前明显吸收，逐渐停用头孢他啶、阿米卡星及更昔洛韦，2月7日调整方案为：复方磺胺甲噁唑片1片 qd + 左氧氟沙星0.5 g qd + 缬更昔洛韦0.45 g qd + 伏立康唑200 mg q12h po，于2021年2月22日出院。

表15-2　血常规和炎症指标随访表

日　期	白细胞 （×10⁹/L）	中性粒细胞 （×10⁹/L）	血红蛋白 （g/L）	血小板 （×10⁹/L）	C反应蛋白 （mg/L）	降钙素原 （ng/mL）	备　注
2020-12-21	1.2	0.84	71	40	254.78	8.26	
2020-12-23	1.02	0.68	67	32	157.6	2.35	输红细胞2单位
2020-12-28	3.19	2.33	83	21	21	0.28	
2020-12-30	5.62	4.76	78	24	13.79	0.23	输单采血小板1单位
2021-01-07	4.8	4.13	72	65	7.61	0.21	
2021-01-13	3.61	3.2	75	44	14.59	0.21	
2021-01-18	1.32	0.91	65	33	2.63	0.13	
2021-01-25	1.06	0.8	76	56	1.42	0.14	输单采血小板1单位
2021-02-22	2.64	1.92	86	39	1.92	< 0.5	

背景知识介绍

一、造血干细胞移植后感染

HCT 受者发生各种感染的风险较高，其中自体 HCT 受者往往比异基因 HCT 受者更快完成免疫重建，故而后者发生感染的风险更高。异基因 HCT 受者发生感染的危险因素包括：

① 患者因素，如年龄、基础疾病、遗传免疫缺陷、移植前是否有感染、免疫抑制状态、粒细胞减少的程度和持续时间、是否合并其他组织损伤等；② 移植相关因素，如预处理方案、供受者 HLA 相合程度、移植物来源、是否发生 GVHD、免疫抑制方案的使用等；③ 致病微生物的毒力和暴露程度。不同的危险因素之间又往往存在着关联。

根据移植后时长以及感染的不同特征，HCT 受者移植后的感染常被分为三个时期：植入前期（移植术后约30天内）、植入后早期（从植活至术后100天）和植入后晚期（移植术后100天之后）。通常自体 HCT 受者仅在植入前期和植入后早期易出现感染，而异基因 HCT 受者在这三个阶段都有感染的风险。

植入前期的肺部病灶需根据临床表现和影像学鉴别感染和非感染原因，大部分结节性病灶均为感染导致，病原体以细菌和霉菌最为多见；而弥漫性浸润在该阶段则是非感染因素（如肺水肿、预处理导致的肺损伤、植入综合征等）更为多见，此外，病毒的下呼吸道感染也可表现为弥漫性浸润。在植入后早期，侵袭性曲霉病（IA）是肺部结节性病灶最常见的病因且在异基因 HCT 受者中更为多见；与植入前期相比，该阶段肺部的弥漫性浸润更常见由感染性病因导致，CMV、呼吸道病毒和肺孢子菌是最常见的病原体。

二、植入后晚期感染

植入后晚期的肺部感染病因大多与植入后早期相似，慢性 GVHD、针对 GVHD 的强化治疗以及合并 CMV 感染是该阶段肺曲霉病的高危因素，首选伏立康唑抗真菌治疗，脂质体两性霉素 B 也有较好的治疗效果。对于影像学表现为弥漫性浸润的肺部炎症，常见的感染性病因包括：CMV、呼吸道病毒和肺孢子菌肺炎。植入后晚期 PCP 感染可发生于停用复方磺胺甲噁唑预防的患者，常见的危险因素包括：长期使用免疫抑制剂、慢性 GVHD、使用嘌呤类似物或者利妥昔单抗、CD4$^+$ T 淋巴细胞计数 < 200/μL 以及血液系统恶性肿瘤复发。植入后晚期 CMV 感染和 CMV 病与非复发性死亡相关，据文献报道，分别有15% ～ 30% 和 6% ～ 18% 的异基因 HCT 受者发生植入后晚期 CMV 感染和 CMV 病。同时满足如下条件的患者是出现植入后晚期 CMV 感染和 CMV 病的高危人群：① 接受了相合的移植物但出现了GVHD，或接受了不相合的移植物（无论有无 GVHD 发生）；② 植入后早期至少发生2次 CMV再激活；③ 接受 CMV 血清学阴性供者移植物和（或）移植后100天持续淋巴细胞减少。

血流感染也是异基因 HCT 植入后晚期常见的感染类型之一，一般由荚膜细菌、葡萄球菌以及革兰阴性菌（如假单胞菌）引起。由于存在免疫调节功能下降、低人免疫球蛋白血症和脾功能减退，慢性 GVHD 患者尤其易发生感染。一项纳入196例 HLA 相合亲缘 HCT 后的长期存活者（中位随访时间8年）的研究显示，30例患者发生了植入后晚期重症细菌感染，细菌感染的8年累积发生率为15%，广泛型慢性 GVHD、CMV D-/R+ 血清学状态和基于照射的预处理方案是植入后晚期细菌感染的独立危险因素。

HCT 受者感染性疾病的发病率和病死率均高于免疫功能正常者，不断出现新的免疫抑制剂和靶向治疗药物又给该类患者感染性疾病的诊治提出了新的挑战，因此，长期密切的随访、适时的预防和治疗都至关重要。

点评

免疫缺陷患者感染,对于感染科医生来说,一直是一个严峻的挑战。对于不少血液病患者来说,异基因造血干细胞移植是从根本上治愈疾病的唯一出路,但移植后 GVHD 的发生又往往会成为新的致命问题。对于该类患者,移植后尤其是抗 GVHD 过程中继发感染的及时控制显得尤为重要,对于感染科医生而言,必须了解该类患者常见的感染原因,以便针对性检查和及时治疗。本病例先后经历了曲霉感染、铜绿假单胞菌感染、CMV 肺炎等,一波三折,在主管医生不懈努力下取得了良好的结果,但反过来提示我们,对于该类患者,针对机会感染的病原体接受长期预防性治疗或许是恰当的选择。

(王　璇　喻一奇　秦艳丽　王新宇　张文宏)

参·考·文·献

[1] Pai MP, Allen S. Voriconazole inhibition of tacrolimus metabolism[J]. Clin Infect Dis, 2003, 36(8): 1089−1091.

[2] Tomblyn M, Chiller T, Einsele H, et al. Guidelines for preventing infectious complications among hematopoietic cell transplantation recipients: a global perspective[J]. Biol Blood Marrow Transplant, 2009, 15(10): 1143−1238.

[3] De Castro N, Neuville S, Sarfati C, et al. Occurrence of Pneumocystis jiroveci pneumonia after allogeneic stem cell transplantation: a 6-year retrospective study[J]. Bone Marrow Transplant, 2005, 36(10): 879−883.

[4] Boeckh M, Nichols WG, Chemaly RF, et al. Valganciclovir for the prevention of complications of late cytomegalovirus infection after allogeneic hematopoietic cell transplantation: a randomized trial[J]. Ann Intern Med, 2015, 162(1): 1−10.

[5] 中国医师协会血液科医师分会, 中国侵袭性真菌感染工作组. 血液病/恶性肿瘤患者侵袭性真菌病的诊断标准与治疗原则(第六次修订版)[J]. 中华内科杂志, 2020, 59(10): 754−763.

[6] Tissot F, Agrawal S, Pagano L, et al. ECIL-6 guidelines for the treatment of invasive candidiasis, aspergillosis and mucormycosis in leukemia and hematopoietic stem cell transplant patients[J]. Haematologica, 2017, 102(3): 433−444.

[7] Wingard JR, Hsu J, Hiemenz JW. Hematopoietic stem cell transplantation: an overview of infection risks and epidemiology[J]. Infect Dis Clin North Am, 2010, 24(2): 257−272.

[8] Ozdemir E, Saliba RM, Champlin RE, et al. Risk factors associated with late cytomegalovirus reactivation after allogeneic stem cell transplantation for hematological malignancies[J]. Bone Marrow Transplant, 2007, 40(2): 125−136.

[9] Robin M, Porcher R, De Castro Araujo R, et al. Risk factors for late infections after allogeneic hematopoietic stem cell transplantation from a matched related donor[J]. Biol Blood Marrow Transplant, 2007, 13(11): 1304−1312.

16

游荡在消化道的"幽灵"——以不完全小肠梗阻为表现的粪类圆线虫病

题记

  本病例以腹胀、便血和不完全肠梗阻为主要表现，内镜提示小肠多发溃疡，病理见寄生虫虫体，鉴定为机会性感染病原体的粪类圆线虫。进一步检查发现患者存在免疫缺陷并合并CMV感染，经过积极驱虫和针对性治疗，该病死率高达70%～100%的病患得以治愈。

病史摘要

入院病史

患者，女性，50岁，安徽人，2020年8月17日至复旦大学附属华山医院住院治疗。

主诉

双下肢水肿伴纳差4个月余，腹痛加重4天余。

现病史

  患者2021年2月着凉后出现纳差、发热，最高体温38.5℃，伴咳嗽及痰中带血。2月底就诊于当地医院，查肺部CT示重症肺炎，予哌拉西林/他唑巴坦联合莫西沙星抗细菌治疗，奥司他韦抗病毒治疗。予甲泼尼龙40 mg qd ivgtt治疗重症肺炎，复查胸部CT好转后于3月13日出院。出院后患者逐渐出现腹胀、上腹部不适、恶心、呕吐、双下肢水肿等症状，呕吐物多为胃内容物。患者于4月至当地医院胸外科就诊，胃镜提示：真菌性食管炎，转入消化科治疗，C反应蛋白11.2 mg/L，丙氨酸转氨酶65 U/L，天冬氨酸转氨酶61 U/L，白蛋白31.3 g/L。胸腹盆CT示：双肺内异常密度，上叶为著，考虑感染性病变；腹盆腔内肠管略扩张，积液积气并气液平，肠梗阻？ 4月26日行结肠镜示：进镜80 cm至末端回肠，黏膜见散在糜烂以及充血斑，回盲瓣显示不清，回盲瓣局部可见黏膜破损，予以钛夹夹闭。回盲部以及降结肠散在糜烂，所见结肠散在较多憩室开口，距肛缘30 cm

可见一息肉样隆起,大小约0.3 cm×0.4 cm,活检基本夹除,病理示:乙状结肠,黏膜慢性炎伴息肉样增生。4月27日患者出现鲜血便,予以急诊肠镜下止血:进镜检大量暗红色血液潴留,距肛缘30 cm可见一浅小创面,疑似活检创面,无活动性出血。住院期间多次查凝血功能均显示凝血功能异常,予补充维生素K1和纤维蛋白原处理后,凝血功能改善不明显,患者仍有双下肢水肿,纳差等症状,持续不缓解。6月26日白蛋白20 g/L,腹部CT示:胆总管上段扩张,十二指肠大乳头肿胀增大,倾向于不全梗阻,部分肠壁增厚(水肿),"双壁"样增厚,肠系膜区多发粟粒状淋巴结,倾向于炎性病变可能。7月1日MRCP示:胆总管上段扩张。予补充白蛋白,补钾等对症支持治疗后患者症状未见明显改善。患者遂于7月21日至本院就诊,查胶囊小肠镜:小肠黏膜弥漫性炎症伴溃疡(空肠显著)。予美沙拉嗪抗炎,匹维溴铵改善腹胀症状,谷氨酰胺等支持治疗。患者近日来,腹胀、腹痛症状明显加重,8月17日至我院急诊就诊,上腹部CT示:小肠扩张伴气液平,小肠梗阻待排,请结合临床及其他检查。重度脂肪肝,肝内外胆管扩张积气。当日收住入复旦大学附属华山医院。

患病以来患者精神不好,胃纳不佳,睡眠好,大小便正常,无体重明显下降。

既往史

2000年曾受"输卵管结扎手术",术后恢复良好。否认既往慢性疾病、肝炎和结核病病史。

个人史、婚育史、家族史

育有2女,1女体健,1女有白血病病史,幼年起病,后缓解,2019年复发,2020年2月份死亡(原因不详)。

查体

消瘦,全身皮肤未见皮疹及瘀斑、瘀点。双肺未闻及明显湿啰音。腹软,脐周腹部有压痛,伴反跳痛,墨菲征阴性,余腹无压痛、反跳痛,移动性浊音阴性,双下肢可见明显凹陷性水肿。

入院后辅助检查

· 血常规(2020-08-17):白细胞3.4×10⁹/L(↓),中性粒细胞80%,淋巴细胞35%,单核细胞10%,嗜酸性粒细胞2%,红细胞3.65×10¹²/L,血红蛋白114 g/L,血小板140×10⁹/L。

· 血沉2 mm/h。C反应蛋白20.35 mg/L(↑)。降钙素原0.11 ng/ml(↑)。铁蛋白303.00 ng/mL(↑)。白介素2受体430 U/mL(↑)。白介素6 45.4 pg/mL(↑)。

· 肝肾功能(2020-08-17):丙氨酸转氨酶43 U/L,天冬氨酸转氨酶63 U/L,γ-谷氨酰转移酶58 U/L,总胆红素27 μmol/L,白蛋白28 g/L(↓),球蛋白30 g/L,肌酐21 μmol/L。

· 凝血功能(2020-08-17):凝血酶原时间15.6秒,部分凝血活酶时间38.7秒,纤维蛋白原定量0.6 g/L,D-二聚体0.77 mg/L(FEU),纤维蛋白原降解产物1.5 μg/mL。

· 粪常规(2020-08-17):红细胞0/HP,白细胞0/HP,隐血弱阳性,寄生虫:原虫、虫卵、阿米巴检查未找到。

· QuantiFERON-TB:不确定值。隐球菌荚膜多糖抗原检测阴性。GM试验阴性。G试验（血浆1-3-β-D葡聚糖）阴性。

· 肿瘤标志物（2020-08-17）：糖类抗原125 438 U/mL（↑），糖类抗原19 -994 U/mL（↑），细胞角蛋白19片段14.4 ng/mL（↑），神经元特异性烯醇酶18.3 ng/mL（↑）。

· 甲状腺激素及相关抗体（2020-08-17）：促甲状腺素受体抗体＜0.80 IU/L，促甲状腺激素1.84 mIU/L，甲状腺过氧化物酶抗体19.0 U/mL，甲状腺球蛋白抗体72.4 U/mL，甲状腺素45.2 nmol/L（↓），三碘甲状腺原氨酸1.25 nmol/L（↓），游离甲状腺素11.10 pmol/L（↓），游离三碘甲状腺原氨酸3.91 pmol/L，甲状腺球蛋白8.55 ng/mL。

· ANA、ENA抗体谱均未见明显异常。血免疫球蛋白G 6.08 g/L（↓），血免疫球蛋白A 1.92 g/L（↓），血免疫球蛋白M 0.27 g/L（↓），免疫球蛋白G4＜0.003 g/L（↓）。补体C3 0.267 g/L（↓），补体C4 0.165 g/L（↓）。免疫固定电泳未发现单克隆免疫球蛋白。Anti-HIV阴性。

· 小肠CT增强（2020-09-01）：中上腹小肠及右半结肠肠壁增厚伴水肿，肠系膜上动静脉显示可，不完全性小肠梗阻可能；附见肝内外胆管扩张积气，脂肪肝；双侧胸腔积液，腹盆腔少量积液。

· 腹部CT（2020-09-02）：不完全性小肠梗阻可能，肝内外胆管扩张积气，脂肪肝；脾脏体积无增大，腹腔及腹膜后未见软组织肿块。腹腔少量积液。

· 肠镜及组织病理（2020-09-02）：黏膜轻中度慢性炎伴浅表糜烂及轻度不典型增生，另见寄生虫虫体（图16-1）。

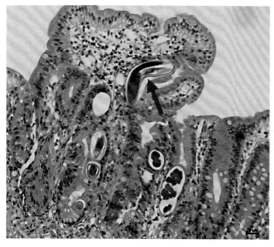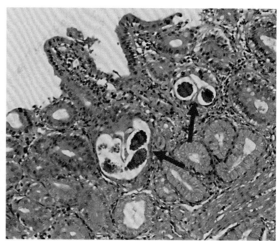

图16-1　肠黏膜病理H&E染色可见粪类圆线虫幼虫（如箭头所示）（10×）

入院后诊疗经过

患者亚急性病程，病程中以双下肢水肿和腹胀、便血为主要表现，影像学提示不完全小肠梗阻，小肠内镜提示小肠多发溃疡，提示病灶位于肠道。小肠黏膜活检提示寄生虫虫体可见。请复旦大学上海基础医学院寄生虫专家程训佳教授阅片，并行肠黏膜组织PCR检测，鉴定为粪类圆线虫。胃液请检验科顾剑飞主任进行直接镜检见成虫虫体（图16-2），胃液进一步行二代测序,发现大量序列的粪类圆线虫(表16-1)。结合病理学,体液形态学,分子生物学检查,该患者符合肠道粪类圆线虫感染,并引起了不完全性肠梗阻。进一步完善肺部CT和头颅MRI检查,结果显示粪类圆线虫播散至肺部及颅内依据不足。仔细追问病史,患者在上海的工作为列车保洁员,经常有不戴手套接触污物及下水道清洁的暴露史。2020年3月因重症肺炎(CT示两肺广泛间质性炎症改变,病毒性肺炎可能性大)于外院住院治疗,住院期间查外周血淋巴细胞亚群发现B细胞比例极低(CD19%: 0.4%),病程中因重症肺炎曾于激素治疗半月余。4月又在当地医院诊断为"真菌性食管炎"。提示患者可能存在免疫缺陷基础疾病。由于我国伊维菌素来源有限,故予阿苯达唑2片bid口服7天后,腹胀较前明显好转,复查胃液、尿液、粪便的粪类圆线虫均已死亡,复查腹部CT:肠梗阻缓解,故予拔出胃管,正常进食后患者症状无反复。

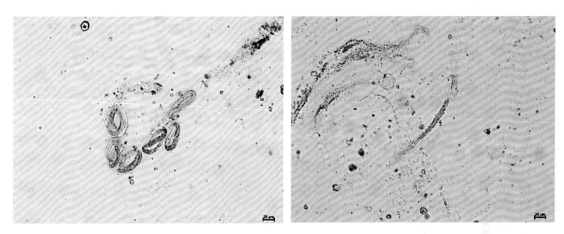

图16-2　胃引流液可见虫体。左图为粪类圆线虫胚蚴阶段;右图为粪类圆线虫杆状蚴

表16-1　胃液二代测序结果

属			种		
中文名	拉丁文名	检出序列数	中文名	拉丁文名	检出序列数
类圆线虫属	*Strongyloides*	6 847	粪类圆线虫	*Strongyloides stercoralis*	6 847

　　患者入院后查白细胞偏低,住院期间出现三系进行性减少,行骨穿刺检查示骨髓象增生属正常范围,粒系部分有退行性变,NAP积分稍偏高。红系比例偏低。巨核细胞有成熟障碍表现(骨髓片上偶见异型淋巴细胞0.5%,外周血异型淋巴细胞2%),骨髓流式和骨髓活检未见明显异常。球蛋白 19 g/L(↓)(正常范围20 ~ 40 g/L),较入院时明显下降,查免疫球蛋白分类:血免疫球蛋白M 0.27 g/L降低(正常范围0.5 ~ 3 g/L),血免疫球蛋白G 6.08 g/L降低(正常范围7.5 ~ 15.6 g/L),血免疫血蛋白A 1.92 g/L(正常范围0.8 ~ 4.5 g/L),补体C3 0.268 g/L(↓)(正常范围0.79 ~ 1.52 g/L)。外周血淋巴细胞亚群示B细胞免疫缺陷,CD19+ 0.04%(正常范围7% ~ 40%),CD20+ 0.14%(正常范围7% ~ 40%)。请血液科会诊

考虑体液免疫缺陷（继发可能大）。免疫缺陷易合并各种机会感染，其中CMV感染可以引起全血细胞减少，因此进一步查CMV DNA，9月15日回报血浆CMV DNA阳性。由于患者三系较低，9月16日予膦甲酸钠3 g q12h抗病毒治疗，并予人免疫球蛋白20 g×3 d纠正低球蛋白血症。6天后随访三系较前明显好转（图16-3～图16-5），复查CMV DNA弱阳性，改更昔洛韦胶囊0.25 g bid po治疗。另外痰培养提示肺炎克雷伯菌，予头孢他啶2 g q12h治疗。经过上述治疗，患者病情稳定，予出院。

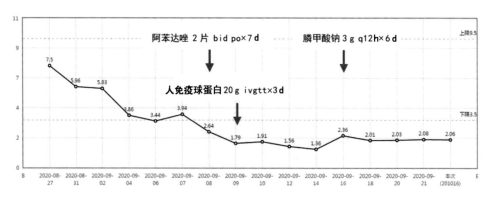

图16-3　入院后白细胞动态变化（$\times 10^9$/L）

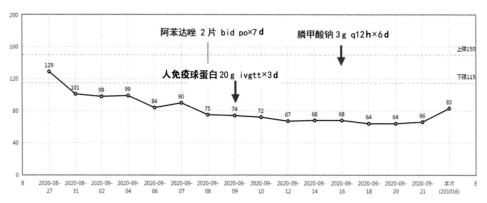

图16-4　入院后血红蛋白动态变化（g/L）

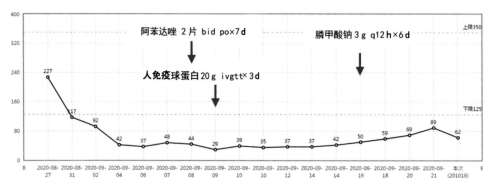

图16-5　入院后血小板动态变化（$\times 10^9$/L）

1个月后再次入院随访，患者营养状况较前明显好转，体重明显增加，复查血常规（2020-10-16）：白细胞2.06×10⁹/L，血红蛋白83 g/L，血小板62×10⁹/L。肝功能：白蛋白39 g/L，球蛋白26 g/L。补体C3 0.837 g/L，血免疫球蛋白M 0.46 g/L，血免疫血蛋白G 12.4 g/L，血免疫球蛋白A 2.01 g/L。CMV DNA阴性。B超：左侧锁骨上淋巴结肿大（较大22 mm×11 mm），形态饱满，双侧颈部、右侧锁骨上、双侧腋下、双侧腹股沟区未见明显异常肿大淋巴结，脾肿大（152 mm×55 mm）。10月19日胃镜：胃窦炎，球部及降段黏膜灰白色增生，胃液镜检未见残余寄生虫。肠镜：全结肠轻度水肿，伴盲肠瘢痕。

3个月后（2020年12月25日）我科门诊随访查血常规：白细胞3.8×10⁹/L，淋巴细胞17.6%，血红蛋白126 g/L，血小板84×10⁹/L。免疫球蛋白：IgG 13.7 g/L，IgA 1.68 g/L，IgM 0.4 g/L。外周血淋巴细胞亚群：CD3⁺ 89%，CD4⁺ 47%，CD8⁺ 31%，CD4/CD8 1.52，CD19⁺ 1%，NK 11%。

至2021年4月电话随访患者，患者情况稳定，体重增加至51 kg。

临床关键问题及处理

· 关键问题1　该患者为什么会有粪类圆线虫感染？

粪类圆线虫一般寄生于人体小肠黏膜下层，是一种机会性感染寄生虫，与宿主免疫状态降低密切相关。该患者既往体健，长期在上海工作居住，并非来自粪类圆线虫疫区，似乎缺乏相关的流行病学史和免疫缺陷依据。患者2020年3月因重症肺炎住院期间查外周血淋巴细胞亚群发现B细胞比例极低，4月又诊断"真菌性食管炎"，这些都提示患者存在可能的免疫功能低下的基础。

· 关键问题2　该患者在治疗过程中出现全血细胞减少，此时该如何考虑？

患者入院后查白细胞偏低，住院期间出现三系进行性减少，需要重点排查是否粪类圆线虫感染所致的骨髓抑制。此外，患者女儿有血液肿瘤病史，还需要考虑患者是否存在基础的免疫缺陷疾病，特别是血液系统肿瘤。行骨穿刺检查，未见血液系统疾病依据。患者体液免疫严重受损，可能还存在其他机会性感染可能，查血浆CMV DNA阳性，予抗病毒治疗后，患者血常规较前好转，因此考虑患者全血细胞减少与感染相关。

· 关键问题3　该患者的会粪类圆线虫感染是否会复发，该如何随访？

自2020年9月份一个疗程阿苯达唑治疗后，粪类圆线虫病无复发迹象，虽然患者免疫球蛋白水平较发病时明显上升，球蛋白稳定在正常范围内，但是患者的CD19⁺淋巴细胞比例仍然低下，没有明显恢复。研究表明B细胞在抗粪类圆线虫幼虫中起一定作用，早在1982年Dawkins等通过实验研究证明在T细胞缺陷型小鼠体内粪类圆线虫幼虫不能发育为成虫。而1995年Rotman等用丝状蚴人工感染严重联合免疫缺陷症小鼠，发现其体内的幼虫可以发育为成虫。这两个研究表明如果机体缺乏B细胞，将无法抵御粪类圆线虫感染。同时，Ligas等研究表明IgM和IgG都能对粪类圆线虫产生保护性免疫。该患者体液免疫缺陷的原因仍未明,仍需要警惕背景疾病,特别是血液系统淋巴瘤可能(胃肠道的淋巴瘤),虽然目前无病理依据,需进一步随访血常规、淋巴结B超、胃肠镜等检测,如血常规出现全血细胞减少情况加重,可再次行骨穿检查。

背景知识介绍

粪类圆线虫病

一、流行病学

粪类圆线虫是一种肠道寄生虫,1876年首次发现。世界范围内约有300万~10 000万人感染。在亚洲热带地区、非洲、拉丁美洲以及美国南部和南、东欧都有广泛流行,在温带卫生条件落后的地区也有报道。近年来在北京、浙江、广西、广东、江西、福建等地区均有散发病例报道。

本病的传染源为粪类圆线虫患者和带虫者,可由幼虫通过皮肤或黏膜侵入人体而引发疾病,也可因食入虫卵而感染。粪类圆线虫生活史为世代交替,包括自由世代和寄生世代。自由世代可完全在土壤中完成,目前认为其持续时间短,在传播中作用不大;而寄生世代在宿主体内完成,形成的宿主自身感染才是慢性持续感染的重要基础。

二、临床表现

本病的临床表现多样,轻重不一,主要分为以下三种类型。① 急性感染：由于机体有效的免疫应答,感染被清除。② 慢性自身感染,可持续数年至十年,间歇出现肠道感染。③ 播散性重症感染：见于长期接受激素治疗者,酗酒,吸烟,营养不良或许多其他感染的免疫功能低下者,病死率高。

(1)皮肤损害：急性和慢性持续感染可表现为风疹和肛周匐行疹等。幼虫游走时刻引起特征性皮疹,称为Larva currens,为感染引起的肛周荨麻疹带形皮损。

(2)呼吸系统：当幼虫移形至肺、支气管时,出现发热、咳嗽、呼吸急促、哮喘、咯血、嗜酸粒细胞增多症。重症患者痰中可找到幼虫。

(3)消化系统：消化道慢性感染时,最常见的症状是间歇性上腹疼痛、餐后饱胀、胃灼热,也可发生腹泻和便秘交替出现。肠壁损害中可找到虫体。急性期嗜酸性粒细胞常增多(可达30%以上),但重症播散型患者可不增多甚至减少。血清IgE在半数患者可升高。

(4)神经系统：神经系统的临床表现只见于重度播散性的患者,由于有幼虫随血液移行至中枢神经系统产生的机械刺激引发。

三、易感人群和快速增殖的高危因素

免疫力低下是机会性粪类圆线虫感染的重要因素,胃肠道内自身感染开始是指杆状蚴发育为丝状蚴,随后穿过肠壁进入血流。丝状蚴大量播散到肺、肝、心脏、中枢神经系统等,造成重症粪类圆线虫的感染。

临床中快速繁殖往往出现在以下情况:

（1）接受糖皮质激素和钙调磷酸酶抑制剂的患者。

（2）实体器官移植和造血干细胞移植受者。

（3）烧伤者。

（4）酗酒者。

（5）低人免疫球蛋白血症患者。

（6）病毒感染（包括 HTLV-1 感染、HIV 感染）。

（7）严重营养不良等。

四、病原学检查

（1）病原学检查：在粪便标本中可查到杆状蚴，腹泻病人的粪便中可查到虫卵。从唾液、胃液、尿液、脑脊液检测中均可查到虫体，是一种非常灵敏、快速的诊断方法。

（2）免疫学检查皮试法及 ELISA、免疫荧光法检测粪类圆线虫抗体的敏感和特异性较差。

五、诊断

有疫源接触史，包括多年前曾经到流行区居住或旅行史；有本病特征性的皮肤、肺部和肠道临床表现者应考虑本病的可能。确诊本病需进行实验室检查，在粪便或其他体液中发现粪类圆线虫幼虫、虫卵或成虫。PCR 技术检测粪类圆线虫 DNA 近年来作为诊断检测的重要方法。皮试法及 ELISA、免疫荧光法检测法可提供辅助诊断。

六、病原治疗

恰当处理患者排泄物是阻断粪类圆线虫病传播的重要措施。

伊维菌素是治疗急性和慢性粪类圆线虫的首选药物，阿苯达唑为次选。

（1）伊维菌素：200 μg/kg 顿服，有效率94% ～ 100%。我国难以获得。

（2）阿苯达唑：10 mg/kg，日服2次，连服7日，疗效38% ～ 45%，作为替代药物。

对重症感染病例疗程可延长，根据粪便或体液幼虫镜检结果，可重复治疗直至转阴。

点 评

本例患者为重症粪类圆线虫感染，病死率70% ～ 100%，易复发。与预后相关的危险因素有免疫抑制，血流感染和延迟诊断。患者曾使用激素治疗重症肺炎，在我院评估本患者免疫状态时发现患者体液免疫力极度低下，同时合并 CMV 感染，予人免疫球蛋白纠正低球蛋白血症可能是治疗成功的关键。经过一个疗程的阿苯达唑治疗后虫体死亡，虽然随访外周血 CD19+ 细胞比例仍然较低，但是球蛋白、IgG 和补体水平已恢复正常水平，因此未见复发。在机会性致病的感染中，尽快纠正宿主免疫力低下的诱因，至关重要。

（张馨赟　郑建铭　顾剑飞　程训佳　邵凌云　黄玉仙）

参·考·文·献

［ 1 ］ Keiser PB, Nutman TB. Strongyloides stercoralis in the Immunocompromised Population［ J ］. Clin Microbiol Rev, 2004, 17(1): 208−17.

［ 2 ］ Greaves D, Coggle S, Pollard C, et al. Strongyloides stercoralis infection［ J ］. BMJ, 2013, 347: f4610.

［ 3 ］ 陈灏珠.实用内科学（15版）［ M ］.北京：人民卫生出版社,2020.

［ 4 ］ Dawkins HJ, Grove DI. Attempts to establish infections with Strongyloides stercoralis in mice and other laboratory animals［ J ］. J Helminthol, 1982, 56(1): 23−26.

［ 5 ］ Abraham D, Rotman HL, Haberstroh HF, et al. Strongyloides stercoralis: protective immunity to third-stage larvae inBALB/cByJ mice［ J ］. Exp Parasitol, 1995, 80(2): 297−307.

［ 6 ］ Ligas JA, Kerepesi LA, Galioto AM, et al. Specificity and mechanism of immunoglobulin M (IgM)- and IgG-dependent protective immunity to larval Strongyloides stercoralis in mice［ J ］. Infect Immun, 2003, 71(12): 6835−6843.

17

以头痛、癫痫、颅内占位为
临床表现的肺吸虫病

　　以头痛伴癫痫发作起病,头颅磁共振检查示颅内占位,肿瘤不除外。在考虑手术治疗前,追问有食用醉蟹病史,血常规嗜酸性粒细胞增多,进一步查吸虫抗体阳性,经药物治疗治愈,免于手术,峰回路转。

病史摘要

入院病史

患者,女性,24岁,浙江慈溪人,2020年3月17日收入我科。

主诉

头痛5个月,发现颅内占位2个月。

现病史

2019年10月28日患者无明显诱因出现发热,最高38.3℃,有头部胀痛、咽痛,无咳嗽、咳痰、恶心、呕吐等,予以克林霉素抗感染治疗,治疗3天后出现左手麻木,抓物不准,实验室检查示C反应蛋白(CRP)升高,头颅MRI提示右顶叶病变,考虑血管性病变,海绵状血管瘤可能大,予以地塞米松5 mg qd、阿莫西林2.4 g qd治疗3天,体温恢复正常,症状好转,随后在当地医院门诊随访。2020年1月20日患者无明显诱因下出现左侧面部及左上肢抽搐,伴麻木,持续约1小时,无意识障碍、大小便失禁、发热、头晕、头痛,由120救护车送至当地医院,考虑继发性癫痫、颅内占位性病变,予以苯巴比妥、丙戊酸钠、咪达唑仑控制癫痫,甘油果糖脱水降颅内压治疗,抽搐停止,但仍有左上肢麻木、乏力,行磁共振脑血管造影(2020-01-21):未见明显异常,予以丙戊酸钠(1片/日)口服抗癫痫治疗。2月6日患者再次出现左侧面部及左上肢抽搐,持续20分钟后缓解。2月10日患者无明显诱因出现头晕、头痛、恶心、呕吐,呕吐物为胃内容物,非喷射状,无抽搐、肢体活动障碍等不适,就诊于当地医院,行磁共振SWI（2020-02-11）：右顶枕叶铁质沉积伴周围片状水肿；胸部CT（2020-02-12）：右肺下叶少许支气管炎症可能；头颅CT（2020-02-12）：右侧额顶叶结节伴周围片状低密度影。后就诊于当地另外一家医院，头颅MRI（2020-02-15）：右侧顶叶占位，考虑高级别胶质瘤可能大，建议必要时结合MRS。头颅MRI平扫+SWI（2020-02-17）：右侧顶叶占位伴出血，部分蛛血，结合增强扫描倾向脑膜脑炎，寄生虫性？肿瘤待排。头颅MRS（2020-02-19）：右侧顶叶病变区MRS结果没有特征性，结合常规检查考虑非肿瘤性病变，需要排除脑脓肿。全身PET-CT显像示：右侧顶叶低密度灶铁代谢减低，考虑非肿瘤性病变，炎症可能；右肺下叶后基底段混合密度结节糖代谢异常增高，考虑炎性病变可能，真菌感染？寄生虫性？吸入性肺炎？2月17日行腰椎穿刺术，脑脊液压力220 mmH$_2$O，脑脊液常规：潘氏试验+，有核细胞计数6×10^6/L，生化检查：葡萄糖3.6 mmol/L，蛋白325 mg/L，氯125.7 mmol/L，ADA 1 U/L，考虑中枢神经系统感染，予以利奈唑胺600 mg ivgtt q12h+美罗培南2 g ivgtt q8h抗感染治疗。2月20日复查头颅MRI：右侧顶叶多发病灶伴出血，首先考虑感染，胸部CT：右肺下叶炎症。2月24日复查腰穿：脑脊液压力：180 mmH$_2$O，脑脊液常规：潘氏试验（-），有核细胞计数6×10^6，红细胞计数0×10^6/L；生化检查：葡萄糖3.8 mmol/L，蛋白287 mg/L，氯124.8 mmol/L，ADA1 U/L。2月25日复查头颅MRI较前相仿。患者头晕、头痛、恶心、呕吐症状好转，2月27日出院转当地另外一家医院继续上述方案抗感染治疗，共13天，复查头颅增强MRI较前相仿。后患者就诊于另一医院，脑寄生虫定性评估：肺吸虫抗体（+），肝寄生虫定性评估：肝吸虫IgG抗体（+），对比既往胸部CT见肺内占位有游走。追问患者病史，有食用醉蟹病史，2018年9月4日体检时发现嗜酸性粒细胞37%，多次查血常规有嗜酸性粒细胞比例增高。现患者有左手拇指、示指、中指指头麻木感，无发热、头晕、头痛、恶心、呕吐、乏力主诉，现为行进一步治疗收治入院。

患病以来患者精神好，胃纳正常，睡眠好，大小便正常，无体重明显下降。

既往史

2019年曾行"剖宫产"手术。

个人史、婚育史、家族史

无特殊。

查体

体温36.5℃，脉搏82次/分，呼吸17次/分，血压126/76 mmHg，身高158 cm，体重55 kg。神志清楚，发育正常，营养好，回答切题，自动体位，查体合作，步入病房，全身皮肤黏膜未见异常，无肝掌，全身浅表淋巴结未扪及肿大。未见皮下出血点，未见皮疹。头颅无畸形，眼睑正常，睑结膜未见异常，巩膜无黄染。双侧瞳孔等大等圆，对光反射灵敏。颈软，无抵抗，颈静脉无怒张，气管居中，甲状腺无肿大。胸廓对称无畸形，胸骨无压痛，双肺呼吸音清晰，未闻及干、湿性啰音。心率82次/分，律齐。腹平坦，下腹部可见10 cm手术瘢痕，腹壁软，全腹无压痛，无肌紧张及反跳痛，肝脾肋下未触及，肝、肾区无叩击痛，肠鸣音5次/分。肛门及外生殖器未见异常，脊柱、四肢无畸形，关节无红肿，无杵状指（趾），双下肢无水肿。肌力正常，肌张力正常，生理反射正常，病理反射未引出。

入院后辅助检查

· 血常规（2020-03-17）：白细胞4.21×10⁹/L，中性粒细胞48.2%，淋巴细胞27.2%，单核细胞6.3%，嗜酸性粒细胞17.5%（↑），红细胞4.31×10¹²/L，血红蛋白125 g/L，血小板169×10⁹/L。

· 粪便常规+隐血（2020-03-19）：隐血（－），软便，黏液（－），黄色，白细胞0/HP，红细胞0/HP，血液（－）。

· C反应蛋白：5.55 mg/L。

· 肝肾功能（2020-03-17）：丙氨酸转氨酶33 U/L，天冬氨酸转氨酶22 U/L，总胆红素12.2 μmol/L，非结合胆红素8.3 μmol/L，碱性磷酸酶97 U/L，γ-谷氨酰转移酶18 U/L，白蛋白44 g/L，球蛋白39 g/L，肌酐44 μmol/L。

· 凝血功能（2020-03-17）：凝血酶原时间10.7秒，部分凝血活酶时间25.4秒，纤维蛋白原定量2.7 g/L，D-二聚体<0.19 mg/L（FEU），纤维蛋白原降解产物<2.5 μg/mL。

· QuantiFERON-TB：阴性。隐球菌荚膜多糖抗原检测：阴性。

· 肺部CT（2020-03-16）：右下肺炎（图17-1）。

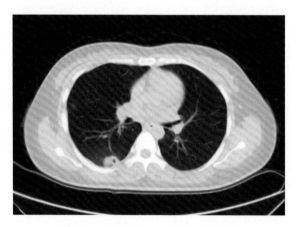

图17-1 肺部CT（3月16日）：右下肺炎

· 头颅MRI增强（2020-03-23）：右侧顶叶感染伴小脓肿形成，结合病史考虑符合肺吸虫感染改变，随访（图17-2）。

入院后诊疗经过

患者查血常规：嗜酸性粒细胞百分比17.5%（↑），嗜酸性粒细胞绝对值0.74×10⁹/L（↑），结合患者有食用醉蟹病史，以及外院寄生虫抗体检查结果，考虑肺吸虫病（累及肺和脑）可能大。头颅MRI报告为"脓肿"，其实不是脓肿，是肺吸虫脑部累及的影像学表现。肺吸虫病首选吡喹酮治疗，但是当时上海本地无法购买到吡喹酮，因此拟予阿苯达唑治疗。驱虫治疗前请眼科会诊：眼内未见寄生虫感染表现。排除禁忌后予阿苯达唑治疗，从小剂量开始，阿苯达唑累积剂量1 000 mg，后因患者自行购买到吡喹酮，改吡喹酮驱虫治疗8天，共服用28片，吡喹酮累积剂量5 600 mg（表17-1），辅以甘露醇250 ml qd降颅内压，左乙拉西坦片0.5 g bid

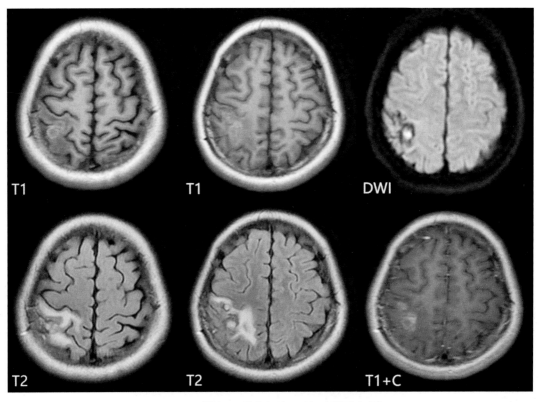

图17-2 头颅MRI增强（3月23日）：右侧顶叶感染

表17-1 第一次驱虫治疗观察单

用药选择：阿苯达唑/吡喹酮		规格：200 mg/片		体重：55 kg
总剂量：150 mg/kg×50（体重）kg=7 500 mg=37.5片				
天 数	早	晚	累积剂量	不良反应
第1天（3.18）	1片		200 mg	无
第2天（3.19）	2片		600 mg	无
第3天（3.20）	2片	2片（吡喹酮）	1 000 mg/400 mg	无
第4天（3.21）	2片（吡喹酮）	2片（吡喹酮）	1 000 mg/1 200 mg	无
第5天（3.22）	2片（吡喹酮）	2片（吡喹酮）	1 000 mg/2 000 mg	无
第6天（3.23）	2片（吡喹酮）	2片（吡喹酮）	1 000 mg/2 800 mg	无
第7天（3.24）	2片（吡喹酮）	2片（吡喹酮）	1 000 mg/3 600 mg	无
第8天（3.25）	2片（吡喹酮）	2片（吡喹酮）	1 000 mg/4 400 mg	无
第9天（3.26）	2片（吡喹酮）	2片（吡喹酮）	1 000 mg/5 200 mg	无
第10天（3.27）	2片（吡喹酮）		1 000 mg/5 600 mg	无

抗癫痫等治疗,治疗过程顺利,无不适主诉,嘱1个月后再次入院行第2次驱虫治疗。

患者自第一次驱虫治疗出院后,仍有左手拇指、示指、中指指头麻木感,左手运动及肌力正常,无发热、头晕、头痛、咳嗽、恶心、呕吐、乏力不适主诉。4月24日于当地医院复查胸部CT:右肺下叶炎性病灶(位于右基底段,直径约22.5 mm结节状高密度影),与前片(2020-03-03)比较前病灶基本吸收;右侧胸腔少量积液。4月27日为行第二次驱虫治疗收住我科,查血常规:嗜酸性粒细胞百分比14.9%(↑),嗜酸性粒细胞绝对值0.73×10⁹/L(↑),较3月17日有所下降,再次予吡喹酮总剂量150 mg/kg治疗,由于上次治疗无不良反应,因此直接予400 mg bid po,总剂量7 600 mg(38片),辅以甘露醇250 ml qd降颅内压、左乙拉西坦0.5 g bid抗癫痫等治疗,治疗过程顺利,无不适主诉。4月28日头颅MRI增强提示右侧顶叶感染伴小脓肿形成,结合病史考虑符合肺吸虫感染改变,水肿较前片(2020-03-23)略减轻,随访(图17-3)。嘱1个月后再次入院行第3次驱虫治疗。

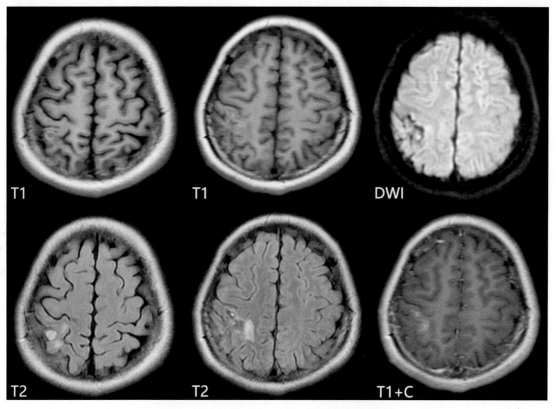

图17-3 头颅MRI增强(4月28日):水肿较前减轻

6月8日再次入院予第三次驱虫治疗,患者左手拇指、示指、中指指头麻木感基本消失,血常规:白细胞计数3.75×10⁹/L,嗜酸性粒细胞百分比5.5%,嗜酸性粒细胞绝对值0.21×10⁹/L,均在正常范围,复查肺部CT平扫提示右肺病变较前明显缩小,头颅MRI增强:右侧顶叶感染性病变伴小脓肿形成,结合病史符合肺吸虫感染改变,较前片(2020-04-28)

好转（图17-4）。6月8日起予第3次吡喹酮驱虫治疗，吡喹酮总剂量150 mg/kg，予400 mg bid po，总剂量7 600 mg（38片），辅以甘露醇降颅压治疗。治疗期间患者生命体征平稳，无特殊不适。6月11日脑电图：双侧见较多散在和阵发性 θ 波、尖波，考虑异常脑电图，继续左乙拉西坦0.5 g bid抗癫痫治疗。7月21日门诊随访，肺部CT示肺部病灶基本吸收，头颅MRI增强示脑部病灶无水肿带。

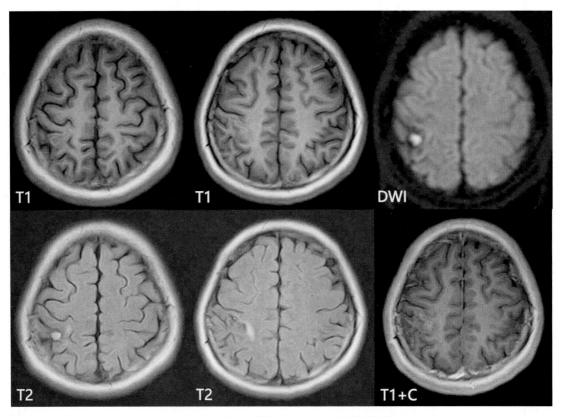

图17-4　头颅MRI增强（6月9日）：水肿较前好转

临床关键问题及处理

- **关键问题1　为什么驱虫前要眼科会诊？**

    颅内寄生虫感染驱虫前需要眼科会诊了解有无眼内寄生虫感染。如有眼内寄生虫感染，需先眼科手术取虫，再药物驱虫治疗，否则会因为虫体死亡导致的眼内炎，引起失明等严重不良反应。

- **关键问题2　为什么第一次驱虫方案从小剂量开始？**

    累及中枢神经系统时驱虫治疗过程中，由于虫体死亡导致的炎症反应，会加重脑水肿，可能诱发严重的癫痫，甚至脑疝导致病人死亡。脑干寄生虫感染是药物驱虫治疗的禁忌。因此，开始宜从小剂量开始驱虫治疗，以观察不良反应，如出现癫痫持续等严重不良反应，及时停止驱虫治疗。可以驱虫的同时,予甘露醇、地塞米松等药物脱水及抑制炎症反应的治疗。第一次驱虫治疗如果反应较大,不必完成驱虫治疗的总剂量。如果患者体重较大,治疗总剂量可按50 kg计算,并不需要按实际体重计算(表17-1)。

·关键问题3　需要几个疗程? 什么时候终止治疗?

没有固定的疗程,一般3个疗程足够。间歇1个月左右再给予下一个疗程,可减少驱虫药物不良反应。如治疗有效,恢复缓慢,可给予更多的疗程治疗。特殊情况也有连续给药的治疗方案,按吡喹酮每日15 ~ 18 mg/kg。当病灶完全吸收或虫体钙化或水肿带消失,可考虑终止治疗,观察病情变化。抗癫痫药物需根据随访脑电图情况来判断是否可以停用,往往需要1 ~ 2年的维持治疗。

背景知识介绍

肺吸虫病又称肺并殖吸虫病,为卫氏并殖吸虫、斯氏狸殖吸虫等并殖吸虫寄生在人体所致的疾病。并殖吸虫因成虫雌雄生殖器官并列而命名,第一中间宿主为螺类,第二中间宿主为溪蟹和蝲蛄。人可因生食或半生食含囊蚴的溪蟹或蝲蛄,或者生饮被囊蚴污染的水源而感染。腌蟹或醉蟹不能杀死囊蚴,加热不足,蟹体内的囊蚴未被全部杀死,食用也会导致感染。卫氏并殖吸虫多为肺内型,以咳嗽、胸痛、咳铁锈色痰为主要表现,肺外型可累及脑、腹腔、皮下等组织引起相应表现,斯氏狸殖吸虫以肺外型为主要表现,童虫较少侵犯脑部,且寿命短,易恢复,后遗症少,预后良好。多数慢性起病,在感染后数月至数年出现症状,累及脑部病变以颞叶和枕叶多见,小脑很少累及,脑膜变化不明显。实验室检查可见血常规嗜酸性粒细胞增多,粪常规可检出虫卵,血清抗体检测阳性,但与姜片虫病、血吸虫病及囊虫病有交叉反应。本病药物治疗疗效良好,吡喹酮或阿苯达唑均可选用,通常不需要手术,对于脑型和脊髓型如病灶属于不萎缩型且有压迫症状,可以手术。在流行区,不饮生水,不吃生的或半生的溪蟹和蝲蛄,不吃腌蟹或醉蟹,预防本病发生。

颅内寄生虫病往往是由于头痛或者癫痫发作起病,头颅MRI检查发现颅内占位,经过进一步检查才确立诊断的,有时与胶质瘤等肿瘤性疾病难以鉴别。本例患者有食用醉蟹病史,血常规嗜酸性粒细胞增多,应注意肺吸虫病可能。免疫学检查有助于判断具体是何种寄生虫感染,如囊虫病、血吸虫病、肺吸虫病等可以药物治疗,而包虫病、曼氏裂头蚴病需手术治疗。抗体检测存在交叉阳性的现象,如囊虫抗体和包虫抗体可以交叉阳性,肝吸虫抗体和肺吸虫抗体可以交叉阳性,此时二代测序等新的技术能进一步鉴定出具体的病原体。及时鉴别出可以药物治疗的颅内寄生虫病,使患者免于脑部手术切除病灶的病痛,是对首诊医生,特别对感染科、神经内科和神经外科医生是个挑战。

（魏　敏　刘莹莹　张冰琰　刘其会　张馨赟　郑建铭　金嘉琳）

参·考·文·献

［1］Chen S, Li N, Yang F, et al. Medical treatment of an unusual cerebral hydatid disease［J］. BMC Infect Dis, 2018, 18(1): 12.

［2］Ai JW, Zhang HC, Cui P, et al. Dynamic and direct pathogen load surveillance to monitor disease progression and therapeutic efficacy in central nervous system infection using a novel semi-quantitive sequencing platform［J］. J Infect, 2018, 76(3): 307–310.

18

迁延3年累及肝、肺、脑的多房棘球蚴病（泡型包虫病）

题记

近年来随着旅游业的发展、人口的流动和家犬的急剧增多，肝包虫病已成为全世界流行性疾病。本例患者由于没有明确的流行病学史，又是在非疫区，血寄生虫抗体检测阴性，第一次肝脏占位手术未能明确诊断，半年后出现肺部4个占位病灶，再次手术才明确为多房棘球蚴病。肺部手术近2年后患者出现颅内病灶，由于包括二代测序技术等相关血、脑脊液检测阴性，手术切除病灶，还是素有"虫癌"之称的多房棘球蚴病。

病史摘要

入院病史

患者，男，43岁，浙江宁波人。2019年12月26日收入我科。

主诉

发现肝脏、肺部占位3年，视物模糊、头晕1个月。

现病史

患者2016年11月体检时发现肝左叶占位性病灶，大小约7 cm×5 cm，嗜酸性粒细胞略升高，具体报告未见。2017年6月在当地医院行左半肝切除术，术后病理示以大小胆管为中心的坏死性肉芽肿结节，大部分结节胆管上皮破坏，结节周围见大量嗜酸性粒细胞、组织细胞及少量淋巴细胞浸润，少数结节伴化脓性炎症，疑为某种寄生虫感染，患者未予特殊处理。2018年1月体检时发现左肺多发占位（共4个）（图18-1），大小约为4 cm×4 cm，无发热、咳嗽、咳痰等不适，血寄生虫抗体阴性。2018年1月8日行手术切除肺部病灶（共4个），术后病理示肺组织慢性炎伴大量坏死，坏死物中见多量变性坏死的虫体样物，周围大量嗜酸性粒细胞浸润，考虑寄生虫感染。送外院病理会诊查见大片坏死伴周围纤维组织增生及大量嗜酸性粒细胞及慢性炎细胞浸润，坏死物中查见少量红染囊腔样异物。送中国疾病预防控制中

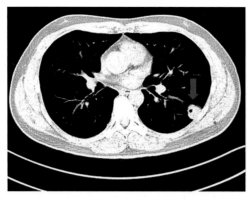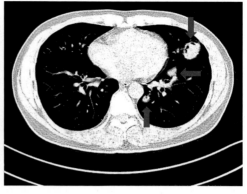

图18-1 肺部CT（2018年1月）。左肺多发占位（如红色箭头所示）

心寄生虫研究所会诊，镜下见虫体组织形态与多房棘球绦虫相似。头颅CT未见明显异常，血二代测序阴性，后患者未再规律随访。1个月前，患者无明显诱因下出现双眼视物模糊，伴头晕，无视物旋转，偶有双侧颞部头痛，无发热，无恶心、呕吐等不适。2019年12月8日行头颅MRI增强示右侧枕叶占位性病变，考虑肉芽肿性炎或寄生虫感染可能，转移瘤不除外。12月16日血常规：白细胞 5.47×10^9/L，中性粒细胞56.3%，嗜酸性粒细胞3.3%，血红蛋白146 g/L；肿瘤标志物、自身抗体等未见异常结果，入院后予甘露醇250 ml q12h降颅压，自觉头痛略有好转。眼科会诊未见明显异常。现为进一步诊治，收入我科。

患者患病以来，无发热，无意识障碍，无记忆力减退、癫痫、皮疹等不适，胃纳睡眠好，大小便正常，无体重明显下降。

既往史

2017年6月因肝占位行"左半肝切除术"。2018年1月行肺部结节切除术。

个人史

否认疫区接触史、否认疫情接触史，偶食用生河虾，进食过椒盐蛇，烧烤牛蛙。

查体

体温36.9℃，脉搏80次/分，呼吸15次/分，血压115/80 mmHg，身高170 cm，体重63 kg。神志清楚，发育正常，营养好，回答切题，自动体位，查体合作，步入病房，全身皮肤黏膜未见异常，全身浅表淋巴结未扪及肿大。双侧瞳孔等大等圆，对光反射灵敏。颈软，无抵抗，甲状腺无肿大。胸廓对称无畸形，胸骨无压痛，双肺呼吸音清晰，未闻及干、湿性啰音。心率80次/分，律齐。腹软，全腹无压痛，无肌紧张及反跳痛，肝脾肋下未触及，肝区和肾区无叩击痛，肠鸣音4次/分。脊柱、四肢无畸形，双下肢无水肿。肌力正常，肌张力正常，生理反射正常，病理反射未引出。

入院后辅助检查

· 血常规：白细胞 6.81×10^9/L，血红蛋白144 g/L，红细胞 4.77×10^{12}/L（↓），中性粒细胞 4.49×10^9/L，中性粒细胞65.9%，淋巴细胞24.5%，嗜酸性粒细胞2%，血小板 232×10^9/L。

· 尿常规：黄色，亚硝酸盐（−），红细胞 8.8/μL，细菌（−）/LP，透明管型（−）/LP，酮体

（－），白细胞脂酶（－），上皮细胞（－）/LP，潜血微量，白细胞计数 < 1.0/μL，pH 5.0（↓），葡萄糖（－），蛋白（－），尿胆原（－），胆红素（－），尿比重1.040（↑），病理性管型（－）。

· 粪常规：隐血（－），性状软便，黏液（－），颜色黄色，白细胞0/HP，红细胞0/HP，血液阴性，找寄生虫卵阴性。

· 生化检查：丙氨酸转氨酶22 U/L，天冬氨酸转氨酶19 U/L，总胆红素4.4 μmol/L，非结合胆红素4.0 μmol/L，碱性磷酸酶53 U/L，γ-谷氨酰转移酶28 U/L，总蛋白71 g/L，白蛋白45 g/L，肌酐64 μmol/L，尿素氮5.4 mmol/L，尿酸0.233 mmol/L，血清钾3.9 mmol/L，血清钠141 mmol/L，血清氯102 mmol/L。

· 凝血功能：国际标准化比值0.85，凝血酶原时间10.3秒，部分凝血活酶时间23.3秒，纤维蛋白原定量2.2 g/L，凝血酶时间19.1秒，D-二聚体 < 0.19 mg/L（FEU），纤维蛋白原降解产物 < 2.5 μg/mL。

· 血沉6 mm/h，C反应蛋白0.18 mg/L，降钙素原0.04 ng/mL。

· 乙型肝炎病毒表面抗原：0.00（－）IU/mL，乙型肝炎病毒表面抗体：> 1 000.0（+）IU/L，乙型肝炎病毒e抗原：0.38（－）s/co，乙型肝炎病毒e抗体：0.8（+）s/co，乙型肝炎病毒核心抗体（A）：8.6（+）s/co，乙型肝炎病毒核心IgM抗体：0.1（－）s/co，丙型肝炎病毒抗体（A）：0.0（－）s/co。人免疫缺陷病毒抗体（Anti-HIV）：阴性，梅毒快速血浆反应素试验（RPR）：阴性，梅毒螺旋体特异性抗体：阴性。

· 血隐球菌荚膜多糖抗原检测：阴性。

· 血结核感染T细胞检测QuantiFERON-TB（QFT）检测结果：阴性。

· 腹部B超：轻度脂肪肝。胆囊、胰腺、脾脏、双肾、双侧输尿管，膀胱未见明显异常。

· 头颅CT扫描：右枕叶占位，请结合MRI检查（图18-2）。

· 头颅MRI增强：右枕叶囊实性占位，考虑感染性病变可能大，请结合临床及其他检查；双侧额顶叶多发缺血灶；透明隔间腔形成。附见左侧上颌窦炎症（图18-3～图18-6）。

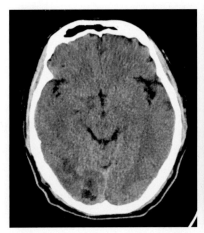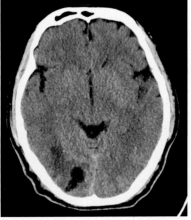

图18-2 头颅CT扫描：右枕叶占位，请结合MRI检查

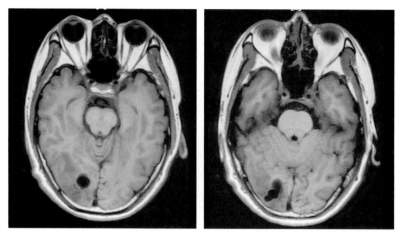

图18-3　头颅MRI增强（2019年12月30日）：T1 Flair

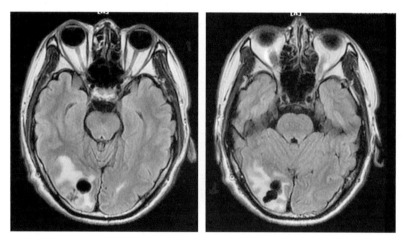

图18-4　头颅MRI增强（2019年12月30日）：T2 Flair

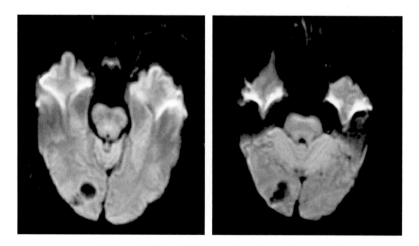

图18-5　头颅MRI增强（2019年12月30日）：DWI

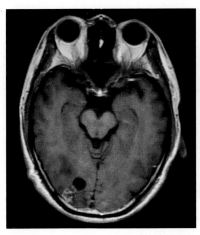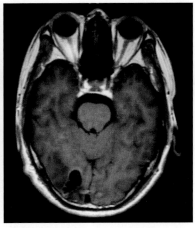

图 18-6　头颅 MRI 增强（2019 年 12 月 30 日）: T1+C

- 头颅 MRS：右枕叶囊实性占位，MRS 提示神经元破坏，肿瘤证据不足。
- 脑脊液常规：无色，清，白细胞 $< 1 \times 10^6$/L，红细胞 $< 1 \times 10^6$/L，潘氏试验阴性。
- 脑脊液生化：蛋白 335 mg/L，糖 3.4 mmol/L，氯 123 mmol/L，同步血糖 6.8 mmol/L。
- 脑脊液直接涂片未发现细菌，墨汁涂片未查见真菌，培养阴性。
- 脑脊液寄生虫抗体阴性。
- 脑脊液二代测序阴性。

入院后诊疗经过

入院后完善检查，血常规、嗜酸性细胞计数、血沉、C 反应蛋白、降钙素原正常。头颅 MRI 增强示：右枕叶囊实性占位，考虑感染性病变可能大；头颅 MRS 增强示：右枕叶囊实性占位，提示神经元破坏，肿瘤证据不足。颅压正常，脑脊液常规、生化正常，脑脊液寄生虫抗体阴性、二代测序阴性。请神经内科会诊，建议脑外科活检明确右侧枕叶占位性质。神经外科会诊：右枕占位（寄生虫肉芽肿？肿瘤？），建议手术取病理进一步明确诊断，但需先请眼科会诊了解视野情况。请眼科会诊：视野未见明显缺损，再次联系神经外科手术切除病灶。手术顺利，取出病灶组织（图 18-7），术后病理报告内容：（右枕叶）脑组织示大片肉芽肿性炎，伴脓性与遂腔形成，内见坏死变性虫体样结构；符合寄生虫感染。特殊染色 PAS（+）GMs（－）。请复旦大学上海医学院微生物教研室程训佳教授协诊，PCR 检测扩增到绦虫基因序列（图 18-8），测序后发现：和多房棘球绦虫有 99% 相似性，上下游引物有 5 个碱基差异，除引物以外部分仅一个碱基差异（图 18-9），病理找到多房棘球蚴（图 18-10，图 18-11），考虑为多房棘球蚴感染。术后予口服阿苯达唑 400 mg bid［即 15 mg/(kg·d)］抗寄生虫治疗。

2020 年 4 月 28 日复查血常规：白细胞 5.02×10^9/L，嗜酸性粒细胞百分比 12.1%（↑），嗜酸性粒细胞计数 0.61×10^9/L（↑）；嗜伊红细胞 616×10^9/L（↑）。眼科会诊示：双眼角膜明，瞳孔光反应正常，视乳头边界清，色可，网膜平，黄斑中心反光好，眼球活动正常，视野：左眼

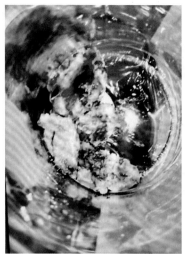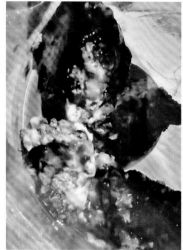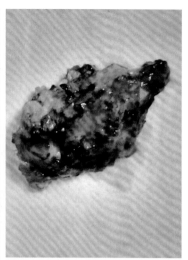

图18-7　手术取出的病灶组织

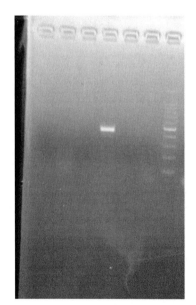

Echinococcus multilocularis cytochrome c oxidase subunit 1 (COI) gene, partial cds; mitochondrial
Sequence ID: MH707444.1 Length: 445 Number of Matches: 1

Range 1: 1 to 445 GenBank Graphics ▼ Next Match ▲ Previous Match

Score	Expect	Identities	Gaps	Strand
789 bits(427)	0.0	441/447(99%)	3/447(0%)	Plus/Plus

```
Query  1    tttttttGGGGGCA-CCTGAGGTTTATGTTTTGATTCTGCCTGGATTTGGTATAATTAGT  59
            |||||| |||| || |||||||||||||||||||||||||||||||||||||||||||||
Sbjct  1    TTTTTTT--GGGCATCCTGAGGTTTATGTTTTGATTCTGCCTGGATTTGGTATAATTAGT  58

Query  60   CATATTTGTTTAAGTATAAGTGGTAATTTTGATGCGTTTGGGTTTTATGGTTTGTTGTTT  119
            ||||||||||||||||||||||||||||||||||||||||||| |||||||||||| |||
Sbjct  59   CATATTTGTTTAAGTATAAGTGGTAATTTTGATGCGTTTGGGTTTTATGGTTTGTTATTT  118

Query  120  GCTATGTTTTCTATAGTGTGTTTAGGGAGGTAGTGTTTGGGGTCATCATATGTTTACTGTT  179
            ||||||||||||||||||||||||||||||||||||||||||||||||||||||||||||
Sbjct  119  GCTATGTTTTCTATAGTGTGTTTAGGGAGGTAGTGTTTGGGGTCATCATATGTTTACTGTT  178

Query  180  GGGTTGGATGTGAAGCGGCGGttttttttAGTTCTGTTACGATGATTATAGGTGTTCCG  239
            ||||||||||||||||||||||||    |||||||||||||||||||||||||||||||
Sbjct  179  GGGTTGGATGTGAAGCGGCGGTTTTTTTAGTTCTGTTACGATGATTATAGGTGTTCCG  238

Query  240  ACTGGTATAAAGGTGTTTACTTGGTTGTATATGTTGCTTAATTCTAGTGTAAATAAGAGT  299
            ||||||||||||||||||||||||||||||||| ||||||||||||||||||||||||||
Sbjct  239  ACTGGTATAAAGGTGTTTACTTGGTTGTATATGTTGCTTAATTCTAGTGTAAATAAGAGT  298

Query  300  GATCCTATTTTGTGGTGGGTTATTTCTTTTATAGTGTTGTTTACGTTTGGTGGTGTTACT  359
            |||||||||||||||||||||||||||||||||||||||||||||||||||||||||||
Sbjct  299  GATCCTATTTTGTGGTGGGTTATTTCTTTTATAGTGTTGTTTACGTTTGGTGGTGTTACT  358

Query  360  GGTATAGTTTTATCTGCTTGTGTGTTGGATAATGTTTTACACGATACTTGATTTGTGGTG  419
            |||||||||||||||||||||||||||||||||||||||||||||||||||||||||||
Sbjct  359  GGTATAGTTTTATCTGCTTGTGTGTTGGATAATGTTTTACACGATACTTGATTTGTGGTG  418

Query  420  GCTCATTTTCATTATGTCATTTCTTTA  446
            ||||| ||||||||| |||| |||||
Sbjct  419  GCTCATTTTCATTATGTTCTTTCTTTA  445
```

图18-8　PCR检测扩增到绦虫基因序列，For引物：JB3，Rev引物：JB4.5，扩增基因：绦虫 *COI* 基因，片段大小：约450 bp

图18-9　测序结果。测序后发现：和多房棘球绦虫有99%相似性，上下游引物有5个碱基差异，除引物以外部分仅一个碱基差异

散在暗点，左眼视野缺损。复查头颅MRI增强示：右枕叶占位术后改变，右侧枕叶仍见异常强化灶；双侧额顶叶多发缺血灶；透明隔间腔形成，附见左侧上颌窦炎症（图18-12 ～图18-15），继续口服阿苯达唑400 mg bid治疗。

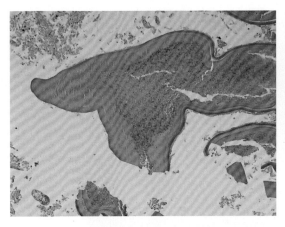

图 18-10　病理会诊，病理找到多房棘球蚴，100×

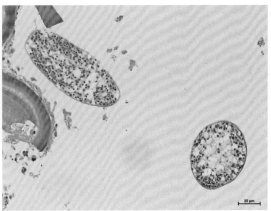

图 18-11　病理会诊，病理找到多房棘球蚴，400×

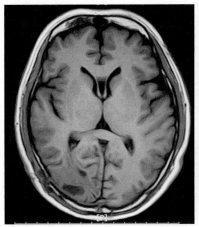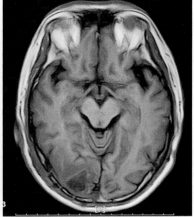

图 18-12　头颅 MRI 增强（2020 年 4 月 28 日）：T1 Flair

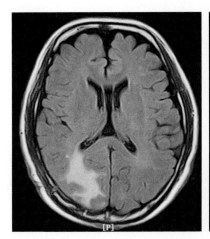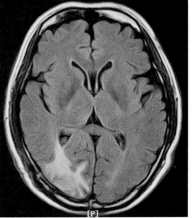

图 18-13　头颅 MRI 增强（2020 年 4 月 28 日）：T2 Flair

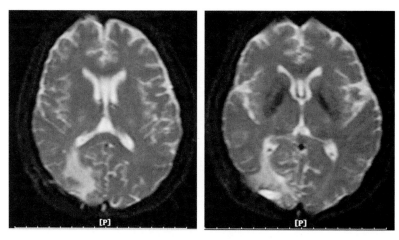

图18-14　头颅MRI增强（2020年4月28日）：DWI

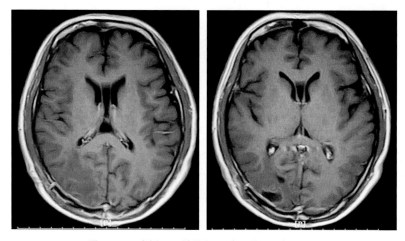

图18-15　头颅MRI增强（2020年4月28日）：T1+C

临床关键问题及处理

· 关键问题1　患者颅内枕叶的病灶是否是寄生虫感染？

患者既往有肝占位，术后疑似寄生虫感染，后出现肺部占位，术后仍考虑寄生虫感染，镜下见虫体组织形态与多房棘球绦虫相似，当时头颅CT未见明显异常。本次颅内病灶是否和以前的病灶是一元论，需要进一步鉴别诊断。影像学检查不能明确诊断时，应进一步做免疫学诊断，查寄生虫抗体。但是仅查血寄生虫抗体不足以证明是否有寄生虫进入颅内，因此应同时查血和脑脊液寄生虫抗体。但该患者血和脑脊液寄生虫抗体均阴性。二代测序（metagenomic next-generation sequencing, mNGS）是近年来新的诊断技术。复旦大学附属华山医院感染科的研究发现，如果感染的病原微生物是在人体内没有定植存在的，检出率特别敏感，在病原学检出困难的中枢神经系统感染有很好的应用价值。遗憾的是，该患者二代测序结果也是阴性。

· 关键问题2　为什么二代测序会是阴性结果？

如果病灶包裹局限，没有微生物基因片段脱落入脑脊液，脑脊液检测可以阴性，此时脑组织的PCR检测可以阳性，组织的二代测序更有意义。手术后组织抽提DNA，PCR扩增到绦虫基因序列，测序证实为多房棘球蚴感染，病理会诊也找到多房棘球蚴。

· 关键问题3　该患者是行脑活检还是手术切除病灶？

该患者经过影像学检查（CT和MRI）考虑肉芽肿性炎或寄生虫感染可能，转移瘤不除外，免疫学检查寄生虫抗体阴性，mNGS检测阴性，颅内占位病因诊断尚不明确，需要进一步行病理。但是患者既往肝脏和肺部病变考虑为多房棘球蚴病，即泡型包虫病，是组织活检的禁忌证。因为活检时囊壁破裂可使囊内容物外溢导致过敏反应甚至过敏性休克，亦可导致播散种植生成新的包虫囊。因此，该患者建议手术切除病灶。该患者病灶在枕叶，手术可能影响视力，因此术前先眼科会诊，评估视野情况，经过充分评估，该患者最终行手术切除，术后服用阿苯达唑至少2年，用药疗程应根据影像学检查结果的变化情况而定。对于无法手术的患者，如病灶在功能区，予长疗程甚至终生的抗包虫药物治疗作为挽救治疗。复旦大学附属华山医院感染科报道过口服阿苯达唑治疗18个月，颅内病灶吸收的包虫病病例。

背景知识介绍

包虫病又名棘球蚴病，是一种人畜共患性寄生虫病。近年来随着旅游业的发展、人口的流动和家犬的急剧增多，肝包虫病已成为全世界流行性疾病。按世界卫生组织（WHO）定义以2%人群发病率为高发地区，我国西部人群包虫病的感染率为3.1%～31.5%，患病率为0.5%～5%，其中青藏高原部分地区人群患病率为5%～10%。肝包虫病主要有两种类型，一种是由细粒棘球绦虫的虫卵感染所致较常见的囊型包虫病；另一种是由多房棘球绦虫的虫卵感染所致的泡型包虫病。病理学是无数直径为0.1～1.0 cm的小囊泡集合而成，大体观一般呈单个巨块型，为淡黄色或白色的囊泡状团块，质地较硬，与周围组织分界不清。肝泡型包虫病以出芽的方式或浸润方式增殖，不断产生新囊泡，深入组织，类似肿瘤，不仅可以直接侵犯邻近的组织结构，还可以经淋巴道和血管转移到腹膜后和远隔器官如脑、肺等部位，故有"虫癌"之称。发生肝外转移灶最多的部位是脑，其次为肺和腹膜后，心脏等部位罕见。肝泡型包虫病浸润性生长方式决定了肝切除术是唯一的根治性治疗手段，有脑、肺转移特点，需要临床医师重视全身检查。超声检查以其方便快捷，费用低廉而为肝泡型包虫病术后随访及药物治疗者疗效判定中发挥着重要作用。PET-CT检查对肝泡型包虫病是否有转移，可否行根治性手术，随访病灶是否复发或进展等方面进行综合评价提供了重要的技术方法。包虫抗原Em2检测对泡型包虫病具有较好的灵敏度和特异度，灵敏度为89.3%，特异度为98%，因此酶联免疫吸附测定Em2抗原（Em2-ELSA）已被WHO确定为泡型包虫病免疫学诊断的参照指标。应依照无瘤手术操作的原理彻底清除包虫病病灶，切除范围要求超过病灶边缘1 cm的正常肝组织，以消除病灶增生活跃的"浸润带"。

晚期泡型包虫病可考虑肝移植手术治疗。药物治疗适应证为：全身状况无法耐受手术者，已失去根治性切除及肝移植机会的晚期多器官泡型包虫病，等待肝移植患者和手术前后辅助治疗。药物治疗剂量推荐阿苯达唑 10～15 mg/（kg·d），早晚餐后两次服用。术前预防用药为服用 7～30 天。术后预防用药：根治性切除或肝移植者需服用至少 2 年以上的抗包虫药物，用药疗程应根据 B 超、CT 等影像学检查结果的变化情况而定；姑息性手术者或不能耐受麻醉和手术者则需终身服用抗包虫病药物。口服药物期间需定期复查血常规、肝肾功能等检查，如出现肝肾功能损害需停药，经治疗恢复后，可继续服用，需要注意孕妇忌用。药物治疗的疗效判定包括：① 治愈即泡型包虫病病灶消失，病灶完全钙化；② 有效：泡型包虫病临床症状和体征改善或 B 超检查具有以下特征之一者：病灶缩小；病灶未增大，回声增强；③ 无效：临床症状和体征无缓解，且 B 超检查示病灶无任何变化或进行性增大。

这例患者肝脏占位起病，手术切除，疑似寄生虫感染，未做完全的病因确认。手术半年后再次出现肺部病灶，再次切除，病理见虫体组织形态与多房棘球绦虫相似，当时术后筛查未发现脑部病灶，同样未完全确认。在非疫区由于多房棘球蚴罕见且血寄生虫抗体阴性，所以，难以确认诊断，从手术科室来说似乎可以理解，但从疾病处理流程而言实为遗憾，直至肺部手术近 2 年后出现颅内病灶，再次手术切除经过一系列的努力最终证实为多房棘球蚴病，术后服用阿苯达唑抗包虫治疗可避免此前类似的遗憾。完整手术彻底切除病灶及术后药物预防治疗是防止本病复发的关键，另外怀疑棘球蚴病（包虫病）应避免穿刺活检，以免出现严重的过敏性休克及种植转移，这是尤为注意的地方。

（张冰琰 郑小庆 谢 平 李念夷 凌青霞 吴梦瑶 刘其会

王 璇 郑建铭 李 谦 程训佳 金嘉琳）

参·考·文·献

［1］ Wilson MR, Naccache SN, Samayoa E, et al. Actionable diagnosis of neuroleptospirosis by next-generation sequencing［J］. N Engl J Med, 2014, 370(25): 2408-2417.

［2］ Ai JW, Zhang HC, Cui P, et al. Dynamic and direct pathogen load surveillance to monitor disease progression and therapeutic efficacy in central nervous system infection using a novel semi-quantitive sequencing platform［J］. J Infect, 2018, 76(3): 307-310.

［3］ Chen S, Li N, Yang F, et al. Medical treatment of an unusual cerebral hydatid disease［J］. BMC Infect Dis, 2018, 18(1): 12.

［4］ 中国医师协会外科医师分会包虫病外科专业委员会. 肝两型包虫病诊断与治疗专家共识(2015版)［J］. 中华消化外科杂志, 2015, 14(4): 253-264.

［5］ 国家卫生计生委. 包虫病诊疗方案(2017年版)［EB/OL］.(2017-06-02)［2021-09-16］.http://www.nhc.gov.cn/yzygj/.

19

初诊为嗜酸性粒细胞性胃肠炎，激素治疗效果不佳，经肠黏膜活检病理确诊的环孢子虫病

题记

环孢子虫感染是导致人类腹泻的重要寄生虫病，临床表现以胃肠炎为主，即腹泻、腹痛、纳差以及恶心、呕吐，以腹水为临床表现较少见。本例患者腹胀症状起病，病程中出现嗜酸性粒细胞计数增高、顽固性腹水，诊断为嗜酸性粒细胞性胃肠炎并予相应治疗，疗效不佳。再次行肠黏膜活检组织病理阅片，明确为环孢子虫感染，调整治疗方案后取得满意的疗效。

病史摘要

入院病史

患者，女性，28岁。浙江温州人，2020年5月15日收入我科。

主诉

反复腹胀、腹泻、恶心、呕吐7个月余。

现病史

患者7个多月前无明显诱因出现腹胀、腹泻，1～2次/天，呈水样便，同时伴有恶心、呕吐，呕吐物为胃内容物，含胆汁，无脓血便，排便无异臭，无里急后重，无发热及皮疹，外院就诊予"奥美拉唑、铝碳酸镁片"抑酸治疗，效果不佳，症状呈进行性加重，尤以腹胀较为明显。2019年10月18日查血常规示白细胞计数为 10.67×10^9/L，嗜酸性粒细胞比例为47.2%，腹部B超检查示大量腹水。后患者转至当地某医院就诊，入院后复查血常规示白细胞计数为 10.41×10^9/L，嗜酸性粒细胞比例为35.6%；其余血常规检查结果均无明显异常；血清寄生虫抗体（囊虫、肺吸虫、华支睾吸虫、血吸虫、包虫、旋毛虫、曼氏裂头蚴、弓形虫、广州管圆线虫、片形吸虫）均为阴性；腹水常规检查示白细胞计数为 3.49×10^9/L，嗜酸性粒细胞比例为95%；骨髓细胞学检查示：嗜酸性粒细胞比例增加（约10.5%）；腹部CT示腹腔大量积液，

结核待排；肠镜查见小肠炎性病变；综合上述检查结果，诊断患者为"嗜酸性粒细胞性胃肠炎"。于2019年11月1日开始予以甲泼尼龙（28 mg，每日1次）口服治疗。治疗后复查B超提示腹水明显减少，予以出院，出院后激素逐渐减量至停用（疗程约2个月）。患者停用激素3个月后再次出现腹胀，腹泻3～4次/天，伴恶心、呕吐，次数较少，自行服用药物对症处理，腹胀仍进行性加重。2020年4月患者复查血常规检查示白细胞计数为15.76×10⁹/L，嗜酸性粒细胞比例为54.7%，腹部CT示腹腔积液。患者患病以来胃纳稍差，无体重下降。

既往史及个人史

患者否认肝炎、结核病史，否认输血史。曾有生鱼片、蔬菜沙拉、醉虾等食用史，因工作原因接触过当地洪水水源。

婚育史

患者已婚，未生育。

入院查体

体温36.6℃，脉搏88次/分，呼吸18次/分，血压110/70 mmHg。神清，发育正常，体形消瘦，查体合作。未见贫血貌，全身皮肤黏膜未见皮疹、瘀点、瘀斑，浅表淋巴结未触及肿大，皮肤巩膜无黄染，咽不红，扁桃体无肿大。双肺呼吸音清，未闻及干湿啰音，心律齐，未闻及病理性杂音，腹部膨隆，腹软，无压痛、反跳痛，肝脾肋下未触及肿大，Murphy征阴性，移动性浊音(+)，麦氏点无压痛，输尿管点无压痛，肝、肾区无叩击痛，肠鸣音不亢，关节无畸形，双下肢不肿。颈软无抵抗，病理反射未引出。

入院后实验室检查和辅助检查

· 血常规：白细胞9.08×10⁹/L，嗜酸性粒细胞58.0%，血红蛋白109 g/L，血小板328×10⁹/L。

· 肝肾功能以及proBNP正常。

· 自身免疫性抗体、肿瘤相关抗原未见异常。

· 血液系统疾病相关检查：① 骨髓细胞学：嗜酸性粒细胞较为增多，均以成熟为主，骨髓片中嗜酸性粒细胞占48.5%（图19-1）；② 骨髓活检：骨髓活检示5～6个髓腔，造血细胞约占30%，巨核细胞偶见，嗜酸性粒细胞较为增多，均以成熟为主，其余各系造血细胞未见明显异常。

· 腹水脱落细胞学：（腹水）未见恶性肿瘤细胞。（腹水）包埋块中见大量嗜酸性粒细胞及散在组织细胞，淋巴细胞及间皮细胞。

感染性疾病相关检查

· 腹水常规：有核细胞12 804×10⁶/L，嗜酸性粒细胞93%，单核细胞4%，间皮细胞3%，红细胞5 562×10⁶/L，李凡他试验弱阳性（图19-2）。

· 腹水生化：总蛋白48 g/L（血清蛋白64 g/L，腹水蛋白/血清蛋白=0.75），乳酸脱氢酶（LDH）175 U/L（血清LDH 261 U/L，腹水LDH/血清LDH=0.67）；

· 腹水革兰染色、抗酸、真菌涂片阴性，细菌、分枝杆菌、真菌培养均阴性。

· 腹水二代测序：假单胞菌属25，余真菌、病毒、寄生虫、结核分枝杆菌复合群、支原体/衣原体/立克次体均为阴性。

细胞名称		血片（%）	髓片（%）	正常范围（%）
	原粒细胞Ⅰ型			
	原粒细胞Ⅱ型			
	早幼粒细胞			0.2～4.15
粒系	中性	中性粒细胞中幼		2	2.2～13.25
		中性粒细胞晚幼		3.5	4.15～15.7
		中性粒细胞杆状核	2	5.5	15.2～32
		中性粒细胞分叶核	16	6	3.8～23.25
	嗜酸性	嗜酸性粒细胞中幼		1.5	0～1.7
		嗜酸性粒细胞晚幼		2.5	0～2.1
		嗜酸性粒细胞杆状核		5.5	0.1～3.25
		嗜酸性粒细胞分叶核	61	39	0～5.5
	嗜碱性	嗜碱性粒细胞中幼			0～0.2
		嗜碱性粒细胞晚幼			0～0.35
		嗜碱性粒细胞杆状核		0.5	0～0.5

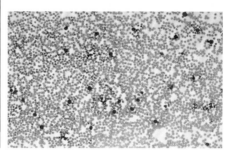

图 19-1　患者骨髓涂片显示嗜酸性粒细胞比例显著升高

影像学检查

· B超：腹腔、盆腔内可见片状液性暗区，较深处位于盆腔7.1 cm，提示腹水大量。膀胱前壁局部增厚明显，回声减低，内见较丰富血流信号，大小范围44 mm×14 mm，膀胱前壁实质性结节（图19-2）。

· PET-CT检查：食管、胃壁、盆腔小肠、结直肠FDG代谢增高（胃窦SUV最大值2.9，右半结肠SUV最大值6.5），考虑炎性病变可能大。余全身PET显像未见FDG代谢明显异常增高灶（图19-2）。

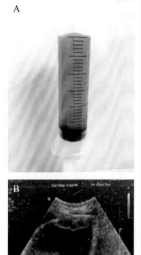
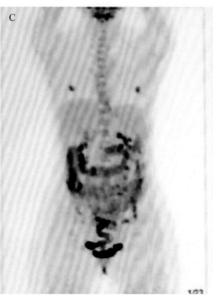
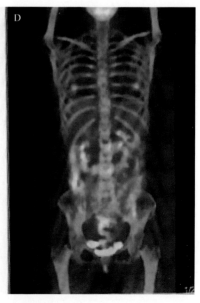

图 19-2　A. 患者腹水性状；B. 患者腹、盆腔B超见膀胱前壁实质性结节；
C、D. 患者PET-CT检查显示食管、胃壁、盆腔小肠、结直肠FDG代谢增高

────────── 临床关键问题及处理 ──────────

· **关键问题1** 该患者的诊断是什么,如何进一步明确?

该患者年轻女性,病程中出现反复腹胀、腹泻,伴有腹水,外周血嗜酸性粒细胞比例明显升高,风湿免疫疾病相关抗体、肿瘤标志物无异常,寄生虫特异性抗体均阴性,内镜示炎症性病变,外院曾考虑嗜酸性粒细胞胃肠炎,曾拟诊为"嗜酸性粒细胞性胃肠炎",并予以糖皮质激素治疗,患者腹胀症状一度出现好转,但停药3个月后再次出现腹胀、腹泻为主的消化道症状,多次复查血常规中嗜酸性粒细胞比例呈中到重度升高,影像学检查提示腹水,腹水常规嗜酸性粒细胞的升高也较为显著,故考虑该患者寄生虫感染仍不能排除。患者入院后,我们借阅小肠病理切片,请病理科医师阅读提示肠黏膜上皮细胞内见环孢子虫卵囊(图19-3)。同时将患者粪便送至复旦大学附属华山医院检验科镜检见环孢子虫卵囊残留体(图19-4)。故患者环孢子虫病诊断明确。

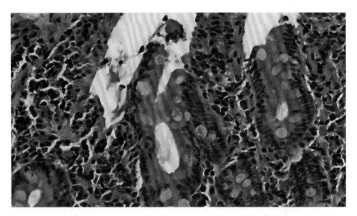

图19-3 环孢子虫病患者的小肠病理切片在光学显微镜下的表现,苏木精-伊红染色(HE)×400倍。肠黏膜上皮细胞内见囊泡结构,内见大量小球状的微生物(红色箭头标记)

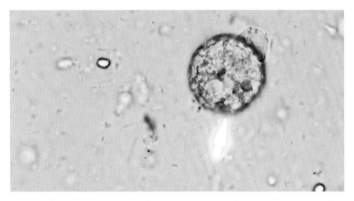

图19-4 环孢子虫病患者的粪便涂片在光学显微镜下的表现(×1 000倍油镜)。卵囊残留体,10～15 μm碘染色,隐约可见镰刀形或月牙形子孢子(亮色箭头标记)

· **关键问题2** 如何治疗该患者的环孢子虫病？

患者明确诊断后，予复方磺胺甲噁唑（TMP-SMZ，160 mg/800 mg，3次/天）口服治疗1周，患者腹胀症状缓解，腹泻次数减少、成糊状，复查血常规检查示白细胞计数为$7.74×10^9$/L，嗜酸性粒细胞为46.0%；腹部超声检查示少量腹腔积液，予以出院，嘱其继续口服复方磺胺甲噁唑（TMP-SMZ，160 mg/800 mg，2次/天）1周，用药满两周后停用。治疗后患者腹泻、腹胀症状完全缓解，大便未再查到卵囊，随访血常规中嗜酸性粒细胞比例继续下降（图19-5），复查B超检查示腹水基本消失，膀胱壁增厚较前（5月18日）明显缩小。继续随访未再出现不适症状，血常规检查示嗜酸性粒细胞比例完全恢复正常（2020年7月21日复查外周血嗜酸性粒细胞比例降至4.4%）。

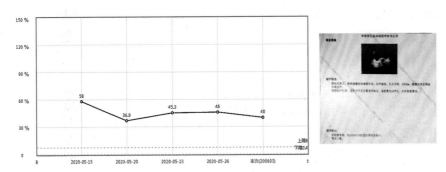

图19-5 患者使用复方磺胺甲噁唑治疗后，随访嗜酸性粒细胞比例逐渐下降（左）；患者复查腹部B超示膀胱壁增厚，回声减低，大小43 mm×5 mm，较2020-05-18检查明显缩小，腹水少量（右）

患者于2020年12月9日（出院6个月）入我院复查，血常规检查示白细胞$6.51×10^9$/L，嗜酸性粒细胞21.0%，异型淋巴细胞4.0%，嗜酸性粒细胞$1\,364×10^6$/L（↑）；粪便未查见环孢子虫卵囊；B超检查未见胸腔积液或腹腔积液，膀胱壁增厚（右侧壁明显，较厚处约14.2 mm）。患者无发热，无不适主诉。患者于2021年1月11日再次入院评估，查血常规示白细胞$10.03×0^9$/L，嗜酸性粒细胞百分比30.0%，异型淋巴细胞2.0%；嗜酸性粒细胞计数$2\,992×10^6$/L。粪便未查见环孢子虫卵囊。复查B超（2021年1月12日）：膀胱壁增厚明显，炎症可能（膀胱充盈尚可，内壁明显增厚，最厚处右前壁18 mm，内见少量血流信号）。患者检查结果显示其嗜酸性粒细胞较前持续升高，且膀胱壁增厚明显，重新予复方磺胺甲噁唑（TMP-SMZ，160 mg/800 mg，3次/天）治疗3个月。2021年4月21日复查血常规示白细胞$2.99×0^9$/L，嗜酸性粒细胞4.0%。后续继续定期随访。

背景知识介绍

环孢子虫感染

环孢子虫（Cyclosporiasis）感染是导致人类腹泻的重要寄生虫病之一。环孢子虫主要寄生在小肠上皮细胞。环孢子虫卵囊被人体摄入后到达小肠，经历无性繁殖阶段［卵囊脱囊（excystation）释放出孢子体（Sporozoite），孢子体入侵小肠上皮细胞，发育成第一型裂殖体（type i meront）、第二型裂殖体（type ii meront）], 和有性繁殖阶段[第二型裂殖体的4个裂殖子（merozoite）发育为小配子体（microgametocyte）、大配子体（macrogametocyte），合子（zygote）]，最后孵化为未孢子化卵囊（oocyst, unsporulated），经宿主粪便排出体外。未孢子化卵囊不具感染性。卵囊可在4℃条件下存活4～6个月。如环境适宜（22～32℃），卵囊经数天至数周的孵化，形成具有感染性的孢子化卵囊（oocyst, sporulated）。孢子化卵囊污染水和食物，经粪口传播感染人体消化道，可导致被感染的肠上皮细胞坏死，肠黏膜萎缩，大量液体渗出，导致被感染者出现腹泻症状。环孢子虫病往往来自地方流行疫区或旅行者，并与患者的免疫状态有关。根据既往报道，美国多个州曾在2013年和2018年分别发生过环孢子虫病的暴发流行，目前尚无人与人之间传播的证据。我国于1995年首次报道环孢子虫感染病例，2002年以后浙江、安徽、云南等陆续有环孢子虫感染病例报告。

环孢子虫病以胃肠炎为主要表现如腹泻、腹痛、纳差及恶心、呕吐等，症状可能持续数日至1个月或者更长时间。该患者反复腹胀、腹泻，伴有腹水，外周血嗜酸性粒细胞明显增多，风湿免疫疾病相关抗体、肿瘤标志物无异常，寄生虫特异性抗体均阴性，内镜示炎症性病变，考虑嗜酸性粒细胞性胃肠炎（eosinophilic gastroenteritis, EG），予甲泼尼龙进行治疗，症状曾有短暂的改善，但停药3个月后再次出现腹胀、腹泻为主的消化道症状，多次复查血常规中嗜酸性粒细胞比例呈中到重度升高，影像学检查提示腹水，腹水常规检查示嗜酸性粒细胞比例的升高也较为显著，故仍需考虑寄生虫感染的可能。根据文献复习，既往也曾出现过将寄生虫感染误认为EG的病例报道。后经复旦大学附属华山医院借阅肠镜病理切片重新读片，并结合粪便直接涂片法查找环孢子虫卵囊而确诊为环孢子虫病。

既往文献报道的环孢子虫病例为急性病程居多，推测因病变范围局限于小肠，2周的复方磺胺甲噁唑治疗基本可治愈。环孢子虫病以腹水为主要表现较为少见，发病机制可能为虫体侵犯患者肠道所致的超敏反应，引起嗜酸性粒细胞浸润，嗜酸性粒细胞浸润不同的部位及深度可引起不同的消化道症状，如侵犯浆膜时通常表现为腹水，同时腹水常规检查可示大量嗜酸性粒细胞。本文中患者入我院前，病程已大于6个月，疾病过程趋于慢性化，不排除长时间的环孢子虫感染侵犯至感染肠段的浆膜层，甚至扩大感染范围至腹腔。例如本文中患者在病程中产生的腹水（环孢子虫感染引起腹水症状，既往鲜有报道）以及膀胱壁的可疑病灶。参考既往报道，对患者采用2周的复方磺胺甲噁唑规范治疗，治疗过程中患者症状、体征，以及嗜酸性粒细胞比例和膀胱壁增厚均明显好转，提示治疗有效。但停药6个月后，随访该患者血嗜酸性粒细胞再次出现升高，膀胱壁再次增厚。后续重新分析患者腹水二代测序原始结果，提示环孢子虫（Cyclospora cayetanensis）序列数4（首次检测因环孢子虫序列相对丰度不足，未写入正式报告）。因此推测，对于感染病程较长的环孢子虫病，需根据患者具体情况，适当延长治疗疗程，并加强监测随访。

环孢子虫病诊断多采用常规镜检法找卵囊的方法来确定病原体，也有人曾试图通过ELISA检测环孢子虫特异性免疫球蛋白G和免疫球蛋白M抗体，因受制于环孢子虫的培养方法，未能实现特异性抗体的诊断。

关于环孢子虫病的治疗很少有文献报道及相关指南指导，1995年尼泊尔的一篇报道进行了一项随机双盲对照试验，患者采用复方磺胺甲噁唑（TMP-SMZ，160 mg/800 mg，2次/天）治疗7天，腹泻缓解的中位天数为3天。治疗后，其中1名患者仍有卵囊排出，这部分患者延长1周的治疗，临床症状消失，查粪便卵囊消失。其他可选治疗方案为环丙沙星。文献报道，在HIV合并环孢子虫病的患者，用环丙沙星（500 mg bid）治疗7天，腹泻缓解的中位天数为4天。环孢子虫临床症状改善与患者粪便中停止排出卵囊密切相关，故在治疗过程中应定期复查粪便环孢子虫卵囊。但近期关于环孢子虫一篇报道中提及采用复方磺胺甲噁唑（TMP-SMZ，160 mg/800 mg，2次/天）治疗7天可以治愈环孢子虫病。本例患者前期采用了复方磺胺甲噁唑（TMP-SMZ，160 mg/800 mg，3次/天）的方案进行治疗1周，症状完全消失，大便未再查到卵囊，但仍有少量腹水，嗜酸性粒细胞比例下降但未恢复至正常，继续采用复方磺胺甲噁唑（TMP-SMZ，160 mg/800 mg，2次/天）治疗1周，复查腹部B超检查示腹水基本消失，血常规检查中嗜酸性粒细胞比例继续下降，考虑疗程已充分，与文献报道的疗程一致，未再继续服用复方磺胺甲噁唑。但继续随访过程中，患者再次出现血嗜酸性粒细胞比例升高，膀胱壁明显增厚，故再次予复方磺胺甲噁唑抗环孢子虫治疗。

点 评

本例患者最终确诊主要依赖小肠病理标本的读片。给我们的启示是对环孢子虫病的认识有待加强，需重视病理检查在寄生虫病诊断中的重要性，特别是予以激素治疗好转后再次复发，不应满足于嗜酸性粒细胞性胃肠炎的诊断。

（张咏梅　程　琦　张　舒　朱利平）

参·考·文·献

［1］徐前明,李国清.环孢子虫的研究进展［J］.寄生虫与医学昆虫学报,2008,15(1):55–60.

［2］Jiang Y, Yuan Z, Zang G, et al. Cyclospora cayetanensis infections among diarrheal outpatients in Shanghai: a retrospective case study［J］. Front Med, 2018, 12(1): 98–103.

［3］Almeria S, Cinar HN, and Dubey JP. Cyclospora cayetanensis and Cyclosporiasis: An Update［J］. Microorganisms, 2019, 7(9): 317.

［4］Casillas SM, Bennett C, and Straily A. Notes from the Field: Multiple Cyclosporiasis Outbreaks-United States, 2018［J］. Morbidity and Mortality Weekly Report, 2018, 67(39): 1101–1102.

［5］李俊强,孙芳芳,王荣军,等.环孢子虫食源性感染及其检测技术研究进展［J］.食品科学,2015,36(7):261–267.

［6］Giangaspero A and Gasser RB. Human cyclosporiasis［J］. Lancet Infect Dis, 2019, 19(7): e226–e236.

［7］成绍敏,苏薇,胡露丽,等.肠道寄生虫感染误诊1例［J］.中国现代医学杂志,2018,28(29):127–128.

［8］Ortega YR and Sanchez R. Update on Cyclospora cayetanensis, a food-borne and waterborne parasite［J］. Clin Microbiol Rev, 2010, 23(1): 218–234.

［9］van den Ouden D. Diagnosis and management of eosinophilic cystitis: a pooled analysis of 135 cases［J］. Eur Urol, 2000, 37(4): 386–394.

［10］Hoge CW, Shlim DR, Ghimire M, et al. Placebo-controlled trial of co-trimoxazole for Cyclospora infections among travellers and foreign residents in Nepal［J］. Lancet, 1995, 345(8951): 691–693.

［11］Li J, Cui Z, Qi M, et al. Advances in Cyclosporiasis Diagnosis and Therapeutic Intervention［J］. Front Cell Infect Microbiol, 2020, 10: 43.

20

多发肺部占位

题 记

　　随着CT检查的普及，肺部结节原因待查是临床上非常常见的患者求诊原因。除了要排除肿瘤性病因外，最常见的引起肺部结节的感染性病因包括真菌、结核或者是非结核分枝杆菌感染。但是当反复病原体检查阴性，甚至经验性抗感染治疗效果不佳时，及时跳出原有思维对于正确诊断非常关键。当诊断困难时，病理检查对于诊断假设的最终确认会起到决定性的作用。本例病例主要介绍肺部结节性占位的诊断思路以及不太常见的肉芽肿性多血管炎的临床表现和治疗。

病史摘要

入院病史

患者，男性，40岁，江苏省无锡市人，2020年5月11日收入我院。

主诉

体检发现肺部结节1个月余，发热1周。

现病史

　　患者1个月前（2020年3月31日）于外院体检时胸部CT示：右肺中叶、下叶实性结节，双肺多发致密小结节，纵隔淋巴结增大？当时患者无发热，无咳嗽、咳痰，无胸闷、气喘等不适。患者进一步完善PET-CT（2020年4月2日）：① 右肺下叶脊柱旁、右肺中野外侧段结节伴FDG代谢增高，建议抗炎治疗后CT复查，必要时病理明确；余两肺散在斑点、结节灶，部分FDG代谢轻度增高，建议随访。② 鼻咽左侧壁稍肿胀伴FDG代谢增高，建议鼻咽镜明确除外恶性病变。③ 鼻旁窦炎；双侧颌下、上颈深淋巴结炎性增生可能，建议密切随访。为进一步明确肺部病灶性质，患者4月21日行右肺下叶穿刺，病理提示：右肺下叶穿刺肺组织间质急慢性炎细胞浸润伴纤维化，请结合临床。术后患者出现轻微咳嗽，予以抗炎治疗（具体方案不详）2周后出院。患者既往有鼻窦炎病史，4月28日于外院在全麻下行双侧中甲部分切除＋双筛窦上颌窦开放＋鼻中隔矫正术，自觉术后咳嗽较前加重，伴有咳白色黏痰，量少。5月4日起患者自觉发热，自测最高体温38℃，伴有多汗、咽痛、咳嗽、咳痰，为白色黏痰，时有黄痰，量少。遂至我院急诊科就诊，复查胸部CT示（图20-1）：右肺门肿块，两肺多发结节，左肺上叶尖后段较大磨玻璃结节（大小约8.6 mm×6.9 mm），左肺下叶前内基底段较大实性结节（大小约12.4 mm×10.2 mm）。为进一步明确肺部结节性质入院。

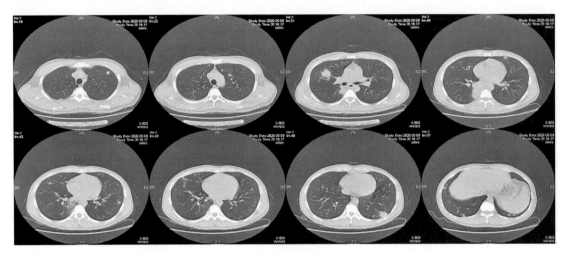

图20-1　2020-05-09患者急诊胸部CT平扫

既往史

患者有3年鼻窦炎病史，平素有脓涕不适，2020年4月28日于外院在全麻下行双侧中甲部分切除＋双筛窦上颌窦开放＋鼻中隔矫正术，术后予以药物治疗，现已停药。5月有中耳炎病史，现无特殊不适。出生于原籍。否认疫区、否认疫情接触史。否认化学性物质、放射性物质、有毒物质接触史。否认吸毒史。否认吸烟史。偶有少量饮酒。否认冶游史。否认肝炎、结核、伤寒、血吸虫等传染病史。无青霉素、磺胺类药物过敏史，预防接种史不详。否认高血压，否认糖尿病史。

入院查体

体温37.2℃，脉搏78次/分，呼吸18次/分，血压114/62 mmHg，身高172 cm，体重61 kg。神志清楚，发育正常，营养好，回答切题，自动体位，查体合作，步入病房，全身皮肤黏膜无黄染。左侧咽后壁红肿，见一白斑形成。无肝掌，全身浅表淋巴结未扪及肿大。未见皮下出血点，未见皮疹。眼睑正常，双侧睑结膜充血（图20-2），巩膜无黄染。双侧瞳孔等大等圆，对光反射灵敏。耳郭无畸形，外耳道无异常分泌物，无乳突压痛。外鼻无畸形，鼻通气良好，鼻中隔无偏曲，两侧副鼻窦区无压痛。颈软，无抵抗。双肺呼吸音清晰，未闻及干、湿性啰音。心率78次/分，律齐；腹平坦，腹壁软，全腹无压痛，无肌紧张及反跳痛，肝脾肋下未触及，肝、肾区无叩击痛，双下肢无水肿。

入院后实验室检查和辅助检查

· 血常规：白细胞 5.88×10^9/L，血红蛋白 116 g/L（↓），中性粒细胞比例 75.7%（↑），淋巴细胞比例 13.3%（↓），血小板 397×10^9/L（↑）。

· 尿常规：红细胞 52.1/μL（↑），白细胞 6.6/μL，蛋白（－），潜血 +++。

· 肝肾功能：丙氨酸转氨酶 116 U/L（↑），天冬氨酸转氨酶 43 U/L（↑），总胆红素 11.7 μmol/L，碱性磷酸酶 135 U/L（↑），γ-谷氨酰转移酶 83 U/L（↑），肌酐 50 μmol/L（↓）。

· 凝血功能：凝血酶原时间 15.4 秒（↑），部分凝血活酶时间 39.7 秒，纤维蛋白原定量 7.5 g/L（↑），D-二聚体 2.63 mg/L（FEU）。

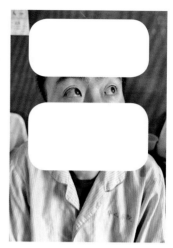

图 20-2　查体可见患者双侧睑结膜充血

· 炎症指标：血沉 98 mm/h（↑），C反应蛋白 32.6 mg/L（↑），铁蛋白 594 ng/mL（↑），白介素 6：36.34 pg/mL（↑），降钙素原 0.09 ng/mL（↑）。

· 免疫球蛋白：IgE 628.8 ng/mL（↑），IgG4 4.41 g/L（↑），IgG、IgA、IgM 均在正常范围内。

· 自身抗体：ANA < 1：100，抗蛋白酶 3 抗体（PR3）66.2RU/ml（↑），cANCA（+），pANCA（－），余指标均阴性。

· κ-轻链、λ-轻链、C3、C4 均在正常范围内，尿-κ-轻链：61.8 mg/L（↑），尿-λ-轻链：19.1 mg/L（↑）。

· 血 G 试验、血隐球菌荚膜多糖抗原检测、血 GM 试验、CMV DNA、EBV DNA、结核感染 T 细胞检测均阴性。

· 腹部 B 超：胆囊息肉。副脾。肝脏、胰腺、双肾未见明显异常。双肾、膀胱未见明显异常。双侧输尿管未见明显扩张。双侧颈部、锁骨上、腋下、腹股沟及后腹膜未见明显肿大淋巴结。

临床关键问题及处理

· **关键问题 1**　该例患者需要考虑的诊断及鉴别诊断？

患者为 40 岁中年男性，发现肺部结节 1 个月余，发热 1 周。外院曾行肺部病灶穿刺，病理回报右肺下叶穿刺肺组织间质急慢性炎细胞浸润伴纤维化。病程中曾使用抗炎治疗（具体用药方案不详），但肺部病灶无改善。患者有鼻窦炎病史多年，入院查体见左侧咽后壁红肿，见一白斑形成，双侧睑结膜充血。患者肺部结节的可能原因，临床上需要考虑以下因素：

（1）良性病因

1）感染性病因：大约 80% 的良性结节为感染性肉芽肿所致。在表现为肺结节的感染性肉芽肿中,真菌感染和分枝杆菌感染是最常确认的病因。感染后可形成脓肿的细菌(如金黄色葡萄球菌)有时也可表现为肺结节,可形成空洞。该患者病程中表现为肺部结节合并发热,需要进一步排查可能的病原体。

2)自身免疫性疾病:如肉芽肿性多血管炎、类风湿关节炎、结节病、淀粉样变性、圆形肺不张可出现以肺结节为表现的肺部影像学变化。该患者入院后查自身抗体阳性,自身免疫性疾病不能除外,可送检患者外院鼻窦和肺穿刺病理进行会诊,寻找更多临床依据。

3)良性肿瘤:肺部良性结节约有10%为错构瘤。其他少见的良性肿瘤,如纤维瘤、平滑肌瘤、血管瘤、淀粉样瘤没有典型的影像学特征。

4)血管性病因:肺动静脉畸形,肺部CT常表现为一个光滑结节伴有一条供血动脉和一条引流静脉。

(2)恶性病因

1)原发性肺癌:腺癌是原发性肺癌中最常表现为肺结节的组织学亚型,其次为鳞状细胞癌和大细胞癌。原发性结外淋巴瘤和原发性肺肉瘤偶尔也可表现为偶发性肺结节。该患者有长期鼻窦炎病史,入院查体口腔黏膜可见白斑,虽然外院肺穿刺病理未见明显恶性肿瘤依据,仍需要注意排查淋巴瘤等肿瘤性疾病。

2)转移癌:对于有胸腔外恶性肿瘤病史的患者,如果在胸片上发现肺结节,则其为转移瘤的概率约为25%。最常见的肺转移癌包括恶性黑素瘤、肉瘤、支气管癌、结肠癌、乳腺癌、肾癌和睾丸癌。

患者肺部病变究竟是良性或恶性疾病,感染还是非感染性疾病,还是合并有多种因素存在,需要反复行痰、肺泡灌洗液等病原学检查,外院肺穿刺可进一步行病理会诊。

入院后诊疗经过

患者入院后完善相关检查,血常规示轻度贫血,炎症指标均有升高,尿常规见红细胞,潜血+++,自身抗体:cANCA阳性,PR3 66.2 RU/mL(↑)。血G试验、血隐球菌荚膜多糖抗原检测、血清GM试验、CMV DNA、EBV DNA、结核感染T细胞检测均阴性。进一步行支气管镜检查,肺泡灌洗液送检革兰染色、抗酸及真菌涂片,细菌、分枝杆菌及真菌培养,肺泡灌洗液二代测序,上述检查均为阴性结果。

结合患者贫血、自身抗体阳性、尿常规见红细胞,考虑患者自身免疫性疾病可能。送检鼻腔黏膜组织和肺穿刺组织至外院病理会诊回报:(鼻腔黏膜)黏膜急慢性炎;分子病理结果:EB病毒原位杂交(EBER)(-);免疫组化结果:CKpan(上皮+),SMA(肌纤维+);特殊染色结果:弹力纤维(+),Masson(+),网染(+)。肺穿刺活检病理(图20-3):(肺穿刺活检)肉芽肿伴坏死,有血管炎改变,可符合肉芽肿性多血管炎;免疫组化结果:2007097b切片:CD3(T细胞+),CD20(B细胞+),CD31(血管+),Kappa(+),Lambda(+),PGM1(组织细胞+),SMA(肌纤维+);特殊染色结果:2007097a切片:抗酸(-),网染(+),PAS(-),六氨银(-),弹力纤维(-);2007097b切片:弹力纤维(+),Masson(+);分子病理结果:T基因重排:T细胞克隆性基因重排检测结果为阴性(样本量少,多次重复试验,不排除假阴性)。

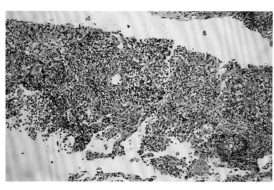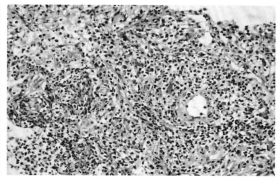

图20-3　肺穿刺病理。肉芽肿伴坏死,有血管炎改变,可符合肉芽肿性多血管炎

结核分枝杆菌DNA检测阴性。EB病毒原位杂交：EBER阴性。

综合分析患者的临床特征和实验室检查结果：① 患者有鼻窦炎病史,平素有脓性鼻腔分泌物,入院查体见左侧咽后壁红肿,白斑形成。② 胸部CT：右肺门肿块,两肺多发结节,左肺上叶尖后段较大磨玻璃结节（大小约8.6 mm×6.9 mm）,左肺下叶前内基底段较大实性结节（大小约12.4 mm×10.2 mm）。③ 尿常规：红细胞52.1/μL（↑）,潜血：+++。④（肺穿刺活检）肉芽肿伴坏死,有血管炎改变。根据1990年美国风湿病协会提出的肉芽肿性多血管炎的分类诊断标准,诊断患者肉芽肿性多血管炎。

· 关键问题2　患者应如何进一步治疗

GPA的治疗可分为诱导缓解、维持缓解以及控制复发。糖皮质激素和细胞毒药物在诱导缓解期可明显提高患者生存率。

2020年5月14日起开始予患者甲泼尼龙30 mg q12h联合甲氨蝶呤12.5 mg qw po治疗,同时辅以叶酸片、复方磺胺甲噁唑、奥克等对症预防治疗。经治疗,患者体温平,双眼结膜充血消退,复查血常规贫血好转,炎症指标下降,尿红细胞转阴。2020年5月29日复查胸部CT：两肺多发病灶,与前片比较,部分病灶较明显吸收,双眼睑结膜充血红肿消退,方案调整为甲泼尼龙40 mg qd联合甲氨蝶呤12.5 mg qw po。经治疗,患者体温平,予以出院（图20-4）。

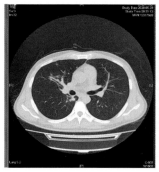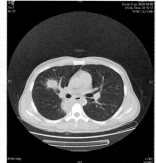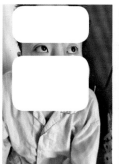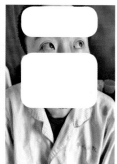

图20-4　患者治疗后胸部CT随访和双眼睑结膜对比,（左）治疗后;（右）治疗前

背景知识介绍

肉芽肿性多血管炎

2011年1月，美国风湿病学会、美国肾脏病学会和欧洲抗风湿病联盟的理事会推荐，将"Wegener肉芽肿"改名为"肉芽肿性多血管炎"（granulomatosis with polyangiitis, GPA）。GPA属于抗中性粒细胞胞质抗体相关性血管炎（antinuetrophil cytoplasmic antibody associated with vasculitis, AAV）中的一类。

GPA是一种坏死性肉芽肿性血管炎，该病男性略多于女性，发病年龄在5～91岁，40～50岁是本病的高发年龄。GPA临床表现多样，可累及多系统。典型的GPA有三联征：上呼吸道、肺和肾病变，即鼻和鼻旁窦炎、肺部病变和进行性肾功能衰竭。还可累及关节、眼、耳、皮肤，亦可侵及心脏、神经系统等。

GPA的早期诊断至关重要。无症状患者可通过血清学检查抗中性粒细胞胞质抗体（ANCA）以及鼻窦和肺脏的CT扫描辅助诊断。90%以上活动期GPA患者cANCA阳性和ANCA-PR3水平升高，病情静止时60%～70%的患者阳性。上呼吸道、支气管内膜及肾脏活检是诊断的重要依据，病理显示肺小血管壁有中性粒细胞及单核细胞浸润，可见巨细胞、多形核巨细胞肉芽肿，可破坏肺组织，形成空洞。肾病理为局灶性、节段性、新月体性坏死性肾小球肾炎，免疫荧光检测无或很少免疫球蛋白及补体沉积。目前GPA的诊断标准采用1990年美国风湿病学会分类标准，见表20-1。符合2条或2条以上时可诊断为GPA，诊断的敏感性和特异性分别为88.2%和92.0%。

表20-1 1990年ACR的GPA分类诊断

分　类	表　　现
（1）鼻或口腔炎症	痛性或无痛性口腔溃疡，脓性或血性鼻腔分泌物
（2）胸部X线片异常	胸部X线片示结节、固定浸润病灶或空洞
（3）尿沉渣异常	镜下血尿（红细胞 > 5/高倍视野）或出现红细胞管型
（4）病理性肉芽肿性炎性改变	动脉壁或动脉周围，或血管（动脉或微动脉）外区域有中性粒细胞浸润形成肉芽肿性炎性改变

GPA在临床上常被误诊，为了能早期诊断，对有以下情况者应反复进行活组织检查：不明原因的发热伴有呼吸道症状；慢性鼻炎或鼻旁窦炎，经检查有黏膜糜烂或肉芽组织增生；眼或口腔黏膜有溃疡、坏死或肉芽肿；肺内有可变性结节状阴影或空洞；皮肤有紫癜、结节、坏死和溃疡等。

GPA的治疗可分为3期，即诱导缓解、维持缓解以及控制复发。糖皮质激素联合环磷酰胺是诱导缓解首选药。泼尼松剂量为（1.0～1.5）mg/（kg·d），用4～8周，病情好转后减量至最低剂量维持2年以上。环磷酰胺口服剂量为（2～3）mg/（kg·d），持续12周，也可按0.5～1.0 g/m² 体表面积静脉冲击治疗，每3～4周一次，根据病情连用6～8个月。累计总剂量不超过25 g。小剂量糖皮质激素联合硫唑嘌呤[1～2 mg/（kg·d）疗法，维持2年作用]或甲氨蝶呤（非肾脏受累时，10～15 mg，每周一次）可作为维持缓解的用药。控制复发多选择环磷酰胺或利妥昔单抗，或加用静脉甲泼尼龙或血浆置换。

　　未经治疗的GPA病死率可高达90%以上，经激素和免疫抑制剂治疗后，GPA的预后明显改善，大部分患者能诱导和维持长期的缓解。影响预后的主要因素是高龄、难以控制的感染和不可逆的肾脏损害。

　　GPA临床表现多样，可累及多系统。典型的GPA有三联征：上呼吸道、肺和肾病变。以肺部表现为首发或主要表现的GPA常常需要与结核分枝杆菌、非结核分枝杆菌、真菌感染或肿瘤等鉴别。本病例从肺部表现以肺结节为主要临床表现来看符合典型三联征，外院抗感染治疗效果不佳，因此高度怀疑GPA，最终经过肺组织活检病理得以明确诊断，经过甲泼尼龙联合甲氨蝶呤的治疗得到了良好的效果。

（喻一奇　于　洁　王新宇）

参·考·文·献

［1］ Leavitt RY, Fauci AS, Bloch DA, et al. The American College of Rheumatology 1990 criteria for the classification of Wegener's granulomatosis［J］. Arthritis Rheum, 1990, 33: 1101.

［2］ Falk RJ, Gross WL, Guillevin L, et al. Granulomatosis with polyangiitis (Wegener's): an alternative name for Wegener's granulomatosis［J］. Arthritis Rheum, 2011, 63: 863.

21

慢性脑膜炎表现起病的自身免疫性胶质纤维酸性蛋白星形细胞病

慢性脑膜炎常被称为捉摸不定的脑膜炎，很难拿到病原学依据，经常需要经验性治疗。通过一例罕见的以慢性脑膜炎为表现的自身免疫性胶质纤维酸性蛋白星形细胞病，梳理中枢神经系统感染的诊断与鉴别诊断思路，以飨读者。

病史摘要

入院病史
患者，男，69岁，2020年1月3日入院。

主诉
乏力2个月，低热1个月余。

现病史
患者2019年10月底自觉乏力、嗜睡，伴全身肌肉酸痛，大腿肌肉酸痛较明显，余程度不剧，伴排尿困难、尿不尽感、稍感尿痛，有极少量咳嗽，无咳痰，无头痛、恶心、呕吐等症状。11月下旬家属测其体温发现有低热，Tmax 37.5 ～ 37.8℃，午后为主，晨起体温可恢复至37℃，无夜间盗汗。自服感冒药（中成药）无明显好转。11月27日就诊于外院，血常规正常，胸片示右下肺炎症，予莫西沙星及奥司他韦口服治疗，患者无明显好转。12月5日血常规、C反应蛋白、血沉、降钙素原、肝肾功能电解质、心肌酶谱、自身抗体全套、尿常规、G试验、GM试验未见明显异常，血、尿培养阴性。胸部CT示：右侧胸膜增厚，局部钙化。B超：肝脏弥漫性病变，肝右叶血管瘤可能，膀胱残余尿163 ml。胃镜示十二指肠肠炎、慢性非萎缩性胃炎伴糜烂。予留置导尿，先后予头孢孟多、美罗培南抗感染治疗，患者尿痛好转，肌肉酸痛较前好转，仍有低热。12月23日予拔除导尿管，12月27日查血轻链、免疫固定电泳未见明显异常。2020年1月10日就诊于我科门诊，予多西环素联合左氧氟沙星口服，患者服用多西环素后恶心、呕吐伴中上腹不适，1月12日自行停用。现为求进一步诊治入院。病程中有眼睛发红、视物模糊，双手不自主抖动，无皮疹、视力下降、无腹泻等。

患病以来患者精神差，胃纳差，睡眠好，大便次数较前减少，体重下降约2 kg。

既往史

有前列腺增生、排尿不畅20年。

个人史

吸烟40年，平均20支/日，已戒烟1年余。饮酒史：偶饮酒。否认冶游史。患者诉半年前外伤致脸部擦伤，诉无明显破溃，发病前半月有右手手指刺伤。

查体

体温37.2℃，脉搏82次/分，呼吸14次/分，血压130/60 mmHg，身高167 cm，体重55 kg。神志清楚，发育正常，营养较差，回答切题，自动体位，查体合作，步入病房，全身皮肤黏膜未见异常，全身浅表淋巴结未扪及肿大。头颅无畸形，眼睑正常，睑结膜充血，巩膜无黄染。双侧瞳孔等大等圆，对光反射灵敏，颈软，无抵抗，甲状腺无肿大。胸廓对称无畸形，胸骨无压痛，心率82次/分，律齐，未闻及杂音，双肺呼吸音清晰，未闻及干、湿性啰音。腹软，腹部揉面感，中上腹轻压痛，余腹无压痛，无肌紧张及反跳痛，肝脾肋下未触及，肝肾区无叩击痛，肠鸣音4次/分。双下肢无水肿。肌力正常，肌张力正常，生理反射正常，病理反射未引出。

入院后辅助检查

· 血常规：白细胞5.72×10^9/L，血红蛋白141 g/L，红细胞4.43×10^{12}/L（↓），中性粒细胞绝对值3.93×10^9/L，中性粒细胞百分比68.9%，淋巴细胞百分比23.7%，单核细胞百分比5.7%，嗜酸性粒细胞百分比1.3%，血小板200×10^9/L。

· 尿常规：黄色，亚硝酸盐（−），红细胞计数 < 1.0/μL，白细胞脂酶（−），白细胞计数1.1/μL，潜血（−），pH 6.5，葡萄糖（−），蛋白（−），尿比重1.013，病理性管型（−）。

· 生化检查：丙氨酸转氨酶11 U/L，天冬氨酸转氨酶13 U/L，总胆红素8.0 μmol/L，直接胆红素4.2 μmol/L，碱性磷酸酶27 U/L（↓），γ-谷氨酰转移酶17 U/L，总蛋白60 g/L，白蛋白42 g/L，球蛋白18 g/L（↓），肌酐66 μmol/L，尿素氮4.4 mmol/L，尿酸0.130 mmol/L，钾3.6 mmol/L，钠134 mmol/L（↓），氯95 mmol/L（↓），钙2.28 mmol/L，镁0.88 mmol/L，无机磷1.50 mmol/L，二氧化碳结合力26.3 mmol/L，乳酸脱氢酶149 U/L，肌酸激酶30 U/L（↓），胆固醇3.26 mmol/L，低密度脂蛋白胆固醇1.69 mmol/L，高密度脂蛋白胆固醇1.38 mmol/L，甘油三酯0.92 mmol/L。血糖5.6 mmol/L。

· 凝血功能：国际标准化比值0.93，凝血酶原时间11.1秒，部分凝血活酶时间23.5秒，纤维蛋白原定量1.5 g/L（↓），凝血酶时间19.5秒，D-二聚体0.22 mg/L（FEU），纤维蛋白原降解产物 < 2.5 μg/mL。

· 血沉2 mm/h，C反应蛋白 < 5 mg/L，降钙素原 < 0.02 ng/mL。

· 淋巴细胞群30.00%，$CD3^+$ 52.75%，$CD4^+$ 36.40%，$CD8^+$ 15.03%，CD4/CD8 2.42，$CD5^+$ 50.41%（↓），$CD19^+$ 8.06%，$CD20^+$ 8.86%，NK^+ 38.69%（↑）。

·血免疫球蛋白M 0.59 g/L,血免疫球蛋白E < 43.92 ng/mL,血免疫球蛋白G 8.65 g/L,血免疫球蛋白A 1.18 g/L,补体C4 0.137 g/L,补体C3片段0.599 g/L(↓)。免疫固定电泳:单克隆免疫球蛋白:未发现。

·自身抗体:抗核抗体(−),滴度 < 1 : 100,−dsDNA(−),ENA抗体−Jo−1(−),−nRNP/Sm(−),−PCNA(−),−PM−Scl(−),−Ro−52(−),−Scl−70(−),−Sm(−),−SS−A(−),−SS−B(−),−核糖体P蛋白(−),−核小体(−),−线粒体(M2)(−),−着丝点蛋白B(−),−组蛋白(−),CCP抗体1.4 RU/mL,HLA−B27(+)。

·乙型肝炎病毒表面抗原0.00(−)IU/mL,乙型肝炎病毒表面抗体995.0(+)IU/L,乙型肝炎病毒e抗原0.39(−)s/co,乙型肝炎病毒e抗体1.0(−)s/co,乙型肝炎病毒核心抗体6.3(+)s/co,乙型肝炎病毒核心IgM抗体0.1(−)s/co,丙型肝炎病毒抗体0.1(−)s/co。人免疫缺陷病毒抗体(Anti−HIV)阴性,梅毒快速血浆反应素试验(RPR)(−),梅毒螺旋体特异性抗体(−)。

·弓形虫IgM 0.19(−)COI,弓形虫IgG < 0.180 IU/mL,风疹病毒IgM 0.344(−)COI,风疹病毒IgG 34.20(+)IU/mL。EB病毒衣壳抗体IgA(−),EB病毒衣壳抗体IgG(−),EB病毒衣壳抗体IgM(−)。

·EB病毒DNA定量检测(血浆)低于检测下限,巨细胞病毒DNA定性检测阴性。

·呼吸道病原体IgM抗体九联检测:Q热立克次体(−),肺炎衣原体(−),肺炎支原体(−),副流感1/2/3型(−),呼吸道合胞病毒(−),甲型流感病毒(−),嗜肺军团菌(−),腺病毒(−),乙型流感病毒(−)。

·曲霉半乳甘露聚糖(GM)检测0.337。G试验(血浆1−3−B−D葡聚糖) < 31.25 pg/mL。隐球菌荚膜多糖抗原检测(−)。

·结核感染T细胞检测:QuantiFERON−TB(QFT)检测结果阴性,阴性对照管γ干扰素[N]0.15 IU/mL,抗原刺激管γ干扰素[A]0.09 IU/mL,阳性对照管γ干扰素[M] > 10 IU/mL,A−N−0.06 IU/mL,M−N > 10 IU/mL。

·B超检查:前列腺增生伴钙化灶。残余尿约131 mL。

·常规经胸心超检查:结构诊断为轻度二尖瓣反流,二尖瓣前叶赘生物可能,建议行经食管超声心动图检查,主动脉瓣轻度钙化。功能诊断为左心收缩功能正常,左心舒张功能正常。

·脑电图:双侧大量 θ 波,未见典型痫样放电,脑电活动偏慢。

·头颅MRI增强:双侧额顶叶小缺血灶;左顶中线旁少许条状强化,炎性改变可能,结合其他检查随访(图21−1)。

·颈胸腰髓MRI增强:C3 ~ C6节段脊髓内轻度不均匀强化灶,脊膜轻度线状强化,考虑脊髓炎可能,请结合临床其他检查并随访;必要时结合脑脊液等化验。C3−C4、C4−C5、C5−C6、C6−C7椎间盘突出、变性;颈椎曲度变直,颈椎退行性变。胸椎退行性改变,随访。L1−L2、L2−L3、L3−L4椎间盘轻度后突;L4−L5及L5−S1椎间盘膨隆;L1−L2、L2−L3、L3−L4、

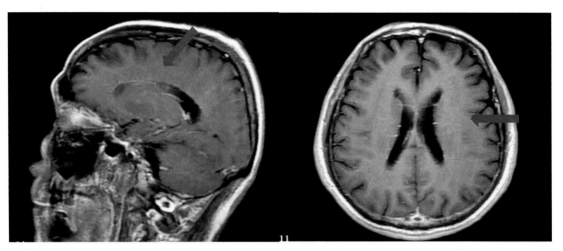

图 21-1 头颅 MRI 增强（1月17日）。双侧额顶叶小缺血灶；左顶中线旁少许条状强化，炎性改变可能，结合其他检查随访

L4-L5 椎间盘变性；腰椎退行性改变；结合临床随访。

· 大腿 MRI 平扫（肌肉）：双侧大腿平扫未见明显异常，请结合临床随访。

脑脊液常规、生化检查结果汇总见表 21-1。

脑脊液细菌涂片+培养阴性。脑脊液抗酸染色阴性。脑脊液真菌涂片+培养阴性。脑脊液隐球菌荚膜多糖抗原阴性。

· 脑脊液寡克隆带检测：仅脑脊液见寡克隆带。

表21-1 脑脊液的动态变化与药物治疗的关系

日　期	颅压 （mmH$_2$O）	白细胞 （×10^6/L）	多核/ 白细胞	蛋白 （mg/L）	糖 （mmol/L）	同步血糖 （mmol/L）	氯化物 （mmol/L）	治 疗 药 物
1月14日	75	31	0/31	852	2.1	10.8	113	HREZ 抗结核
1月22日	70	30	3/30	907	2.5	6.3	111	
2月1日	80	15	1/15	738	2.2	10.5	111	HEZ 抗结核
2月13日	95	18	0/18	1 184	2.1	6.0	111	头孢曲松+青霉素
2月20日	80	25	1/25	1 312	1.9	8.9	110	左氧氟沙星+阿米卡星+ 利奈唑胺
3月3日	25	14	1/14	1 338	1.9	7.4	104	左氧氟沙星+阿米卡星+ 利奈唑胺+环丝氨酸
3月10日	55	32	1/32	1 382	2.2	10.1	110	莫西沙星+阿米卡星+利 奈唑胺+环丝氨酸
3月17日	72	29	1/29	1 458	1.9	6.6	113	激素+人免疫球蛋白
4月3日	80	13	1/13	625	2.6		118	

· 脑脊液找脱落细胞：阴性。

入院后诊疗经过

患者消瘦，低热，有排尿困难，胸部CT有胸膜增厚及钙化灶，腹部揉面感，午后低热伴尿潴留症状在结核性脑膜炎中较为常见，因此入院后行腰穿检查，脑脊液常规：无色，透明度清，白细胞 $31 \times 10^6/L$（↑），红细胞 $< 1.0 \times 10^6/L$，单核细胞 31/31，多核细胞 0/31，潘氏试验弱阳性（±），脑脊液生化：蛋白 852 mg/L（↑），氯 113 mmol/L（↓），糖 2.1 mmol/L（↓），同步血糖 10.8 mmol/L，脑脊液病原学涂片+培养阴性，脑脊液隐球菌荚膜多糖试验阴性，脑脊液找脱落细胞阴性。脑脊液结果和预期的一致，脑脊液白细胞轻度升高，单核细胞为主，糖轻度降低，特别是和同步血糖比降低，蛋白升高，故初步诊断：中枢神经系统感染：结核可能性大，但是不支持的地方是结核T细胞检测 QuantiFERON-TB（QFT）检测结果阴性。外院用过美罗培南抗感染治疗，能覆盖常见社区获得性的细菌感染，真菌相关的检查也是阴性的，因此虽然 QuantiFERON-TB 阴性，但是该患者结核性脑膜炎可能性还是较大，因此 1 月 16 日开始予利福平 0.45 g qd ivgtt + 异烟肼 0.6 g qd ivgtt + 乙胺丁醇 0.75 g qd po + 吡嗪酰胺 0.5 g tid po 诊断性四联抗结核治疗。

患者心超发现轻度二尖瓣反流，二尖瓣前叶赘生物可能，但是患者查体无感染性心内膜炎表现，血培养阴性，感染性心内膜炎诊断不成立。抗结核治疗后患者体温仍较高，同时出现转氨酶较前升高，考虑可能存在利福平的药物热和肝损，于 1 月 30 日停利福平，予乙胺丁醇片、异烟肼和吡嗪酰胺三联抗结核治疗，同时保肝、护胃等对症支持治疗。患者体温逐渐恢复正常。2 月 1 日复查心超。① 结构诊断：二尖瓣稍增厚伴二尖瓣前叶点状稍高回声附着，瓣叶钙化或机化赘生物形成可能，建议必要时行超声心动图进一步检查轻度二尖瓣反流，主动脉瓣轻度钙化；② 功能诊断：左心收缩功能正常，左心舒张功能正常，但血培养阴性，感染性心内膜炎诊断仍不能成立。

2 月 1 日复查腰穿，脑脊液白细胞降至 $15 \times 10^6/L$，蛋白降至 738 mg/L，较前好转。奇怪的是 2 月 13 日复查腰穿，脑脊液白细胞 $18 \times 10^6/L$，脑脊液糖 2.1 mmol/L（↓），脑脊液氯 111 mmol/L，脑脊液蛋白 1 184 mg/L（↑），较前升高；肝功能：丙氨酸转氨酶 185 U/L（↑），天冬氨酸转氨酶 218 U/L（↑），较前进一步升高。患者肝功能异常，停用抗结核治疗，由于患者之前的抗结核治疗似乎有效但是效果又不是很好，因此不能除外部分治疗的化脓性脑膜炎，故予头孢曲松 2 g q12h + 青霉素钠 640 万 U q8h 治疗。2 月 20 日复查腰穿，脑脊液白细胞 $25 \times 10^6/L$（↑），脑脊液糖 1.9 mmol/L（↓），脑脊液氯 110 mmol/L（↓），脑脊液蛋白 1 312 mg/L（↑），抗细菌治疗无效。因此，调整抗结核方案为左氧氟沙星 0.5 g qd ivgtt + 阿米卡星 0.6 g qd ivgtt + 利奈唑胺 600 mg qd + 吡嗪酰胺 0.5 g tid 口服治疗。3 月 3 日复查腰穿，脑脊液白细胞 $14 \times 10^6/L$，脑脊液糖 1.9 mmol/L（↓），脑脊液氯 104 mmol/L（↓），脑脊液蛋白 1 338 mg/L（↑），脑脊液白细胞较前下降，糖仍低，蛋白升高，3 月 3 日加用环丝氨酸抗结核治疗。3 月 10 日复查腰穿，脑脊液白细胞 $32 \times 10^6/L$（↑），脑脊液糖 2.2 mmol/L（↓），脑脊液氯 110 mmol/L（↓），脑脊液蛋白 1 382 mg/L（↑），同步血糖 10.1 mmol/L（↑）。将抗结核

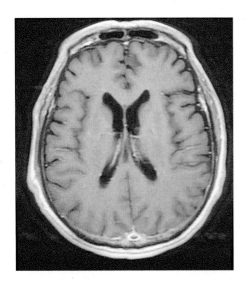

图21-2 头颅MRI增强（3月12日）。双侧半卵圆中心及侧脑室前后角周围白质异常信号（较2020-01-17片flair上明显）伴其内细小血管样强化、侧脑室后角旁少许环形强化灶，强化程度较2020-01-17片略明显，左顶叶中线旁表面静脉血管样强化

治疗方案中的左氧氟沙星改为莫西沙星口服。3月12日复查头颅MRI增强示双侧半卵圆中心及侧脑室前后角周围白质异常信号（较2020-01-17片flair上明显）伴其内细小血管样强化、侧脑室后角旁少许环形强化灶，强化程度较2020-01-17片略明显，左顶叶中线旁表面静脉血管样强化（图21-2）。3月17日再次复查腰穿，脑脊液白细胞29×10⁶/L（↑），脑脊液糖1.9 mmol/L（↓），脑脊液氯113 mmol/L（↓），脑脊液蛋白1458 mg/L（↑），脑脊液蛋白进一步升高，按耐药结核治疗后，患者脑脊液无改善，之前脑脊液分枝杆菌培养回报阴性，考虑结核性脑膜炎诊断依据不足，予停用抗结核药物。

该患者中枢神经系统疾患目前考虑非感染性疾病，请神经内科会诊，患者睡眠中有抽动和摸索症状，脑神经检查阴性，左手快速轮替、左手指鼻试验差，单腿站立困难，"一字步"差，MRI增强示双侧半卵圆中心及侧脑室前后角周围白质异常信号伴其内细小血管样强化，建议完善胶质纤维酸性蛋白（glial fibrillary acidic protein, GFAP）抗体检查。3月18日患者脑脊液GFAP抗体阳性，滴度1∶32，考虑自身免疫性胶质纤维酸性蛋白星形细胞病诊断成立，转神经内科继续诊疗，查血GFAP抗体1∶100，甲泼尼龙500 mg冲击治疗5天，联合人免疫球蛋白20 g qd治疗5天，激素逐渐减量，患者行走不稳及反应变慢明显好转。4月3日复查腰穿，脑脊液白细胞13×10⁶/L（↑），脑脊液糖2.6 mmol/L，脑脊液氯118 mmol/L，脑脊液蛋白625 mg/L（↑）。

临床关键问题及处理

·**关键问题1** 患者低热乏力尿潴留，心超发现赘生物，为什么做腰穿？

患者尿潴留比较蹊跷，泌尿系B超未见异常，因此要考虑中枢神经系统疾患导致的尿潴留可能，MRI未见腰髓异常，因此有指征行腰穿检查。

·**关键问题2** 为什么选择抗结核治疗？

患者脑脊液糖降低，如果是感染，能消耗糖的病原体常为细菌、结核和真菌，非感染性疾病中脑膜癌可以引起脑脊液糖降低。外院用过美罗培南抗感染治疗，能覆盖社区常见的细菌感染。真菌绝大多数是隐球菌，患者血和脑脊液的隐球菌荚膜多糖抗原阴性，真菌感染依据不足。患者脑脊液找脱落细胞阴性，脑膜癌依据不足。因此初始治疗方案选择抗结核治疗。

· 关键问题3　如何想到可能是自身免疫性胶质纤维酸性蛋白星形细胞病？

患者虽然脑脊液糖降低，但是病原学检查阴性，诊断性治疗无效，因此需考虑非感染性疾病，请神经内科会诊，根据影像学表现，考虑自身免疫性胶质纤维酸性蛋白星形细胞病可能，进一步查GFAP抗体，最终确立了诊断。

背景知识介绍

自身免疫性胶质纤维酸性蛋白星形细胞病

自身免疫性胶质纤维酸性蛋白星形细胞病（autoimmune glial fibrillary acidic protein astrocytopathy）是2016年首次被描述的新的疾病。这是一种炎症性中枢神经系统疾病，可累及整个中枢神经系统，以脑膜脑炎为多见，其标志为脑脊液中检测到GFAP-IgG抗体，治疗通常对激素敏感，但部分病例易复发。

一、临床表现

早期症状（40%）为流涕、咽痛、发热、咳嗽（至少有1项）等流感样表现。其中累及脑膜脑炎（55%）、脑膜脑脊髓炎（40%）和脊髓炎。脑膜脑病症状表现为谵妄（60%），癫痫（20%），精神症状（30%，抑郁、焦虑、心理疾病、失眠、多梦），头痛、颈项强直、呕吐（60%），视物模糊（30%，有视盘水肿），震颤（40%）。脑膜脑脊髓炎表现为共济失调（40%）、自主神经功能障碍（20%，体位性低血压、肠道功能紊乱、勃起障碍、膀胱功能障碍）、周围神经病（＜5%）。脊髓炎症状表现为麻木、感觉异常、无力（25%）。部分患者有前驱的病毒感染，部分患者合并有NMDA抗体、AQP4抗体、MOG抗体，部分患者最后诊断为额叶星型胶质细胞瘤。约20%患者合并自身免疫性疾病：1型糖尿病，自身免疫性甲状腺病，类风湿、关节炎。约25%患者有肿瘤，最常见为畸胎瘤（占了肿瘤性疾病的75%）。

二、实验室检查

几乎所有的病人脑脊液表现为炎性改变，90%患者脑脊液是以淋巴细胞升高为主的白细胞升高（平均80/μL），80%患者脑脊液蛋白升高，约半数有脑脊液产生的寡克隆带。脑电图为非特异性改变，广泛的慢波。头颅MRI的T1增强可见脑室周围的放射状增强；脑膜的点状强化；室管膜周的强化，需要引起注意的是脑炎伴放射状血管周围病变，不一定与GFAP抗体有关。

三、治疗

激素治疗应答好，20%～50%的患者易复发，需要延长治疗，可以联合免疫抑制剂，总体预后良好。

本例病例精彩之处在于临床主管医生能够想到去做腰穿，继而才能发现脑脊液的异常并最终找到诊断的依据。诚然，慢性脑膜炎常被称为捉摸不定的脑膜炎，很难找到病原学依据，经常需要经验性治疗。但经过充分的抗感染治疗，效果不佳的时候，要考虑非感染性疾病。本例以慢性脑膜炎为表现的自身免疫性胶质纤维酸性蛋白星形细胞病，是近年来新定义的一种罕见疾病。诊断一种未见过的罕见病是困难的，需要大量与时俱进的文献阅读作为知识储备。诊断的思路是先考虑常见病，可治疗的疾病，"Never fall in love with a diagnosis"，效果不佳的时候，要反思诊断是否正确，重新进行诊断与鉴别诊断。在疑难病例的诊断中，多学科合作越来越重要，应得到重视。

（张冰琰　李念夷　谢　平　凌青霞　魏　敏　刘莹莹　王　璇　郑建铭　董　漪　金嘉琳）

参·考·文·献

[1] Fang B, McKeon A, Hinson SR, et al. Autoimmune glial fibrillary acidic protein astrocytopathy: a novel meningoencephalomyelitis[J]. JAMA Neurol, 2016, 73(11): 1297−1307.

[2] Mark S. Drapkin, Ravi S. et al. "Case 26−2012: a 70-year-old woman with fever and back pain"[J]. N Engl J Med, 2012, 367: 754−762.

22

发热伴多浆膜腔积液最终诊断修正为
淀粉样变性

题记

　　引起多浆膜腔积液的原因很多,可以是感染,也可以是非感染。对于该例青年男性,以发热1月余伴胸腔积液为主的多浆膜腔积液为主要表现,抗生素治疗无效时,考虑常见病因是结核。但对于病原学依据不足的患者,应该积极寻找证据,否则一味经验性抗结核治疗,可能掩盖疾病元凶。

病史摘要

入院病史
患者,男,27岁,江苏人,职员,2020年12月4日收入我科。

主诉
胸痛、发热1月余。

现病史
　　1个月前患者无明显诱因出现双侧胸痛,以左侧为著,深呼吸时加重,偶有发热,体温38℃左右,以午后及夜间发热为主,无盗汗,偶有咳嗽,无咳痰,无明显胸闷、气紧,发热时偶有头部胀痛,无鼻塞、流涕、咽痛,无呕吐、腹泻,无尿、尿急、尿痛,无皮疹,无关节、肌肉酸痛。1周后至当地就诊,血常规:白细胞9.63×10⁹/L,酸性粒细胞8.7%,红细胞5.11×10¹²/L,血小板302×10⁹/L;C反应蛋白28.49 mg/L;血沉23 mm/h;降钙素原大致正常;肝肾功能正常;多次γ-干扰素释放试验、自身抗体检测均阴性,肿瘤标记物等均正常;B超示双侧胸腔积液(左侧深度33 mm,右侧6 mm);腹腔积液(深度20 mm);心脏彩超未见异常;胸部CT示两肺纹理增多,左肺上叶下舌段少许慢性炎症,考虑前纵隔退化不全,左侧叶间裂及胸腔积液;CTA肺动脉未见异常;全腹部CT示腹盆腔少量积液,两侧胸腔积液;2020年11月12日入住当地医院,并行左侧胸腔置管引流;查胸腔积液黄色浑浊、白细胞3 506×10⁶/L(多

171

核 2 098×10^6/L）、胸腔积液蛋白 30.8 g/L，腺苷脱氨酶 13 U/L、乳酸脱氢酶 441 U/L，胸腔积液抗酸染色阴性，胸腔积液培养阴性，胸腔积液脱落细胞学和流式未见异常。予以左氧氟沙星抗感染治疗及引流后左侧胸腔积液减少，但右侧胸腔积液增多，后行右侧置管引流，并停用左氧氟沙星，改头孢哌酮/舒巴坦钠、替考拉宁及抗真菌治疗，患者出现间断腹泻，解稀水样便 2～3 次/日。11 月 21 日体温较前升高至 38.8℃，无畏寒、寒战，伴有乏力，仍以午后及夜间发热为主。11 月 23 日全身 PET-CT 示躯干及脑部检查未见明显异常高代谢征象，两肺炎症及纤维化，两侧胸腔积液，前纵隔胸腺退化不全，盆腔少量积液。进一步胸腔积液二代测序发现曲霉菌属 2 条序列；血和肺泡灌洗液二代测序未发现异常；11 月 29 日复查胸部 CT 两肺纹理增多，左肺上叶下舌段及两肺下叶渗出，较前片相仿，右侧胸腔积液增多；12 月 2 日骨髓涂片示粒红巨三系增生，嗜酸性细胞增多（8%），原因不明。患者精神欠佳，胃纳差，睡眠好，间断服泻，小便正常，体重下降约 4 kg。

既往史

否认肝炎史。否认结核史。否认手术、外伤史：否认外伤史。否认输血史。过敏史：否认食物、药物过敏史。

入院查体

体温 36.9℃，脉搏 76 次/分，呼吸 20 次/分，血压 122/76 mmHg，身高 168 cm，体重 62 kg。神志清楚，发育正常，营养好，颈软，无抵抗，颈静脉无怒张，胸廓对称无畸形，双肺呼吸音清晰，未闻及干、湿性啰音。心率 76 次/分，律齐；腹平坦，腹壁软，全腹无压痛，无肌紧张及反跳痛，肝脾肋下未触及。双下肢不肿。

入院后实验室检查

· 血常规：白细胞 5.06×10^9/L，中性粒细胞 59.3%，淋巴细胞 18.4%（↓），单核细胞 13.2%（↑），嗜酸性粒细胞 8.7%（↑），血红蛋白 127 g/L（↓），血小板 360×10^9/L。

· 血沉 54 mm/h（↑），铁蛋白 1 053.00 ng/mL，降钙素原 0.10 ng/mL（↑）。

· 肝肾功能及肿瘤标志物，自身免疫性抗体均正常。

· 血隐球菌荚膜多糖抗原检测、血结核感染 T 细胞检测（QFT）试验阴性、血培养、EBV DNA、CMV DNA、尿培养阴性。

· 胸腔积液常规（2020-12-04）：黄色，有核细胞 1 396×10^6/L，淋巴细胞 24%，中性粒细胞 6%，嗜酸性粒细胞 58%，嗜碱性粒细胞 2%，单核细胞 8%。

· 胸腔积液生化（2020-12-04）：总蛋白 54 g/L，腺苷脱氨酶 16 U/L。

· 胸腔积液 Xpert MTB/RIF、细菌涂片+培养、真菌荧光染色涂片+培养阴性。

· 胸腔积液、血清寄生虫抗体均阴性。

辅助检查

全腹部 CT 平扫未见明显异常，附见心包少量积液，双侧胸腔少量积液。肠系膜脂肪间隙模糊，内见散在小淋巴结，考虑炎性改变。

胃肠镜：胃窦炎（充血渗出型，中度），全结肠指肠黏膜未见明显器质性病变。

临床关键问题及处理

• **关键问题1** 患者胸腔积液原因是什么？是感染性还是非感染性？如果考虑感染,病原是什么？

患者为青年男性,胸痛、发热1月余。体温多为低热,无咳嗽、咳痰等伴随症状,白细胞正常,炎症指标轻度升高,胸腔积液细胞数和蛋白质都升高,并以多核细胞为主,需要考虑感染可能。但是患者多次胸腔积液培养、二代测序都没有发现病原学依据。从治疗上看,患者先后使用左氧氟沙星、头孢哌酮/舒巴坦、替考拉宁及伏立康唑等治疗,涵盖革兰阳性球菌、阴性杆菌及真菌,疗效均欠佳。患者既往体健,无基础疾病,故细菌、真菌感染可能性小。

发热伴有胸腔积液的年轻患者,抗感染效果差,需要考虑结核感染。患者胸腔积液抗酸染色多次阴性,血QFT阴性,胸腔积液和肺泡灌洗液二代测序均未发现结核分枝杆菌。且患者否认结核病史,亦无结核患者接触史,因此结核的诊断依据不足。

目前患者常见的感染均不典型,需要进一步明确是否存在导致胸腔积液的非感染因素,包括风湿免疫性疾病、肿瘤等。

• **关键问题2** 患者外周血和胸腔积液中嗜酸性粒细胞增多,需要考虑什么原因？

外周血嗜酸性粒细胞增多可由多种疾病引起,包括过敏性、感染性、炎性和肿瘤性疾病。患者不仅外周血嗜酸性粒细胞增多,胸腔积液同样有大量的嗜酸性粒细胞。患者发病前并没有使用药物,或食用特别的食物,否认哮喘或变态反应性鼻炎等病史,亦没有皮疹等常见过敏症状,不支持过敏。感染性原因最常见为寄生虫感染,患者否认不洁饮食史,胸腔积液二代测序未测到寄生虫感染,且外送寄生虫抗体亦为阴性,故不支持寄生虫感染。是否存在肿瘤可能,需要进一步明确。

诊疗经过

患者入院后仍有低热,体温在37.5℃,呼吸时伴有胸痛。入院第6天下午,患者诉活动后气促,出汗明显,测指末氧90% ～ 95%,胸部CT:大量心包积液;左肺上叶舌段及双肺下叶炎症,双侧胸腔积液伴双肺下叶膨胀不全。考虑患者突发大量心包积液,既往抗感染治疗效果差,肿瘤目前没有依据,不排除免疫因素。遂予甲泼尼龙40 mg qd ivgtt。治疗后患者症状明显好转,呼吸急促缓解,体温正常。12月11日行心包穿刺定位:少量心包积液,心脏功能未见明显异常。双侧少量胸腔积液。请心脏科会诊,无需心包穿刺引流,继续目前治疗。

入院后详细查体发现患者腹壁可触及一枚瓜子大小硬结,为寻找诊断依据,于12月17日行浅表硬结活检术,送病理检查,以及病原体二代测序明确致病病原体。患者经激素治疗后,病情明显好转,无发热、气促、胸痛、腹痛等不适,12月21日复查胸部CT:双肺下叶炎症,双侧胸腔积液伴双下肺下叶膨胀不全,较2020-12-16明显吸收。

患者本次入院发热、多浆膜腔积液、胸腔积液、血液中嗜酸性粒细胞升高的病因未明确,暂无结核、寄生虫、肿瘤等依据。病情稳定,根据治疗反应,考虑免疫性胸腔积液可能大。患者病情稳定,无发热,胸痛等不适,于12月21日出院。嘱其出院后继续口服甲泼尼龙每日7

片（上午4片、下午3片）治疗，密切随访，并等待病理结果。

最终诊断

患者出院后，体温正常，少量胸腔积液，无明显不适。1周后病理明确（腹壁）送检示胶原、脂肪组织伴脂肪坏死，特殊染色显示淀粉样物质沉积。考虑淀粉样变性。查阅相关文献，结合患者症状，最终考虑患者为原发性淀粉样变性，并累及心包以及胸膜。

背景知识介绍

淀粉样变性

淀粉样变性是一种全身性疾病，多以 β 结构纤维蛋白的淀粉样物质沉积于细胞外而引发，常造成肾脏、心脏、皮肤等多个器官损伤。其主要类型包括 AL 型（原发性）和 AA 型（继发性），及其他类型的淀粉样变性。AL 型淀粉样变性由浆细胞病引起，而 AA 型淀粉样变性是慢性疾病的潜在并发症。

前体蛋白的类型、组织分布和淀粉样沉积量在很大程度上决定了临床表现。提示淀粉样变性的某些临床和实验室特征包括：蜡样皮肤和易发瘀斑、肌肉增大（如舌和三角肌）、心脏传导异常和心力衰竭的症状和体征、肝肿大、大量蛋白尿或肾病综合征的证据、周围或自主神经病变以及凝血功能受损。

主要累及胸膜的淀粉样病变却并不常见，国外文献报道包括多发性骨髓瘤在内所致的淀粉样变性患者中，有顽固性胸腔积液仅占6%。在系统性淀粉样变性患者中，有1%～2%的患者会发生持续性胸腔积液。淀粉样蛋白容易浸润多个器官，部分导致肾功能不全和肾病综合征，表现为尿蛋白（65%）、急性肾功能不全（48%）、间质性肺病（20%）和甲状腺功能减退（4%），任何功能障碍累及到器官会产生胸腔积液。但是心肌病和肾病综合征都不能解释原发性系统性淀粉样变性患者的胸腔积液。淀粉样变性出现胸腔积液的原因可能是由淀粉样沉积物浸润胸膜引起，大量渗出液积液支持胸膜表面的原发性破坏及其通过淀粉样蛋白的作用。凭超声心动图表现很难区分原发性胸腔积液与淀粉样变性心肌病引起的胸腔积液，胸膜活检对这种情况的敏感性尚未得到广泛的研究。尽管胸膜固定术对部分患者有效，贝伐珠单抗对难治性胸腔积液的淀粉样变性患者有效，但淀粉样变性相关的胸腔积液的预后不良且治疗效果欠佳。

尽管病史和临床表现（如多发性骨髓瘤患者或长期活动性类风湿关节炎患者中的肾病综合征）可能提示淀粉样变性的存在，但确诊方法是组织活检。活检取材部位可以是临床上未受累的部位（如皮下脂肪、小唾液腺或直肠黏膜层），也可以是功能障碍的器官（如肾脏和神经）。

目前淀粉样变性尚无有效治疗方法，一般根据原纤维前体产生的原因而有所不同。继发性淀粉样变性的治疗是针对基础感染或炎症性疾病；原发性淀粉样变性的治疗是针对基础浆细胞病；而对于透析相关淀粉样变性患者，则要改变透析模式或考虑进行肾移植。

淀粉样变性为系统性的疾病,可累及全身各个器官,但引起胸腔积液较为少见。心肌淀粉样变性或者淀粉样变肾病亦较少引起胸腔积液。该患者以胸腔积液起病,常见的病因如结核、寄生虫感染、免疫性疾病等都似乎都依据不足,最终依据腹壁活检明确诊断。该患者发生胸腔积液,考虑是系统淀粉样变性造成胸膜表面的直接渗透。但患者外周血和胸腔积液嗜酸性粒细胞增多,我们查阅文献未能找到相应的解释。根据患者对激素的敏感性,我们考虑患者有自身免疫性因素的可能。患者后续转入血液科治疗,我们将持续关注后续转归情况。淀粉样变性的预后较差,临床医生应提高对这类疾病的认识,对患者查体要仔细,不要放过可能协助明确的证据,以免延误诊断和治疗。

(刘袁媛 程 琦 陈 澍)

参·考·文·献

[1] Duston MA, Skinner M, Meenan RF, et al. Sensitivity, specificity, and predictive value of abdominal fat aspiration for the diagnosis of amyloidosis[J]. Arthritis Rheum, 1989, 32: 82.

[2] Lachmann HJ, Booth DR, Booth SE, et al. Misdiagnosis of hereditary amyloidosis as AL (primary) amyloidosis[J]. N Engl J Med, 2002, 346: 1786.

[3] Westermark P, Westermark GT. Review. Reflections on amyloidosis in Papua New Guinea[J]. Philos Trans R Soc Lond B Biol Sci, 2008, 363: 3701.

[4] George S, Ravindran M, Anandan, P T, et al. Primary systemic amyloidosis: A rare cause for pleural effusion[J]. Respir Med Case Rep, 2014, 13: 39-42.

23

噬血细胞综合征伴肾病综合征经肾穿刺
诊断为血管内淋巴瘤

题记

　　发热待查患者伴随的临床症状是非常重要的线索，有些症状对于发热患者并不常见，容易忽视，或视为与发热无关。此发热病例伴有明显的肾脏损害，但其与发热的关系一直没有受到足够的重视。对于疑难的发热患者，要善于发现每一个疑点，从而找出线索，努力去追溯下去，真相或许就能浮出水面。

病史摘要

入院病史

患者，女性，60岁，农民，2020年8月4日入院。

主诉

反复发热7个月余。

现病史

2020年1月下旬诉受凉后出现发热、寒战，出汗伴双侧小腿疼痛，体温最高不超过39℃，为不规则发热，伴咳嗽，干咳为主，无咯血，无头痛，无皮疹，无呕吐，无抽搐，自服"连花清瘟胶囊、奥司他韦、止咳糖浆"服用8天，症状无改善。2月10日在当地医院住院给予"氨苄西林"及退热等治疗6天，效果不佳，2月16日当地村医处服用中药"清余汤"2天（具体不详），体温恢复正常，但精神差，仍有咳嗽、出汗，间有呕吐，为胃内容物，非喷射性，继续服用24天，其间一直未发热。

　　4月25日又出现反复发热干咳、气促，体温在37.5 ～ 39℃，5月4日在当地医院住院，查血常规白细胞5.59×10⁹/L，中性粒细胞59%，血红蛋白88 g/L，血小板200×10⁹/L，铁蛋白984.3 ng/mL，甘油三酯3.17 mmol/L，血肌酐167 μmol/L，5月7日骨髓穿刺报告：骨髓增生明显活跃，粒红系均活跃，巨噬细胞、血小板不少，可见噬血细胞，占2.5%，予多西环素联合左氧氟沙星抗感染及吸氧、降压、利尿、补液等对症治疗6天,仍间断发热。遂转入上级医院住院治疗,具体化验报告未见,出院小结描述:血常规示重度贫血,血小板减低,纤维蛋白原浓度7.01 g/L;抗心磷脂抗体IgG、IgM阳性;5月18日髓涂片提示骨髓增生活跃,粒系比例增高,易见噬血现象;血清可溶性白细胞介素-2受体7 414 U/L,NK细胞活性减低2.5%;心脏彩超提示二尖瓣反流,主动脉及二尖瓣可见强回声影,不除外赘生物;PET-CT示双肺弥漫代谢轻度增高的淡薄片磨玻璃影(SUV 2.3～2.5),考虑感染性病变可能大;双肺散在糖代谢增高的小结节,考虑良性结节;脾大伴糖代谢轻度增高(厚度5 cm, SUVmax 2.6),考虑代偿性增生;双肾实质弥漫轻度代谢改变,请结合临床;脊椎退变。考虑"发热查因:噬血细胞综合征;淋巴瘤? 感染性心内膜炎? 肺部感染、慢性阻塞性肺病;右上肺小结节;高血压病;肾功能不全;重度贫血;心功能不全;低蛋白血症;低钾血症;窦性心动过速;右束支传导阻滞;高脂血症;脾大;肝囊肿"。给予莫西沙星、哌拉西林/他唑巴坦、美罗培南、头孢曲松、利奈唑胺等抗感染,予以新活素(重组人脑利钠肽)、左西孟旦及单硝酸异山梨酯、倍他乐克、地高辛等抗心衰治疗,以及白蛋白、血浆、红细胞等支持治疗,患者体温有下降,最高体温在38℃以下后出院。

患者7月份因发热再次住院,血常规(07-19)白细胞计数$6.85×10^9$/L,中性粒细胞55.6%,单核细胞24.35%,血红蛋白65 g/L,血小板$58×10^9$/L,白蛋白26.8 g/L,肌酐311 μmol/L,予以头孢曲松、头孢哌酮/舒巴坦+万古霉素、哌拉西林/他唑巴坦+替加环素+卡泊芬净抗细菌+抗真菌治疗,成分血输注、护心、维持水电解质平衡等对症支持治疗,体温仍波动在37.0～38.1℃,后于7月25日、7月27日、8月1日分别予地塞米松5 mg静注,后体温平。为进一步诊治于8月4日收入我科。

患者自患病以来,精神稍萎,胃纳可,睡眠可,诉大小便无明显异常,体重有减轻(具体不详)。

既往史

高血压病史5年,平时服用倍他乐克。

入院查体

体温平,神清,贫血貌。双肺呼吸音粗,未闻及明显干、湿啰音。二尖瓣可闻及轻度收缩期杂音。肝脾肋下未及。全身未见明显皮疹,未见皮肤、黏膜瘀点及瘀斑。双下肢凹陷性水肿至胫前。

入院后实验室检查

·血常规:白细胞$5.66×10^9$/L,中性粒细胞$3.71×10^9$/L;血小板$125×10^9$/L;血红蛋白73 g/L(↓)。

·肝肾功能、血脂、心肌酶谱:丙氨酸转氨酶32 U/L,天冬氨酸转氨酶53 U/L,碱性磷酸酶279 U/L,γ-谷氨酰转移酶82 U/L,白蛋白28.5 g/L(↓),总胆红素5.6 μmol/L,甘油三酯3.58 mmol/L(↑),乳酸脱氢酶533 U/L(↑),肌酐118 μmol/L(↑)(eGFR 43 mL/min/1.73 m^2)。

·尿常规,尿蛋白/肌酐,尿蛋白定量:尿蛋白3+,尿微量白蛋白/尿肌酐5 399.53(↑);24小时尿蛋白定量3.58 g(↑)。

- 炎症指标：铁蛋白 3 224.1 μg/L（↑），血沉 120 mm/h（↑），IL-2受体 4 705 U/mL（↑）。
- 凝血功能：纤维蛋白原 7.86 g/L，国际标准化比值 1.02，D-二聚体 1.26 mg/L（FEU）。
- 心肌标志物（-），NT-pro BNP 4 020 pg/mL。
- EBV DNA（-），CMV DNA（-），血培养阴性，免疫固定电泳（-），ANA（-），ANCA（-），ENA（-），自身免疫抗体谱（-），补体 C3/C4 正常。
- 淋巴细胞亚群：$CD3^+$ T细胞 86.42%，$CD8^+$ T细胞 35.99%，$CD4^+$ 辅助性 T细胞 45.91%，$CD4^+/CD8^+$ 比值：1.28，NK细胞 3.76%（↓），B细胞 9.88%。
- 多次血培养（需氧、厌氧、真菌）均阴性。

辅助检查
- 心超：左心室整体收缩活动减弱，轻中度二尖瓣反流；功能诊断：左心收缩功能轻度减退。
- B超：肝囊肿，肝内钙化灶。双肾内科肾病可能，右肾小囊肿。胆、脾、胰、膀胱、后腹膜未见明显异常。双输尿管未见扩张。双肾上腺区未见明显占位性病变。甲状腺未见明显异常。甲状旁腺未见明显增生或占位性病变。双乳乳腺病，右乳粗钙化，BI-RADS 3类。双侧颌下腺、双侧腮腺未见明显异常。双侧腋窝淋巴结肿大、双侧腹股沟小淋巴结，良性可能。双侧颈部、双侧锁骨上未见明显异常肿大淋巴结。
- 胸部CT（2020-08-06）：两肺纹理增多，轻度间质性改变伴渗出可能，请结合临床随诊。

临床关键问题及处理

- **关键问题1 患者初步诊断方向是什么？**

患者为中老年女性，发热7个月，早期有间断缓解，后持续发热，同时伴有的两个突出情况。其一是出现噬血细胞综合征：患者有发热，血红蛋白及血小板为主的两系明显下降，骨穿易见噬血现象，血脂、铁蛋白、sIL-2R均升高，NK细胞活性下降，可疑脾大；其二是出现血肌酐显著升高及大量蛋白尿及低蛋白血症的肾病综合征表现。这两个情况是否可以用一元论解释呢？仔细梳理患者入院前以及入院后，特别是外院地塞米松治疗前后的血常规及肾功能指标（表23-1），可以发现患者的体温、血小板及血肌酐在激素治疗后均明显好转，所以极有可能两者有同一个根源。

因此，对于患者的初步诊断，我们仍旧回归发热待查"感染、免疫、肿瘤"的主旋律。患者外院未获得明显病原学依据，反复抗感染效果不佳，对糖皮质激素有反应，考虑感染可能小，但是仍要警惕特殊病原体诱发噬血的可能；患者虽然入院后查ANA阴性、心超未见赘生物，但患者外院检查有抗心磷脂抗体阳性，外院心超可疑赘生物也不除外系统性红斑狼疮疣状赘生物可能，同时伴有肾脏损害，高度考虑自身免疫性疾病可能；而在合并噬血细胞综合征的发热患者中，需要高度警惕合并肿瘤，特别是淋巴瘤等血液系统肿瘤的可能，但对于肿瘤的诊断，病理就显得尤为重要。

表23-1　患者激素治疗前后外院及入院血常规、肾功能检查结果

日　　期	血　常　规			肾　功　能	治　疗
	白细胞（×10⁹/L）	血红蛋白（g/L）	血小板（×10⁹/L）	肌酐（μmol/L）	
5月7日	7.11	79	178	167	
6月11日	5.48	70	109	112	
7月5日	6.96	65	212	140	
7月22日	10.85	54	69	311	
7月25日	13	86	75	232	
7月29日	6.5	76	136	7月25日、7月27日、8月1日分别予地塞米松5 mg静注
8月4日	5.66	73	125	118	

- 关键问题2　从哪里能获取有诊断价值的病理组织？

对于考虑血液系统疾病的患者,骨髓和淋巴结是最易获得病理来源的部位。在这位患者中,外院曾有过骨穿刺,找到了噬血细胞综征的依据,可并没有发现疾病的根源;同时外院PET-CT也并没有提示包括淋巴结在内SUV值非常高的可疑部位。但是我们注意到,患者的肾脏累及非常显著,大量蛋白尿是肾穿刺的指征,但对于反复发作噬血细胞综征的患者,肾穿刺的风险也非常大,评估穿刺的必要性以及降低穿刺风险非常重要。

后续治疗及随访

为了避免糖皮质激素对于骨穿刺结果的影响,同时也为了观察体温和血象变化,入院后我们首先停用了糖皮质激素,患者体温逐步上升,而血红蛋白及血小板在3天内明显下降（图23-1）;8月7日完善完善骨穿刺后,我们即加用地塞米松。患者骨髓涂片示单核组织巨噬细胞、噬血细胞比例增多（占2.5%）,可见少量幼稚淋巴细胞及曲核样淋巴细胞;骨髓流式未见明显异常细胞。加用地塞米松后,患者的体温及血象明显好转,肌酐也有下降;其间8月12日患者体温复升,考虑激素抗炎导致继发感染的可能性较大,查痰培养回报肺炎克雷伯杆菌,根据药敏使用哌拉西林/他唑巴坦抗感染治疗。患者有大量蛋白质、双下肢水肿、高血压、低蛋白血症等症状,符合肾病综合征,而即使在激素治疗后,患者的患者24小时尿总蛋白持续增高,膜性肾病特异性指标磷脂酶A2受体（PLA2R）抗体和抗I型血小板域蛋白7A（THSD7A）抗体均为阴性。在入院之初我们就请肾内科会诊,拟完善肾穿刺,但入院后患者血小板下降,肾穿刺风险极大;而激素治疗后,患者血象回升（图23-1）为肾穿刺创造了条件,遂于2020年8月18日行肾穿刺,术程顺利。但8月19日患者突发2次癫痫大发作,予以肌注地西泮10 mg,查头颅CT及MRI,行腰穿刺,脑脊液:糖5.43 mmol/L,蛋白

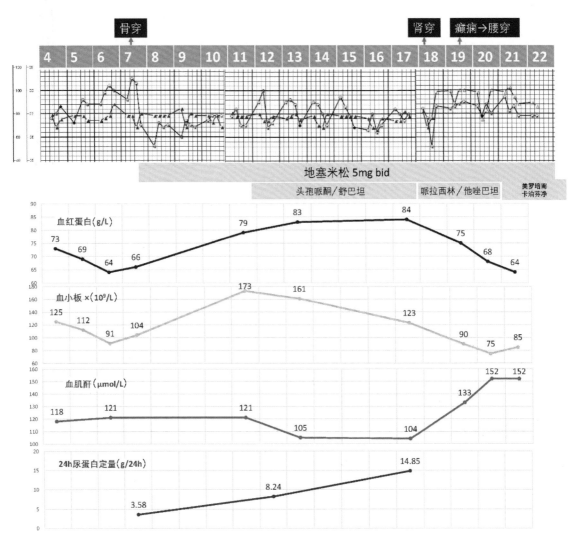

图23-1 患者入院后体温、诊疗经过及部分实验室指标变化情况

0.18 g/L，细胞2×10⁶/L；头颅MRI增强示脑干新发梗死可能（图23-2E、F）。与此同时，患者病情突然出现加速进展，血红蛋白血小板显著降低，肌酐迅速升高（图23-1）。复查胸部CT提示肺部感染较前进展（图23-2A～D），考虑患者中等剂量激素应用中，予以卡泊芬净+美罗培南抗感染。也就在此时，8月21日肾穿刺结果回报：见肾小球及部分管周毛细血管内有较多CD20阳性细胞，建议检查除外血管内B细胞淋巴瘤可能。与患者家属沟通病情，家属要求转回当地医院治疗。

在患者转当地原后，病理科对肾穿刺病理进行读片回报符合非Hodgkin淋巴瘤、弥漫大B细胞性淋巴瘤、Non-GCB亚型。由于血管内B细胞淋巴瘤既往分型属于弥漫大B细胞性淋巴瘤的一种，与病理室沟通，异型B淋巴细胞集中于肾小球毛细血管，考虑为血管内B细胞淋巴瘤（图23-3）。我们将这一结果告知了患者家属，而在出院1个月后的随访中，患者正

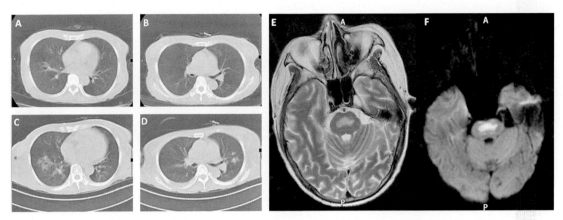

图23-2　患者胸部CT及头颅MRI影像。A、B. 患者2020年8月13日入院后复查胸部CT平扫。C、D. 患者2020年8月21日患者复查胸部CT示两肺散在炎症较08-13片增多。E、F. 脑干内见斑片状异常信号影，T1W呈低信号，T2W及FLAIR呈高信号，DWI上信号见增高，考虑脑干新发梗死可能

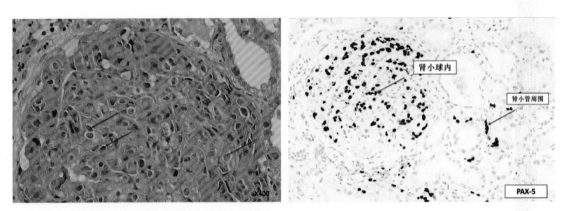

图23-3　肾穿刺病理。肾小球内细胞密度明显增高，毛细血管襻和系膜区均见到大核细胞，核仁明显，胞质中等量。肾小管周围间质内见大B细胞浸润。左：高倍镜见肾小球内散在大B细胞浸润。右：肾小球内及肾小管周围间质内散在PAX5阳性细胞浸润

在当地医院血液科住院进行化疗，病情较为平稳。

背景资料介绍

　　血管内大B细胞淋巴瘤（intravascular large B-cell lymphoma，IVLBL）是一种罕见的结外大B细胞淋巴瘤，其特征是淋巴瘤细胞在血管腔内，特别是在毛细血管内选择性生长，但大动脉和静脉除外。自1959年被首次报道以来至2010年全世界仅报道300余例，截至目前文献搜索可能不足千例。根据2017年WHO分型，已经独立分类于弥漫大B细胞淋巴瘤。

　　由于IVLBL的淋巴瘤细胞仅位于小和中等大小的血管内，因此临床表现非常多样，往往包括血管闭塞所致器官功能障碍相关的症状，可以累及任何器官，但同时，也造成早期诊断困难，在病理前已拟诊该疾病的仅占到26%。55%～85%的患者有全身B组症状，即

发热、盗汗和体重减轻，值得注意的是，45%的患者因发热待查就诊。根据2009年日本团队的研究将这一疾病按临床表现及受累分为两型：西方国家主要为欧洲型，又称经典型，以神经和皮肤症状最常见；亚洲患者以噬血细胞综合征、发热、贫血、血小板减少、肝脾肿大、骨髓累及较常见，因此又称噬血型或亚洲型（表23-2）。本例患者有较为典型的噬血型表现，其住院后期出现的脑梗死也考虑由IVLBL累及颅内血管引起栓塞症状可能性大。

IVLBL的肾脏受累很少见。根据2020年的一篇文献综述，文献报道有病理证实的IVLBL肾脏累及病例仅43例。其中蛋白尿是最常见的肾脏累及表现，占90%，有21%的患者表现为肾病综合征；其他肾脏累及表现包括肾功能衰竭（60.5%）及肾脏增大（34.3%）。肾脏累及的患者中有50%还表现出肾外受累。

与其他血液系统肿瘤一样，IVLBL的诊断依赖病理。无论累及哪种器官，其共同点是肿瘤细胞主要位于小至中等大小的血管内，尤其是毛细血管，很难形成肿块，临床不易发现。肿瘤细胞体积大，核仁清晰，核分裂象多见。部分病例可发生纤维素性栓塞、出血和坏死。肿瘤细胞表达成熟的B细胞相关抗原。CD5和CD10共表达分别出现在38%和13%的病例中。几乎所有CD10阴性病例的IRF4/MUM1均为阳性。

在利妥昔单抗问世之前，IVLBL预后极差，部分原因在于由于诊断困难，同时疾病累及众多脏器，诊断时即为IV期。包含利妥昔单抗的化疗方法显著改善了这些患者的临床结局，3年总生存率为60%～81%。但即使如此，噬血型的预后仍然较差，诊断后生存期可能仅有2～8个月。

表23-2　血管内大B细胞淋巴瘤两种临床表型的比较

临 床 表 型	亚洲型（噬血型）	欧洲型（经典型）
发 热	74%	45%
中枢神经系统症状	27%	39%～76%
皮 损	15%	17%～39%
骨 髓	75%	32%
脾 脏	67%	26%
肝 脏	55%	26%
血小板减少	76%	29%
低蛋白血症	84%	18%
其 他	常见噬血细胞综合征	—

点 评

回顾这一例病例，疾病诊断是罕见病，要得到明确的诊断确属不易。但从诊断思路来说，整体方向很清晰。该发热患者一直伴有肾功能异常、蛋白尿和低蛋白血症，影像学也有肾脏改变,考虑并发肾病综合征,所以我们在追查病例发热病因的同时,理应查寻肾功能不全的病因。有了肾穿刺的指征,同时我们与肾脏科医生评估肾穿刺的风险,并和患者及家属充分沟通,选择合适的肾穿刺时机,克服了种种困难,最终完成了穿刺,这是本例病例最难能可贵的地方。所幸,肾脏病理没有辜负多学科医生的努力,及时明确了患者发热的病因。血管内大B细胞淋巴瘤相当少见,临床表现非常多样,往往包括血管闭塞所致器官功能障碍相关的症状,可以累及任何器官,但同时,也造成早期诊断困难,明确诊断依赖病理。在此类淋巴瘤中表现为噬血型的预后更差,有些患者在逝后尸检才得以诊断,我们医务人员的努力帮助这位患者争取到了宝贵的治疗时间。

（周　眀　程　琦　蒋卫民　樊　洁）

参·考·文·献

[1] Shimada K, Kinoshita T, Naoe T, et al. Presentation and management of intravascular large B-cell lymphoma[J]. The lancet Oncology, 2009,10(9): 895−902.

[2] Ponzoni M, Campo E, Nakamura S. Intravascular large B-cell lymphoma: a chameleon with multiple faces and many masks[J]. Blood, 2018,132(15): 1561−1567.

[3] Campo E, Harris N L, Jaffe E S, et al. WHO Classification of Tumours of Haematopoietic and Lymphoid Tissues[M]. International Agency for Research on Cancer, 2017.

[4] 曾彩虹,徐峰,张明超,等.肾脏血管内大B细胞淋巴瘤[J].肾脏病与透析肾移植杂志,2010,19(5): 489.

[5] Kim M, Chung H, Yang W I, et al. Renal intravascular large B cell lymphoma: the first case report in Korea and a review of the literature[J]. Journal of Pathology and Translational Medicine, 2020, 54(5): 426−431.

24

原因不明的肝内占位伴发热

本病例患者发现肝占位近2年，反复发热半年，伴腹胀4个月，多次住院、两次肝穿刺未能明确诊断，最终剖腹探查留取肝组织，病理明确诊断为肝脏上皮样血管内皮瘤。肝脏上皮样血管内皮瘤是一种比较罕见、低度恶性的血管源性肿瘤，诊断主要依据病理。

病史摘要

入院病史

患者女，55岁，上海本地人，2020年5月18日首次入住我科。

主诉

发现肝占位1年半，反复发热半年，伴腹胀4个月。

现病史

患者于2018年12月无明显诱因下出现发热，体温38.7℃左右，伴上腹部隐痛，无明显畏寒、寒战，无咳嗽、咳痰，无腹泻、黑便。发热约3天体温好转。12月7日行CT检查示"胃大弯侧壁可疑增厚，肝脏多发占位，肝脏钙化灶，双肾囊肿可能，左肾结石"，行腹部B超：肝两叶异常实性肿块及大片状中高回声。继而完善上腹部CTA示"肝硬化，肝脏多发稍低密度灶，胆道病变待排；左肾下极囊肿，肠系膜脂肪间隙多发小淋巴结"。遂入住外院，血常规：白细胞8.85×10⁹/L，中性粒细胞69.7%，淋巴细胞比例23.6%，血红蛋白159 g/L（↑），血小板199×10⁹/L；肝功能：丙氨酸转氨酶9 U/L，天冬氨酸转氨酶17 U/L，总胆红素17.3 μmol/L，直接胆红素7.3 μmol/L，白蛋白38.9 g/L，碱性磷酸酶103 U/L，γ-谷氨酰转移酶26.7 U/L；自身免疫性肝病抗体阴性；甲胎蛋白阴性，乙肝表面抗原和丙肝抗体均阴性。PET-CT：肝内多发占位，FDG不均匀摄取增高，左叶为著，门脉左支显示欠清，考虑恶性肿瘤（左叶原发灶伴肝内血性播散可能大），肝左、右叶不规则钙化灶，轻度肝硬化改变；甲状腺左叶低密度影，FDG 摄取增高，考虑腺瘤可能，局灶恶变不除外，建议 B 超随访；双侧颈深部多发小淋巴结，考虑反应性增生可能；胃体部胃壁轻度增厚，考虑炎症可能，建议内镜随访除外其他。2019 年 1 月外院行肝穿刺，病理提示：肝组织明显变性坏死伴慢性炎症细胞浸润，间质纤维组织明显增生。之后患者出院，继续在外院门诊随访，服用中药半年，其间无不适。直至 2019 年 11 月份患者再次出现午后发热，体温波动于 37.8℃，伴腹胀，无畏寒寒战，无咳嗽、咳痰等不适。血常规：白细胞 26.39×10⁹/L，中性粒细胞 81.5%，淋巴细胞比例 11.5%；尿常规：尿红细胞 68.3/μL，C 反应蛋白 51.06 mg/L；肝功能：丙氨酸转氨酶 33 U/L，天冬氨酸转氨酶 33 U/L，总胆红素 25.5 μmol/L（↑），直接胆红素 16.4 μmol/L（↑），白蛋白 33 g/L，碱性磷酸酶 556 U/L（↑），γ-谷氨酰转移酶 224 U/L（↑）；自身免疫抗体全套：阴性；外周血涂片未见明显异常；上腹部 CT 平扫示：胃大弯侧胃壁可疑增厚，右肺下叶少许炎症，肝脏多发占位可能。患者服用中药调理 1 个月后，发热无好转，纳差乏力加重，2020 年 3 月复查腹部 B 超：肝内多发实质占位，胆管结石，腹腔积液，胆囊壁增厚，遂再次入住外院。血常规：白细胞 21.65×10⁹/L（↑），中性粒细胞 81.5%（↑），淋巴细胞 9.4%（↓），血红蛋白 103 g/L（↓），血小板 202×10⁹/L；腹水常规：白细胞 223×10⁶/L，多核细胞 35.8%，单核细胞 64.2%；腹水生化：蛋白 17.7 g/L；C 反应蛋白 78.83 mg/L（↑）；肝功能：丙氨酸转氨酶 19 U/L，天冬氨酸转氨酶 26 U/L，总胆红素 36.6 μmol/L（↑），直接胆红素 25.7 μmol/L（↑），白蛋白 27.6 g/L（↓），碱性磷酸酶 648 U/L（↑），γ-谷氨酰转移酶 229 U/L（↑）；骨髓穿刺涂片示：骨髓增生活跃，粒系增生；血培养：阴性。住院期间予头孢吡肟联合奥硝唑抗感染，利尿等对症支持治疗，患者仍有反复发热伴腹胀。患病以来患者精神可，胃纳可，睡眠佳，二便正常，无明显体重下降。

既往史

患者十余年前因"胃病"服用中药近 1 年，用药期间患者体重明显增加，最重曾达 60 kg。否认疫水、疫区接触史，否认化学性物质、放射性物质、有毒物质接触史，否认吸毒史，否认吸烟史，否认饮酒史，否认冶游史。

入院查体

体温 38.4℃，脉搏 114 次/分，呼吸 18 次/分，血压 120/80 mmHg，身高 160 cm，体重 54.6 kg。神志清楚，回答切题，巩膜轻度黄染，全身皮肤黏膜未见出血点及皮疹，肝掌（-），蜘蛛痣（-），全身浅表淋巴结未扪及肿大。双肺呼吸音清，未闻及干、湿性啰音。心率 114 次/分，律齐，各瓣膜区未闻及病理性杂音。腹稍膨隆，腹壁软，全腹无压痛，无肌紧张及反跳痛，肝肋下触及，肝区无叩击痛，脾肋下未触及，移动性浊音（-）。双下肢重度凹陷性水肿。

入院实验室检查

· 血常规

日　　期	白细胞（×10⁹/L）	中性粒细胞（%）	血红蛋白（g/L）	血小板（×10⁹/L）
2020-05-18	21.33	87.6	109	254
2020-05-24	23.59	61.4	114	198

（续表）

日　　期	白细胞（×10⁹/L）	中性粒细胞（%）	血红蛋白（g/L）	血小板（×10⁹/L）
2020-05-28	22.49	87.5	104	163
2020-06-01	21.54	87.0	107	197
2020-06-09	20.08	81.5	101	190

· 肝肾功能

日　　期	丙氨酸转氨酶（U/L）	天冬氨酸转氨酶（U/L）	总胆红素（μmol/L）	碱性磷酸酶（U/L）	γ-谷氨酰转移酶（U/L）	白蛋白（g/L）	肌酐（μmol/L）
2020-05-18	14	21	45.8	845	475	28	28
2020-05-24	9	18	46.7	580	321	33	34
2020-05-28	28	39	47.5	512	273	34	29
2020-06-01	17	19	57.1	628	261	28	34
2020-06-09	17	23	29.9	668	215	32	34

· 凝血功能

日　　期	凝血酶原时间（秒）	部分凝血活酶时间（秒）	D-二聚体[mg/L（FEU）]	国际标准化比值	纤维蛋白原定量（g/L）	纤维蛋白原降解产物（μg/mL）
2020-05-18	15.4	43.3	1.74	1.13	4.9	4.3
2020-05-24	15.4	43.5	1.06	1.13	5.1	1.5
2020-05-28	15.5	47.9	2.34	1.14	4.8	6.3
2020-06-01	14.7	49.1	1.79	1.07	4.0	4.4
2020-06-09	14.5	52.9	0.46	1.30	4.5	< 2.5

· 血尿免疫固定电泳阴性；免疫球蛋白：IgG 18.4 g/L，余均在正常范围内；铁蛋白 422 ng/mL（↑）；降钙素原0.33 ng/mL（↑）；C反应蛋白53.46 mg/L（↑）；血沉79 mm/h（↑）；自身免疫性肝病抗体：抗肝细胞溶质抗原I型抗体12（弱阳性），余阴性；自身抗体均阴性；腹水常规和生化：白细胞55×10⁶/L，多核细胞80%；蛋白22 g/L；腹水培养均阴性。

· 血清G试验阴性；血清GM试验阴性；γ-干扰素释放试验（IGRA）阴性；EBV DNA、CMV DNA均阴性；血隐球菌荚膜抗原试验阴性。

入院辅助检查

· B超（2020-05-19）：双下肢动脉早期硬化，内中膜多发小斑点，双下肢深静脉未见明显血栓。甲状腺两叶结节，TI-RADS3类。双侧颈根部、腋下均可见淋巴结，双侧腹股沟及后腹膜未见明显肿大淋巴结。肝脏弥漫性病变伴多发占位，门静脉、肝静脉、脾静脉扫查未见明显异常，胆囊壁毛糙。肝硬化、脾脏肿大。胰腺、双肾未见明显异常。腹腔积液。

· 肝脏MRI增强（2020-05-19）：肝脏不规则增大、伴弥漫性异常信号，考虑癌可能。左肾小囊肿。腹水。请结合临床及其他检查（图24-1）。

· 上腹部CT增强（2020-05-20）：肝脏肿大伴异常强化，HCC伴门静脉癌栓可能，建议CTV检查。脾大。腹水。左肾囊肿（图24-2）。

· 结肠镜：全结肠直肠黏膜未见明显器质性病变。

· MRCP（2020-05-20）：胆管系统显示欠清，胆囊未见，请结合临床（图24-3）。

· PET-CT：肝大伴密度不均，FDG代谢不均匀，建议结合病理除外不典型肿瘤；腹腔积液。脾大，骨髓FDG代谢弥漫性增高，考虑反应性改变可能大，建议随访。双侧甲状腺密度欠均匀，左叶结节伴FDG代谢增高，建议外科及B超随访除外肿瘤性病变；双侧颈部淋巴结增生。右上肺陈旧性病变；余右肺慢性炎症；双侧胸膜增厚。肝脏钙化灶；轻度胃炎可能大，建议胃镜随访；左肾复杂囊肿。

· 骨髓涂片：增生性骨髓象。粒系增生左移部分伴退行性变，NAP积分明显升高。红系部分有轻度血红蛋白充盈不足，铁染色示有铁利用障碍表现。片上可见少量异型淋巴细胞，偶见噬血细胞。

· （腹水）包埋块（2020-05-26）内见散在少量淋巴细胞。免疫组化结果：Ber-EP4（－），CK（－），Calretinin（－），CD68（－），CK5/6（－），CEA（－），LCA（＋），VIM（＋）。

· 再次肝脏穿刺病理（2020-05-28）：（肝）肝组织血窦轻度扩张，窦内见散在粒细胞浸润，门管区轻度水肿，请结合临床考虑为感染相关疾病继发改变，局灶区肝细胞有非典型增生，请结合临床，必要时请对占位性病变再行活检。免疫组化结果：CK7（＋－），HBsAg（－），HBcAg（－），CK8（＋），CD34（－），CK19（－＋），CD10（－），CD138（－）特殊染色结果：

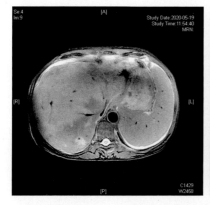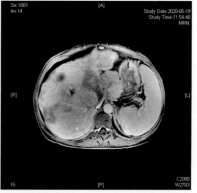

图24-1　2020-5-19肝脏MRI增强

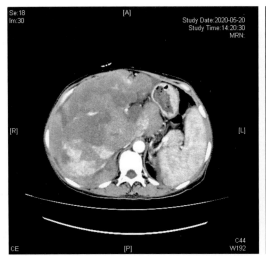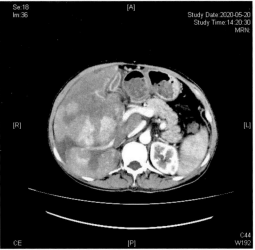

图24-2　2020-5-20上腹部CT增强

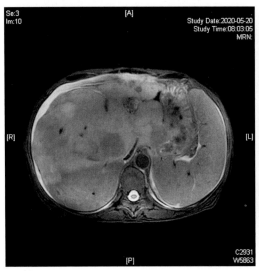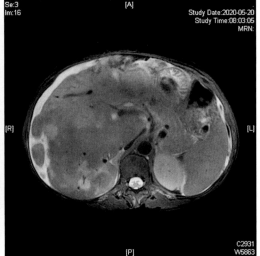

图24-3　2020-5-20磁共振胰胆管成像（MRCP）

MASSON（−），网状染色（−+），铁染（−），铜染（−）。

· 甲状腺穿刺病理（2020-06-16）：意义不明确的细胞非典型性病变,液基制片：倾向乳头状癌。

临床关键问题及处理

· 关键问题1　患者发现肝多发占位有近2年,近半年有反复发热伴白细胞升高,2019年肝穿刺提示肝组织明显变性坏死伴慢性炎症细胞浸润,间质纤维组织明显增生,如何鉴别诊断?

患者发现肝占位近2年,近半年有反复发热伴白细胞升高,予头孢吡肟及奥硝唑等抗感染治疗后体温下降不明显,肝脏MRI、上腹部增强CT、PET-CT等检查提示肝脏肿大伴弥漫性异常信号考虑肝脏肿瘤可能,但2019年外院及2020年我院肝穿刺病理提示肝组织变性坏死伴慢性炎症细胞浸润;结合临床考虑为感染相关疾病继发改变必要时对占位性病变再行活检。感染性疾病比较常见的如细菌性肝脓肿,该患者病程已较长,发现肝占位性病变已2年余,其间多次抗感染治疗疗效不佳,多次血培养均阴性,多次腹部CT及肝脏MRI等未提示肝脓肿典型影像学特征,可排除;其次为可引起肝脏肉芽肿病变的感染,如结核分枝杆菌、真菌、布鲁菌、寄生虫、EB病毒及巨细胞病毒等感染,但患者结核IGRA、血G试验、血GM试验、血隐球菌荚膜抗原检测、EBV DNA及CMV DNA均阴性,故感染性疾病基本可排除。非感染性疾病如原发性肝癌伴肝内转移,患者既往无慢性肝病基础,此次患者病程已2年余,但患者病灶仍局限于肝脏为主,且查肝脏肿瘤指标均阴性,原发性肝癌伴肝内转移依据不足;肝转移瘤患者除肝内多发病灶外通常伴有肝外原发灶,本患者PET-CT等检查除甲状腺左叶结节伴FDG代谢增高外,其余部位未见可疑病灶,进一步完善甲状腺穿刺病理提示乳头状癌,甲状腺乳头状癌转移多以颈部淋巴结为主,远处转移少见;非感染性疾病中良性病变如结节病的病理特点为非干酪样坏死性类上皮肉芽肿,通常伴有双侧肺门淋巴结肿大,本患者病理及影像学检查等均不支持。

· 关键问题2   患者病程已有近2年,在多家医院就诊,目前诊断仍不明确,下一步如何明确诊断?

患者入院后完善检查,经多学科(感染科、消化科、肝外科及影像科)讨论,考虑患者经过2次肝穿诊断仍不明确,有必要行剖腹探查同时留取肝组织以明确诊断。遂于2020年6月29日行剖腹探查术,术中可见患者肝脏弥漫性结节伴融合,留取肝组织标本,切面灰黄色不完整肿块5 cm×3 cm×3 cm,质中,局部有包膜;免疫组化结果:ERG(+),CD31(+),

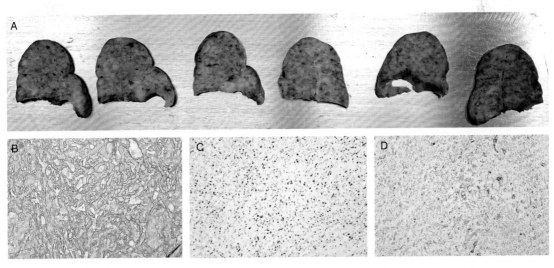

图24-4   肝脏病理。A.肝组织标本切面灰黄色不完整肿块5×3×3 cm,质中,局部有包膜;
B.特殊染色网状染色(-);C.免疫组化ERG(+);D.免疫组化CD31(+)

CD34（＋），TFE3（－），S-100（－），HMB45（－），CK（胆管＋），Ki67（－）；特殊染色结果：网状染色（－），MASSON（－），铁染（－），铜染（－）（图24-4）。病理诊断：（肝）血管源性恶性肿瘤，符合上皮样血管内皮瘤。患者明确诊断后建议入院制定后续治疗方案，但患者及家属选择在当地医院以对症治疗为主。

背景知识介绍

原发性肝脏上皮样血管内皮瘤

上皮样血管内皮瘤（epithelioid hemangioendothelioma，EHE）是一类以上皮样细胞为特征的恶性血管源性肿瘤，最早由Weiss等于1982年报道。可发生于浅部或深部组织，如骨骼、肺脏及肝脏等多个部位，该病临床较少见。

肝脏上皮样血管内皮瘤（hepatic epithelioid hemangioendothelioma，HEHE），年发病率小于百万分之一，病因尚不明确，可能与口服避孕药、接触氯乙烯、石棉、病毒性肝炎及酗酒等因素有关。WHO软组织肿瘤的组织学分类中认为HEHE是一种临床病程介于血管瘤和血管肉瘤之间的中度恶性的血管源性肿瘤。男女发病比例为2∶3，平均发病年龄为40（3～88）岁。患者起病隐匿，临床表现多样且无特异性，常见症状为右上腹不适或疼痛、体重减轻，偶见黄疸、发热和易疲劳。实验室检查肝功能异常可表现为碱性磷酸酶升高（68.6%）、γ-谷氨酰转移酶升高（45.1%）、丙氨酸转氨酶升高（28.6%）、天冬氨酸转氨酶升高（23%）、胆红素升高（19.9%），肿瘤标记物甲胎蛋白、癌胚抗原和CA199常为阴性。超声等检查可发现肝脏增大（45.7%）、脾大（17.3%）、腹腔积液（6.6%）和门静脉高压（4.7%），如果肿瘤侵犯肝静脉可出现Budd-Chiari综合征。

影像学检查提示肝内单发或多发结节，肿瘤可逐渐进展并融合，由于病灶内纤维成分收缩牵拉，邻近包膜可出现"包膜回缩症"。MRI平扫：T1W1低信号，T2W1中高信号，DWI中心高信号，周边稍高信号晕；MRI动态增强显示动脉期边缘环形强化，有向心性强化趋势，可呈晕征（中心低密度，中层较明显强化环，外周低密度）、棒棒糖征（正常肝静脉或门静脉终止于结节的边缘）。

肝脏病理学在本病的诊断中至关重要。肉眼单发或多发结节，以多发结节多见，晚期多发结节可融合呈弥漫性病变，HEHE结节切面镜下由上皮样和树突状细胞组成，瘤细胞胞质丰富，具有特征性的胞质内空泡血管腔，内含红细胞，上皮样细胞呈圆形、卵圆形，树突状细胞呈梭形或星状；单个肿瘤细胞核偏位，类似印戒样。免疫组化染色显示肿瘤表达血管标志物，如Ⅷ因子、CD31及CD34阳性有助于诊断。

由于HEHE的罕见性及病因尚不明确，目前尚无标准的治疗方案。有文献报道，手术切除和肝移植应当作为HEHE的首要治疗方案。对于单发病灶较小者首选手术切除，对肝内多发病灶不适合肝切除者可考虑肝移植，局限性的肝外转移及淋巴结受累不是肝移植手术禁忌证。如无法行肝切除或肝移植术可考虑行局部肿瘤消融、肝动脉化疗栓塞、全身及局部放化疗等,但其疗效尚不明确。目前靶向药物如VEGF抑制剂索拉菲尼、帕唑帕尼及贝伐单抗等,mTOR抑制剂,沙利度胺及细胞毒性化疗等药物有临床使用报道。

与肝脏其他恶性肿瘤相比,HEHE预后相对较好。手术切除后1年和5年生存率100%和75%,肝移植术后1年和5年生存率分别为96%和54.4%。

我们都知道,肝内占位性病变病因复杂,肝组织病理学检查对明确诊断至关重要。本病例患者发现肝占位近2年,反复发热半年,伴腹胀4个月,多次住院完善相关检查,影像学上多次提示为恶性占位,但先后经过两次肝穿刺仍未能明确诊断,是选择坚持寻因还是追求姑息保守,这个难题不仅是患者及家属也是医生需要面对的。我们要知道,肝组织穿刺虽然因为创伤小、操作方便,而作为肝脏病理的首选方案,但并非肝脏占位都适合肝穿刺,比如曾在本系列丛书的2018年版中所列的肝紫癜病,我们直接采取外科手术避免了肝穿刺导致可能发生的大出血,也有时由于受到肝穿刺取样部位及标本量的局限而影响诊断结果,比如本例病例通过手术确认取样部位并多点取样,提高了诊断率,获得了令医生和患者均满意的结果。因此,在某些特殊情况下,通过手术来行肝组织活检,可能会是较好的选择。

(杨飞飞　喻一奇　于　洁　王新宇　张继明)

参·考·文·献

[1] SW Weiss, FM Enzinger. Epithelioid hemangioedothelioma: a Vascular tumor often mistaken for a carcinoma[J].Cancer, 1982, 50(5): 970−981.

[2] Mehrabi A, Kashfi A, Fonouni H, et al. Primary malignant hepatic epithelioid hemangioendothelioma: a comprehensive review of the literature with emphasis on the surgical therapy[J]. Cancer, 2006, 107: 2108−2121.

[3] Kou K, Chen YG, Zhou JP, et al. Hepatic epithelioid hemangioedothelioma: Update on diagnosis and therapy[J]. World J Clin Cases, 2020, 8(18): 3978−3987.

25

不明原因肝硬化

题记

　　肝硬化为临床常见肝病,病毒性肝炎、脂肪肝、酒精性肝病及自身免疫性肝炎等为其常见病因,但仍有部分肝硬化患者病因不明,并有失代偿表现,如门静脉高压、脾功能亢进等。本例患者新生儿期发现先天性胆道闭锁,曾成功完成葛西手术,成人期有肝硬化,原因不明,经过层层抽丝剥茧,最终发现病因。随着医学技术的发展,以往只在儿童中出现的病例会在成年患者中看到,这例病例给临床医师提供了一个新的思路。

病史摘要

患者,女性,21岁,浙江人,于2021年1月7日入院。

主诉

先天性胆道闭锁葛西术后20年,发现肝功能异常2年余。

现病史

2000年12月患者出生约18天出现解陶土样大便,2000年12月22日在当地儿科医院诊断为先天性胆管闭锁,予葛西手术治疗(Kasai手术),约3月后大便正常。术中记录显示腹腔镜手术见3 cm×1 cm×1 cm胆囊,予针穿刺胆囊,注入泛影葡胺,胆总管未显影;肝门处胆总管及左右肝管无管状结构,并被纤维组织包裹;予以切除肝门处病灶;空肠远端与肝门端侧吻合。

在葛西手术后,患者在5岁以内有反复发热、腹痛病史,每次均为抗感染治疗后好转(具体病史资料已遗失)。

2018年5月患者体检发现肝功能异常,丙氨酸转氨酶增高(具体数值不详)。在当地医院服用保肝降酶治疗(具体不详)后好转。2018年11月起患者感稍有腹胀,但无乏力、纳差、恶心、呕吐不适,未予重视,未行其他检查。

2019年2月患者突然出现鼻出血1次，血常规：白细胞2.1×10⁹/L，血红蛋白105 g/L，血小板80×10⁹/L；肝功能：丙氨酸转氨酶89 U/L，天冬氨酸转氨酶70 U/L，碱性磷酸酶714 U/L，谷氨酰转移酶319 U/L，总胆红素23.9 μmol/L；B超示脾肿大。2019年4月我院肝脏MRI提示肝脾肿大，为进一步治疗首次收入我科。入院后完善相关检查，肝功能：丙氨酸转氨酶72 U/L，天冬氨酸转氨酶61 U/L，碱性磷酸酶746 U/L，谷氨酰转移酶319 U/L，总胆红素17.4 μmol/L；血常规：白细胞1.45×10⁹/L，血红蛋白91 g/L，血小板77×10⁹/L；ANA阴性，自免肝抗体：抗可溶性肝/胰抗体弱阳性；IgG 18.50 g/L；IgG4 0.637 g/L；CMV DNA阴性，EBV DNA阴性；甲、乙、丙、戊肝炎病毒均阴性；甲状腺功能正常；肿瘤指标正常；血尿免疫固定电泳阴性；骨髓：骨髓增生活跃，粒系、巨核系有成熟障碍；可见少量异型淋巴细胞。2019-4-18肝脏MRI增强：肝尾状叶及左叶巨大实质性占位，大小18 cm×17 cm。继发性节段性布加综合征，巨大脾脏，门脉高压；肝脏右叶近膈面类圆形异常信号灶。胆囊未见（图25-1A～E）。

2019-5-17 MRCP：肝内胆管、胆总管增粗扩张（图25-1F）。

因不能明确肝硬化原因，且合并巨脾、脾功能亢进，遂于2019年5月20日全麻下行巨脾切除及肝部分切除术。术中探查腹腔见：少量腹水，肝脏呈结节样硬化改变，上腹粘连广泛；脾脏淤血肿大明显，约30 cm×20 cm×10 cm大小；胃底及胃大小弯处静脉曲张不明显；肝脏左外叶、左内叶、尾状叶多发较软结节；予以巨脾切除＋左外叶部分肝切除活检术，于左外叶切除直径约1.5 cm结节一枚送检病理。肝脏病理（图25-2）：肝左叶结节，送检肝

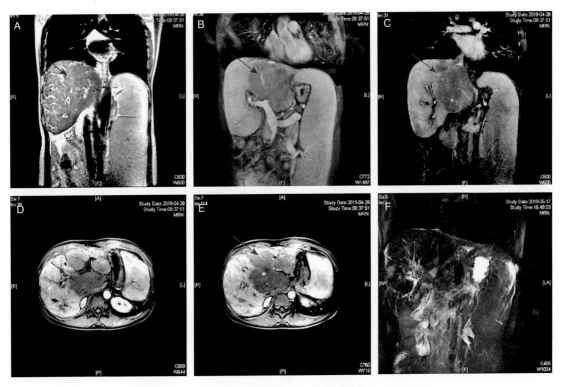

图25-1　患者2019年影像学图像。A～E肝脏增强MRI；F MRCP

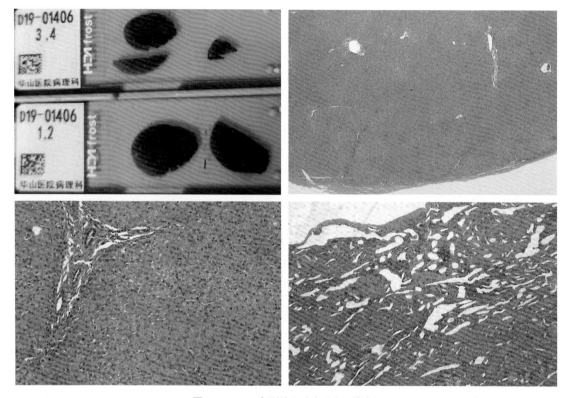

图25-2　2019年肝脏左叶病理（HE染色）

组织结构基本保留，未见明显胆汁淤积，汇管区轻度炎症，网染和MASSON显示个别门管区纤维轻度增生；另见小块灰白游离组织示少许肝组织及大量动脉、静脉组成的血管畸形团。备注：本例肝内无引起门脉高压的病理变化（无广泛纤维化和肝硬化），无肝后血管阻塞引起的肝淤血。结合病理下小块血管畸形团提示本例门脉高压可能是肝前性血管畸形引起（高压的动脉血倒灌引起的门脉高压），请临床进一步检查确诊。患者出院后因血小板升高，服用阿司匹林100 mg qd，至2020年10月停用。2021年1月7日患者来院复查，为行进一步诊治，明确病因再次收住我科。

既往史

否认肝炎史。否认结核史。否认外伤史、输血史。否认食物、药物过敏史。预防接种史不详。各系统回顾无特殊。

个人史

阴性。

家族史

否认家族遗传病史。否认家族肿瘤史。

月经史

初潮14岁，5～6天/月经周期不规律，末次月经时间：2021-01-06。

婚育史

未婚未生育。

体格检查

体温36.6℃,脉搏80次/分,呼吸20次/分,血压103/70 mmHg,身高160 cm,体重50 kg。患者神志清楚,发育正常,回答切题,查体合作;全身皮肤黏膜未见异常,可见肝掌及蜘蛛痣,全身浅表淋巴结未扪及肿大;巩膜无黄染;双肺呼吸音清晰,未闻及干、湿性啰音。心率80次/分,律齐;腹平坦,见手术瘢痕,腹壁软,全腹无压痛,无肌紧张及反跳痛,肝脾肋下未触及,肝区、肾区无叩痛,肠鸣音4次/分;双下肢无水肿。

辅助检查

· 2021-01-08血常规及肝功能详见表25-1。

表25-1　患者血常规及肝功能结果

日　　期	血　常　规		肝　功　能				
	白细胞 (×10⁹/L)	血小板 (×10⁹/L)	丙氨酸转氨酶(U/L)	天冬氨酸转氨酶(U/L)	碱性磷酸酶(U/L)	谷氨酰转移酶(U/L)	IgG(g/L)
2000-12-20			192	96	875	520	
2019-04-23	1.21	78	78	66	855	319	18.5
2019-05-14	1.28	63	76	62	824	269	
2019-05-31	7.08	1 273	189	168	1 373	371	
2021-01-08	5.76	611	37	31	209	114	19.6

· ANA阴性,ANA抗体谱:抗nRNP/Sm抗体阳性;ANCA阴性;抗dsDNA阴性;抗心磷脂抗体阴性;自免肝抗体均阴性。

· 球蛋白43 g/L;肿瘤指标阴性;甲状腺功能正常;铜蓝蛋白0.385 g/L;IgG4 1.65 g/L;铁饱和度8%。

· 血沉71 mm/h;C反应蛋白9.31 mg/L。

· HBsAg阴性,抗HCV阴性,CMV DNA阴性,EBV DNA阴性。

· B超(2021-01-11):慢性肝病,肝内多发结节。门静脉主干内径:9 mm。

· 心超:结构诊断:静息状态下经胸超声心动图未见明显异常;功能诊断:左心收缩功能正常左心舒张功能正常。

· 门静脉CTV(2021-01-11):门静脉CTV提示下腔静脉受挤压,下端管径增粗;肝左叶肿大,肝脏密度欠均匀(图25-3)。

· MRCP(2021-01-13):肝脏肿大,肝内胆管、胆总管增粗扩张(图25-4)。

· 肝脏MRI增强(2021-01-12):肝尾状叶及左叶异常改变,范围较前2019-4-28大致相仿;肝右叶类圆形异常信号,较前新增(图25-5)。

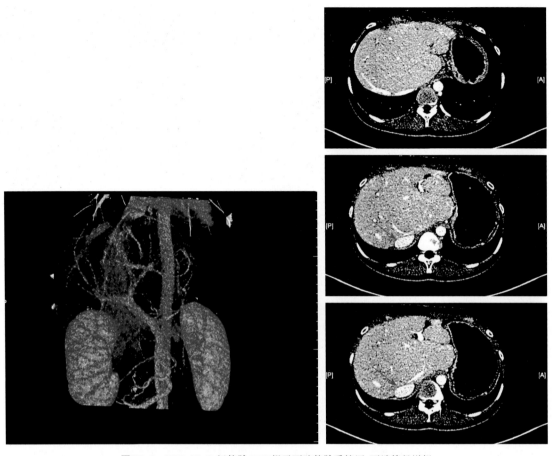

图25-3　2021-01-11门静脉CTV提示下腔静脉受挤压，下端管径增粗

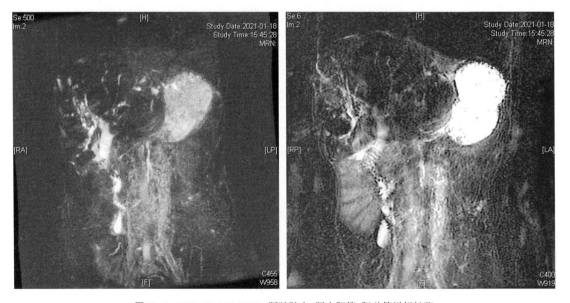

图25-4　2021-01-13 MRCP：肝脏肿大，肝内胆管、胆总管增粗扩张

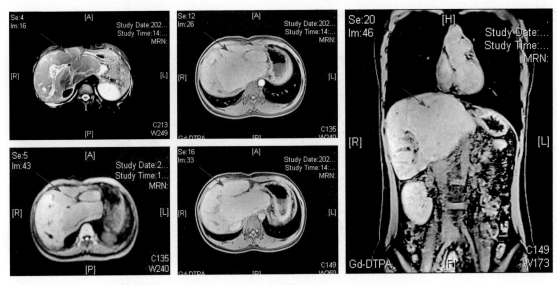

图25-5 2021-01-12肝脏MRI增强,提示肝尾状叶及左叶异常改变

· 上腹部CT增强(2021-01-18):脾脏术后改变;肝尾状叶及左叶体积增大,伴异常密度。

临床关键问题及处理

患者为青年女性,有先天性胆道闭锁病史,在新生儿期接受葛西手术,术后5年内有反复胆道感染病史,5年后无明显不适主诉。近2年余,患者出现反复肝功能异常,伴有脾大、脾功能亢进,曾经做过肝脏活检,但病因未明。脾切除术后,仍有肝功能异常,且肝脏有异常结节增生。

· 关键问题1 患者既往的肝结节病理曾提示有小块血管畸形团,考虑为肝前性血管畸形,是否可以解释整个病情?

患者2019年的肝脏病理标本是在脾脏切除术时进行的活检,当时病理提示组织中可见大量动脉、静脉组成的血管畸形团。病理科教授会诊后认为,术中所取肝脏标本接近肝脏表面,不能代表整个肝脏情况。病理组织中所见到的动静脉畸形团可能为肝脏表面血管瘤,无法代表整个肝脏内的血管分布。故不能提示病因。

· 关键问题2 患者目前的肝功能异常及肝脏多发结节的病因是什么?应进一步做哪些检查协助诊断?

(1)因患者肝脏MRI增强提示肝尾状叶、左叶异常病灶,与右叶密度不同。为明确肝脏病变,我们在肝脏的左叶及右叶分别穿刺获取标本送检病理。

(2)因患者曾有先天性胆道闭锁,需考虑是否存在基因异常所致肝脏疾病,因此予以送检遗传性肝病全外显子测序。但未检出与受检者临床表型相关的致病/疑似致病变异/遗传模式。

本次肝脏穿刺标本病理提示：

（1）肝左叶：与2019年手术标本类似：轻度非特异性炎症，少许纤维化，胆管反应性改变；未见典型纤维化或硬化。门静脉轻度迂曲，偶见疝入现象，提示门脉高压可能（图25-6）。

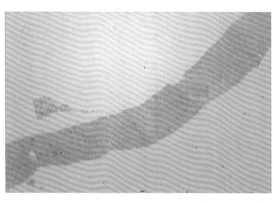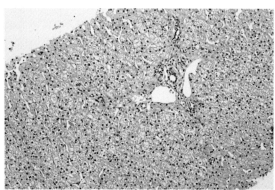

图25-6　2021年肝左叶病理（HE染色）

（2）肝右叶：中度慢性活动性肝炎CH-G3-4S4e。门管区明显界面肝炎，伴桥接性坏死，门管区广泛纤维化，局部硬化结节形成趋势，血管成分明显萎缩；可见Rosetta结构；门管区周围混合炎症细胞浸润，淋巴细胞与中性粒细胞混杂；轻度胆管炎，成型胆管明显减少，反应性胆管索增生（图25-7）。

· **关键问题3**　患者现21岁，近2年出现反复肝功能异常伴肝脾肿大，与其新生儿期的先天性胆道闭锁有无相关性？基于目前检查结果，患者诊断是什么？

肝脏纤维化启动的直接信号是胆管上皮的损伤，损伤后造成肝内巨噬细胞急剧增多，能被极其微量的细菌毒素和LPS激活而产生大量的细胞因子，通过T细胞的细胞毒作用或局部释放细胞因子导致肝纤维化。患者新生儿期诊断为先天性胆道闭锁，所行葛西手术为患者肝门与空肠远端吻合，虽能缓解胆道梗阻，但因失去了十二指肠乳头部括约肌的开关作用，肠道细菌容易逆流入胆道而致感染，损伤胆管上皮，持续的激活肝内巨噬细胞，经多种途径引起术后肝脏进行性纤维化和胆道损害，这可能是肝内空肠吻合术后不能阻止病变发作的重要原因。

该患者肝右叶符合先天性胆道闭锁、葛西手术术后肝脏改变。肝左叶非特异性炎症，考虑为代偿性增生，目前没有出现肝脏炎症及纤维化改变。

诊疗经过

先天性胆道闭锁没有有效药物治疗，根据该患者肝脏病理CH-G3-4S4e，建议可以尝试服用小剂量糖皮质激素治疗，但与患者沟通后，患者拒绝。因此予以熊去氧胆酸250 mg tid口服治疗，同时服用利福昔明预防感染。继续服用阿司匹林抗血小板治疗。

2021年4月电话随访，患者无不适主诉，病情稳定，5月7日肝功能：丙氨酸转氨酶31 U/

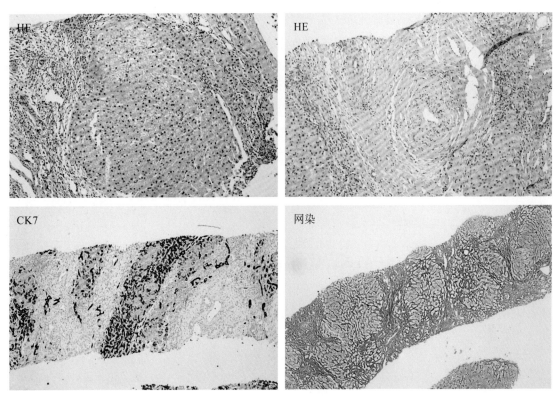

图25-7 2021肝右叶病理

L,天冬氨酸转氨酶40 U/L,碱性磷酸酶209 U/L,谷氨酰转移酶97 U/L,总胆红素9.0 μmol/L。

背景知识介绍

先天性胆道闭锁(biliary atresia, BA)是一种罕见的新生儿疾病,是破坏性炎症性闭塞性胆管病,影响不同长度的肝内外胆管。先天性胆道闭锁可以分为3类:不伴其他异常或畸形的胆道闭锁,伴有偏侧畸形的胆道闭锁(也称胆道闭锁脾脏畸形综合征)和伴有其他先天性畸形的胆道闭锁(伴发的先天性畸形包括肠闭锁、肛门闭锁、肾脏异常和(或)心脏畸形)。

单发型胆道闭锁发生,可能与以下三种原因有关。首先,免疫因素可诱导胆管损伤。在单发型胆道闭锁的肝脏病理标本中可以发现肝脏内炎症因子表达比正常肝脏中显著增加,胆管上皮周围可见明显的CD4[+]、CD8[+] T淋巴细胞浸润,提示细胞免疫在胆道闭锁发病中发挥重要作用。其次,病毒感染可能是T细胞炎症浸润的触发因素。与胆道闭锁发病可能相关的病毒包括单纯疱疹病毒、人乳头瘤病毒、轮状病毒、巨细胞病毒等。第三,自身免疫反应也可能参与胆道闭锁的发病。

先天性胆道闭锁患者有典型的病理特点,包括胆管反应性增生、肝细胞和胆小管内的胆汁淤积、肝脏枯否细胞增生、汇管区纤维化及炎细胞浸润等。患儿的肝纤维化分级以S2～3

为主,肝小叶炎症活动度分期以G2～3为主,胆小管增生显著。

先天性胆道闭锁患儿出生后不久就会表现出阻塞性黄疸的症状。病变早期发生在肝外胆道,如未经及时治疗可迅速向肝内胆道发展,引起严重的胆汁淤积和肝硬化。全球报道发病率约1/5 000～1/19 000。一旦胆管造影证实有胆道闭锁,均应立即施行葛西手术(Kasai肝门空肠吻合术,Kasai HPE),以试图恢复胆汁从肝脏流入近端小肠。在此手术中,外科医生切除残留胆管和肝门部纤维板后,建立Roux-en-Y肠袢,并将其直接吻合到肝门。如果手术成功,剩余的通畅小胆管将排入Roux袢,黄疸会在术后几周内开始消退。然而,即使Kasai HPE重建了胆汁引流通道使得胆汁淤积缓解,很多患者仍会有缓慢进行性肝病,多数胆道闭锁患者最终需要肝移植。葛西手术联合肝移植可使总体的5年生存率达90%。但也有少数患者(22%)在单纯葛西术后可以生存30年或以上。

先天性胆道闭锁葛西术后,患者长期随访可能发生以下并发症:① 胆道感染,表现为上行性胆管炎,可有发热、腹痛、黄疸、白陶土样粪便等;② 肝脏纤维化和肝硬化,可表现为门静脉高压,包括腹水,食管胃底静脉曲张出血及脾大等;③ 恶性肿瘤,包括肝脏恶性肿瘤,如肝母细胞瘤、肝细胞肝癌、胆管癌,或其他系统恶性肿瘤;故对于病情稳定的患者也需要定期筛查肝脏B超和甲胎蛋白等。

葛西术后内科治疗包括:① 对于先天性胆道闭锁患者,长期口服抗生素可以预防胆管炎;② 使用熊去氧胆酸能促进术后胆汁排泄;③ 所有患儿应补充营养素和脂溶性维生素A、D、E等,以防止营养不良,克服脂肪吸收不良;④ 随机临床试验数据不支持在婴儿中常规使用糖皮质激素治疗胆道闭锁,但糖皮质激素具有抗炎和免疫调节作用,可以控制胆管损伤和纤维化进展,不依赖于胆盐而刺激胆汁流量增加。故目前临床仍有病例使用糖皮质激素,对于成人使用糖皮质激素是否有获益,仍需大量临床数据支持;⑤ 治疗门静脉高压及并发症。

点 评

先天性胆道闭锁(BA)是一种新生儿疾病,既往成人科医生较少接触。随着诊疗手段进步,这类患者因为得到葛西手术或者肝移植后越来越多地能够顺利存活至成年,使得成年感染科或肝病科医生也较此前更容易接触到此类患者,因此需要增加对该病的认识。虽然葛西手术是BA的首选措施,但由于葛西手术本身术式的特点,导致其在解除先天性胆道闭锁的胆汁淤积问题的同时,可能会造成对胆管及肝脏的持续刺激,进而引发急、慢性肝胆系统疾病,如胆道炎症、肝脏炎症、肝脏纤维化、肝硬化甚至肝恶性肿瘤等。我们希望通过对这一典型病例的描述,成人肝病科或感染科医生能够多加了解这一个发生在小儿中的先天性疾病,从而对临床诊治过程提供帮助。

(于 洁 喻一奇 杜尊国 张家文 李 谦 张继明)

参·考·文·献

[1] Hartley JL, Davenport M, Kelly DA. Biliary atresia［J］. Lancet. 2009, 14; 374(9702): 1704-13.

[2] 单禹华,龙喜带,夏强.先天性胆道闭锁最新研究进展［J］.肝胆外科杂志,2014,22(2): 154-157.

[3] Lakshminarayanan B, Davenport M. Biliary atresia: A comprehensive review［J］. J Autoimmun, 2016, 73: 1-9.

[4] 杜瑞,陈文静,郭玉娟,等.肝活检对先天性胆道闭锁与婴儿肝炎综合征鉴别及预后诊断的意义［J］.中山大学学报(医学版),2018,39(3): 438-442.

[5] 汪丽娟,孙振柱.先天性胆道闭锁的临床病理分析［J］.按摩与康复医学,2011,2(11): 51-52.

26

广泛肝动脉门静脉瘘导致非肝硬化性门静脉高压

在收治病人的过程中,往往遇见一些患者,来就诊的时候似乎十分简单,诊断一目了然。随着诊疗过程的逐步深入却发现处处是难题。该例患者入院时诊断为肝硬化合并大量腹水,并有发热。发热的原因首先考虑自发性腹膜炎,肿瘤待排。随着检查结果的回报,不仅感染或肿瘤的依据不足,连最初的肝硬化诊断都需要打上问号。经过多学科讨论及进一步检查,终于明确了门静脉高压的原因,发热又无法解释。但是只要我们顺着线索一点点挖下去,总有柳暗花明的一天。

病史摘要

入院病史

患者,女性,56岁,于2021年2月9日入院。

主诉

发现肝功能异常1年余,腹胀发热1周余。

现病史

患者2019年11月29日体检发现肝功能异常,丙氨酸转氨酶77.5 U/L,天冬氨酸转氨酶62.8 U/L,γ-谷氨酰转移酶197.4 U/L,碱性磷酸酶165.4 U/L。无特殊不适。腹部B超:肝内见92 mm×89 mm低回声增粗,分布不均。2019年12月2日,复查肝功能:丙氨酸转氨酶92 U/L,天冬氨酸转氨酶70 U/L,γ-谷氨酰转移酶174 U/L,碱性磷酸酶117 U/L。外院腹部CT提示肝纤维化,甲胎蛋白正常,乙肝表面抗原(-)。2020年5月23日因双下肢中度水肿,至外院行腹部CT:肝脏形态不规则,肝包膜下积液,心脏彩超阴性。proBNP,ANA,甲状腺功能均正常。复查肝功能:丙氨酸转氨酶47.8 U/L,天冬氨酸转氨酶37.4 U/L,γ-谷氨酰转移酶129.1 U/L,碱性磷酸酶124.5 U/L。患者未接受治疗。2021年1月25日因消瘦行胃镜提示食管静脉中度曲张,胃溃疡。2021年2月3日,无明显诱因下出现发热腹胀,体温38.2℃,伴乏力、纳差,无恶心呕吐等。2021年2月5日至外院住院,完善全腹部增强CT:肝硬化,肝占位性病变(84×94 mm),腹水。予以莫西沙星及头孢他啶抗感染,补充白蛋白,自诉体温高峰有所下降。2021年2月9日至复旦大学附属华山医院住院。

既往史

否认肝炎、结核史等传染病史及家族史。否认脱发、口腔溃疡、关节疼痛。否认手术及外伤史。否认输血史。否认食物、药物过敏史。各系统回顾无特殊。追问病史,2020年2月曾因失眠服用中成药2周(酸枣仁草本膏,坤泰胶囊)。否认特殊药物长期服用病史。

入院查体

神志清楚,发育正常,回答切题,查体合作,步入病房,无肝掌,全身浅表淋巴结未扪及肿大。双肺呼吸音清晰,未闻及干、湿性啰音。心率68次/分,律齐。腹膨隆,移动性浊音(+),全腹无压痛,无肌紧张及反跳痛,肝脾肋下未触及。

入院辅助检查

- 血常规:白细胞$5.56×10^9$/L,血红蛋白105 g/L(↓),血小板$179×10^9$/L。
- C反应蛋白76.07 mg/L(↑),血沉91 mm/h(↑),降钙素原0.08 ng/mL。铁蛋白285.60 ng/mL,白介素2受体685 U/mL。
- 凝血功能:国际标准化比值1.20,凝血酶原时间14.3秒,活化部分凝血活酶时间30.3秒,凝血酶时间20.3秒,D-二聚体1.95 mg/L(FEU)。
- 血糖8.1 mmol/L(↑),糖化血红蛋白正常。
- 生化检查:丙氨酸转氨酶33 U/L,天冬氨酸转氨酶38 U/L,总胆红素33.9 μmol/L,非结合胆红素20.5 μmol/L,γ-谷氨酰转肽酶135 U/L,碱性磷酸酶183 U/L。
- 心肌标志物:肌钙蛋白T 0.007 ng/mL,肌红蛋白24.53 ng/mL,pro BNP 572.40 pg/mL。
- 尿常规(−),粪便常规+隐血(−)。乙肝病毒、丙肝病毒、CMV DNA、EBV DNA均阴性,ANA抗体谱、自身免疫性肝病抗体均阴性。激素:睾酮2.550 nmol/L(↑)。肿瘤标志物:糖类抗原125 803.80 U/mL(↑),AFP、CEA、CA199和异常凝血酶原均正常。甲状腺功能、血尿免疫固定电泳、HIV、RPR、QuantiFERON-TB(QFT)、G试验、GM试验均阴性。
- 骨髓涂片:骨髓象增生活跃,粒系左移,部分伴退行性变。NAP积分增高。红系较增生,部分有血红蛋白充盈不足,铁染色示有铁利用障碍。片上可见少量异型淋巴细胞。骨髓活检病理示6～7个髓腔,造血细胞约占40%,巨核细胞可见,各系造血细胞未见明显异常。
- 腹水常规:有核细胞$290×10^6$/L,淋巴细胞92%,蛋白21 g/L,多次腹水找脱落细胞为阴性,多次腹水细菌、真菌培养为阴性,腹水 Xpert MTB/RIF 为阴性。
- B超:肝硬化。肝左叶显示不清,脾大。腹腔大量积液。门静脉流速减低。肝静脉、脾静脉未见明显异常。双乳乳腺病,USBI-RADS2类。双侧腮腺未见明显异常。甲状腺左叶结节,TI-RADS3类。双侧甲状旁腺未显示。左侧锁骨上淋巴结肿大,随访。右侧锁骨上及双侧颈部、双侧腋下、双侧腹股沟区淋巴结未见明显异常肿大。双下肢动脉多发斑点，血流尚通畅。双下肢深静脉未见明显血栓。双小腿肌间静脉血栓形成，右侧为不全闭塞。双上肢腋动脉、肱动脉、桡动脉、尺动脉及同名伴行静脉未见明显异常。

· Fibroscan：27.7 kPa。

· 腹部MRI增强（图26-1）：肝硬化（失代偿期），肝左叶缺如，肝内多发再生结节可能，请结合临床及AFP检查，必要时行肝细胞特异性造影剂增强；脾大，静脉曲张，大量腹水，肠系膜渗出性表现，腹壁水肿。

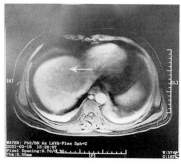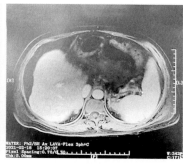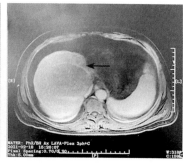

图26-1　肝脏MRI增强，可见黄色箭头所指处肝右叶有散在结节，考虑再生结节可能。红色箭头所指处为推移挤压的肝内静脉

· 心超：左心室壁增厚，左心房增大伴轻度二尖瓣反流，左心收缩功能正常，左心舒张功能正常。

· 头颅MRI增强：两侧额顶叶及侧脑室旁多发缺血腔隙灶；脑萎缩。

治疗经过

入院后诊断为肝硬化，门静脉高压，自发性腹膜炎。予以熊去氧胆酸、白蛋白、奥美拉唑、托拉塞米、特利加压素对症治疗。腹水予以持续引流，每天引流量在2 L左右。先后予以头孢曲松，哌拉西林/他唑巴坦，左氧氟沙星抗感染，仍有反复发热。因患者多次腹水培养阴性，腹水性质考虑漏出液可能大，无明确感染依据，停用抗生素，予以新癀片对症退热。

临床关键问题及处理

· 关键问题1　患者大量腹水的病因是什么？

患者为中年女性，已反复肝功能异常1年余。外院肝脏CT提示有肝硬化，肿瘤待排，胃镜提示有食管静脉中度曲张，首先考虑肝硬化导致的门静脉压力增高引起的腹水。自发性腹膜炎或肿瘤引起的大量腹水不除外。患者在我院的多次B超、CT、MRI无明确肿瘤依据，多次腹水找脱落细胞未见肿瘤细胞，肿瘤标志物AFP及异常凝血酶原均正常。因此肿瘤暂时不考虑。患者入院体检腹部无明显压痛，行腹腔穿刺，腹水引流，多次送腹水常规、生化考虑为漏出液可能大（表26-1）。多次腹水细菌、真菌、分枝杆菌培养均为阴性。腹水 Xpert-TB 阴性。G 试验、GM 试验、隐球菌荚膜多糖抗原检测、结核、QFT、CMV DNA 均为阴性。先后予以头孢曲松、哌拉西林/他唑巴坦、左氧氟沙星，仍有发热。停用抗生素，予以新癀片对症处理，患者体温平稳，炎症指标逐渐好转，一般情况好转。因此，感染导致的腹水依据不足。

表26-1　患者多次腹水生化、常规送检结果

日　　期	蛋白（g/L）	有核细胞数（×10⁶/L）	淋巴细胞（%）
02-10	21	290	92
02-18	20	150	68
02-26	/	310	71
03-04	20	620	90

现在，诊断又回到了肝硬化、门脉高压导致的腹水。那么患者的肝硬化原因是什么？常见的肝硬化病因中病毒性肝炎包括乙肝、丙肝均为阴性，自身抗体及自免肝抗体阴性，否认长期饮酒及服用药物病史，心超未见明显异常。肝硬化的原因并不明确。因此，患者于2021年3月1日接受了B超引导下肝穿刺活检。穿刺部位为结节旁组织。穿刺病理结果令人惊讶：（肝穿刺）6～7个肝小叶范围，小叶结构基本保留，门管区轻度慢性炎症，小叶内点灶状坏死，3区肝窦有扩张，小灶区间大细胞异型增生，网染显示门管区星芒状纤维增生，无假小叶形成。结论是肝硬化证据不足，未见肿瘤性病变（见图26-2）。如果该患者无肝硬化，那么门静脉高压的原因是什么？我们知道，非肝硬化性门静脉高压相关疾病可根据累及部位（肝前、肝内或肝后）分类。肝内因素，病理上无明确提示，而肝前和肝后病因包括引起血管系统紊乱、导致门静脉系统压力增高而不直接累及肝实质的疾病。咨询了放射科张军教授，这名患者影像学提示左肝缺如，可见到推移挤压的肝内静脉，提示会不会有血管性的病因。为此，我们给患者分别做了肝静脉CTV和肠系膜CTV未发现有明显血管病变。肝静脉CTV：肝硬化，肝左叶未显示，肝右叶强化不均，门静脉主干充盈欠均匀，肝右静脉受压推移。肠系膜CTV：肠系膜上静脉CTV未见明显异常，肝内可疑占位，肝内静脉受压移位改变。

由于该患者诊断仍不明确，我们发起了多学科病例讨论（MDT），邀请了复旦大学附属华山医院放射科张家文教授、病理科杜尊国教授、感染科介入组张巨波教授、感染科张继明教授、感染科金嘉琳教授以及上海交通大学医学院附属仁济医院消化科马雄教授一起会诊、讨论。病理显示肝窦有异常扩张，门静脉有扩张，提示有血流动力学异常。患者肝脏MRI可见到的外院怀疑的"肿瘤部位"其实是大静脉被挤压而形成的，目前未提示有肿瘤的病变。由于该患者的病理提示为非弥漫性病变，且存在静脉变形，需要进一步行造影检查，了解血管有无动静脉瘘等血管性疾病。

患者于2021年3月12日行肝动脉造影，提示广泛的肝动脉门静脉瘘，脾静脉回流不畅

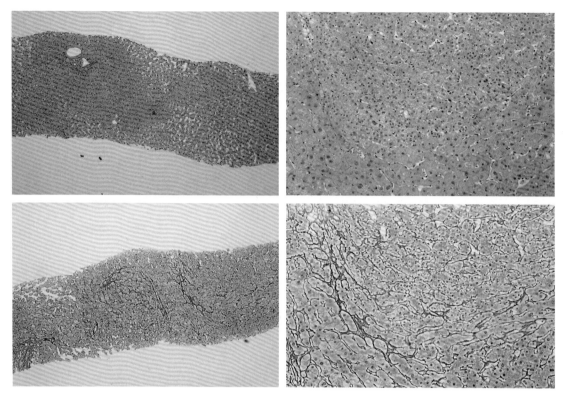

图26-2 肝脏病理:(肝穿刺)6～7个肝小叶范围,小叶结构基本保留,门管区轻度慢性炎症,小叶内点灶状坏死,
3区肝窦有扩张,小灶区间大细胞异型增生,网染显示门管区星芒状纤维增生,无假小叶形成

（图26-3）。

　　肝动脉门静脉瘘导致的血管压差,可以解释患者的一系列临床表现,包括:门静脉压力
增高造成的腹水,食管胃底静脉曲张以及脾脏肿大。文献查询可知,肝动脉门静脉瘘分为原
发和继发两种。原发多为先天性,主要是遗传性出血性毛细血管扩张症。我们为该患者做
了外显子测序,并未发现与该病相关的基因突变。继发原因常见于肝脏肿瘤及肝脏硬化。

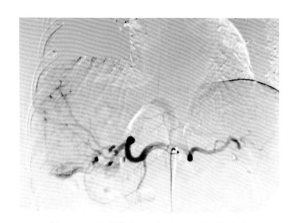

图26-3 肝动脉造影:广泛肝动脉门静脉瘘

患者目前肝脏肿瘤依据不足,是否是先有肝硬化再有继发的肝动脉门静脉瘘? 我们重新回顾了患者的病理,病理中未见有明显的假小叶形成,仅有肝窦异常扩张。目前常见的引起肝硬化的原因多导致弥漫性的肝脏损害,例如病毒性肝炎,自身免疫性肝炎等,均与患者目前情况不符。因此导致该患者广泛肝动脉门静脉瘘的原因仍不明确。

·**关键问题** 2 患者发热的原因是什么?

该患者予以新癀片后患者体温逐渐下降,C反应蛋白下降,考虑非感染性发热可能。对于该患者来说,非感染性发热原因需要鉴别诊断包括肿瘤热、自身免疫性疾病、药物热等。患者经过多轮检查,包括影像学、脱落细胞及肝穿刺活检,未找到有肿瘤及自身免疫性疾病导致肝炎的依据,停用抗生素后仍有反复发热。MDT中,各教授提出是否有可能为腹水吸收热。但患者经过治疗,包括特利加压素收缩内脏血管,充分利尿,改善低蛋白质水平等,腹水逐渐减少至可拔除腹腔持续引流。即使只有少量腹水,停用新癀片后仍会出现反复发热。因患者广泛肝动脉门静脉瘘考虑需要肝移植,为了充分排除感染,我们将腹水送二代测序检查提示有曲霉序列5条。患者前期的检查中反复的腹水送真菌培养均为阴性,予以对症处理后没有病情的加重,因此仍会有疑问: 曲霉是否是导致她反复发热的原因? 我们给予患者口服伏立康唑200 mg q12h治疗,并于两周后停用新癀片,患者未再出现发热。提示腹腔真菌感染有可能就是其近期反复发热的原因。该患者需要接受伏立康唑治疗直至肝移植。术后仍需抗真菌治疗,并随访。

·**关键问题** 3 本例广泛肝动脉门静脉瘘为何要进行介入治疗?

患者肝动脉门静脉瘘十分广泛,单纯介入难以完全封堵,建议肝移植。请移植科会诊后已列入等候名单。但是肝移植等待时间长,患者的病情进展快,反复出现大量腹水,利尿效果差。2月时B超门静脉主干内径11 mm,为向肝血流,至5月份复查B超提示门静脉主干内径14 mm,右支探及动脉样频谱,离肝血流。为缓解门脉压力,患者在外院介入科行肝动脉分支栓塞术,栓塞后经脾动脉间接门脉造影显示门脉恢复向肝血流(图26-4)。

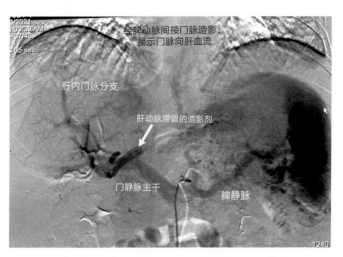

图26-4 肝动脉分支栓塞后经脾动脉间接门脉造影,显示门脉恢复向肝血流

·**关键问题4** 本例广泛肝动脉门静脉瘘患者为何要接受肝移植？

患者介入治疗后腹水减少，但考虑患者肝动脉门静脉瘘分布广泛，介入无法解决根本问题，有肝移植指征。故患者于2021年6月22日接受原位肝移植术，切除的肝脏大体可见左叶萎缩，术后病理提示：肝移植标本内见肝血管畸形，动静脉瘘形成，门管区扩大，血管增生，肝动脉扭曲，血管壁厚薄不均，门静脉扩张，门静脉管壁动脉化，结合临床DSA结果，符合肝内动脉门静脉瘘（图26-5，图26-6）。

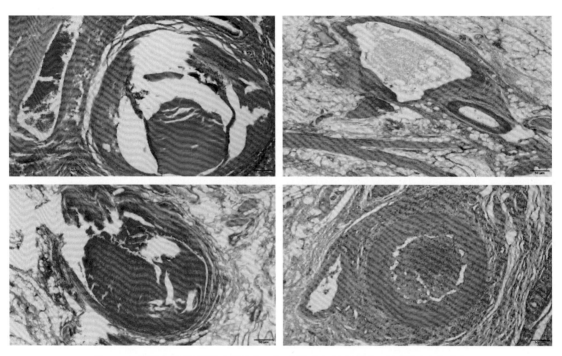

图26-5 肝脏病理见门静脉及其分支迂曲，静脉壁变形，静脉炎；肝动脉小血栓形成

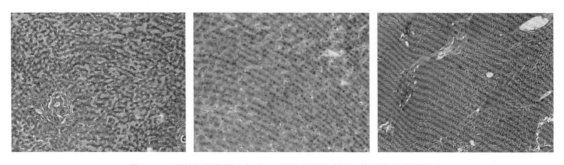

图26-6 肝组织局部淤血与充血，肝细胞再生结节，伴纤维化分隔形成

背景知识介绍

肝动脉门静脉瘘

肝脏动静脉瘘（arterio venous fistula，AVF）是指肝动脉与门静脉或与肝静脉之间形成

异常吻合。1889年,Goodhart第一个报道了以肝动脉门静脉瘘形式存在的肝脏动静脉交通。肝脏动静脉瘘见于多种肝脏疾病,其中以原发性肝细胞癌(HCC)最常见。此外,血管瘤、肝硬化、活检及介入治疗后均可见到(表26-2)。根据引流静脉不同,分为肝动脉-门静脉瘘(hepatic artery-portal venous fistula, HAPVF)和肝动脉-肝静脉瘘(hepatic artery-hepatic venous fistula, HAHVF)两类,前者更常见。肝动脉和肝静脉之间的大的动静脉畸形,可导致明显左向右分流和心输出量增加,患者可能发生心绞痛和心力衰竭。肝动脉-门静脉分流可导致肝脏纤维组织沉积增加和假性肝硬化,引起门静脉高压和肝性脑病。

表26-2　常见的肝动脉-静脉瘘原因

先天性	遗传性出血性毛细血管扩张症
特发性	血管畸形
肿　瘤	肝细胞癌,良性肿瘤
非肿瘤/获得性	肝硬化分流/肝穿刺损伤
医源性	经皮肝穿刺操作(肝活检,经肝胆道引流,经颈静脉肝活检,经肝门体分流术),胆道手术

点　评

本例看似简单的肝硬化腹水待查,诊疗经过却十分艰难。从临床遇到的问题逐层入手,包含了大量的鉴别诊断工作,例如:腹水的原因,漏出液与渗出液的鉴别,肝硬化的鉴别诊断,门静脉高压的病因,动静脉瘘的原因及处理等,其涵盖的范围已远远超过了感染病学科范畴,离不开多个学科包括放射科、病理科、消化科、介入组的讨论与交流。越来越复杂的临床工作,促使诊治从"单病"过渡到"全人"医疗,多学科诊疗模式(MDT)应运而生,以各种形式频繁出现。MDT可以弥补单个学科的知识与经验不足,有利于各个科室医疗资源的最大利用和优势的最大整合,提升了医疗质量。但是MDT必须以单个学科或者单个病种为核心,通过主诊负责反馈机制协调诊疗工作高效开展,避免出现"多学科、多意见、多不管"的窘境。

(贺显亚　王瑾瑜　虞胜镭　张巨波　杜尊国　张家文　金嘉琳)

参·考·文·献

[1] Kumar A, Ahuja CK, Vyas S, et al. Hepatic arteriovenous fistulae: role of interventional radiology[J]. Dig Dis Sci, 2012, 57(10): 2703-2712.

[2] Fischer M A, Marquez HP, Gordic S, et al. Arterio-portal shunts in the cirrhotic liver: perfusion computed tomography for distinction of arterialized pseudolesions from hepatocellular carcinoma[J]. Eur Radiol, 2017, 27(3): 1074-1080.

[3] Ahn JH, Yu J-S, Hwang S H, et al. Nontumorous arterioportal shunts in the liver: CT and MRI findings considering mechanisms and fate[J]. Eur Radiol, 2010, 20: 385-394.